AF368638

BIBLIOTHÈQUE MÉDICALE

PUBLIÉE SOUS LA DIRECTION

DE MM.

J.-M. CHARCOT	G.-M. DEBOVE
Professeur à la Faculté de médecine de Paris, membre de l'Institut.	Professeur à la Faculté de médecine de Paris, médecin de l'hopital Andral.

BIBLIOTHÈQUE MÉDICALE
CHARCOT-DEBOVE

VOLUMES PARUS DANS LA COLLECTION

V. Hanot. — La Cirrhose hypertrophique avec ictère chronique.

G.-M. Debove et Courtois-Suffit. — Traitement des Pleurésies purulentes.

J. Comby. — Le Rachitisme.

Ch. Talamon. — Appendicite et Pérityphlite.

G.-M. Debove et Rémond (de Metz). — Lavage de l'estomac.

J. Seglas. — Des Troubles du langage chez les aliénés.

A. Sallard. — Les Amygdalites aiguës.

L. Dreyfus-Brisac et I. Bruhl. — Phtisie aiguë.

P. Sollier. — Les Troubles de la memoire.

De Sinety. — De la Stérilité chez la femme et de son traitement.

G.-M. Debove et J. Renault. — Ulcère de l'estomac.

G. Daremberg. — Traitement de la Phtisie pulmonaire. 2 vol.

Ch. Luzet. — La Chlorose.

E. Mosny. — Broncho-Pneumonie.

A. Mathieu. — Neurasthénie.

N. Gamaleïa. — Les Poisons bactériens.

H. Bourges. — La Diphtérie.

Paul Blocq. — Les Troubles de la marche dans les maladies nerveuses.

Yvon. — Notions de Pharmacie nécessaires au médecin. 2 vol.

L. Galliard. — Le Pneumothorax.

E. Trouessart. — La Thérapeutique antiseptique.

POUR PARAITRE PROCHAINEMENT

J. Gasser. — Les Causes de la Fièvre typhoïde.

Patein. — Les Purgatifs.

Labadie-Lagrave. — Pathologie et traitement des Néphrites et du mal de Bright.

Auvard et Caubet. — De l'Anesthésie chirurgicale et obstétricale.

L. Capitan. — Thérapeutique des maladies infectieuses.

Juhel-Rénoy. — Traitement de la Fièvre typhoïde.

Catrin. — Le Paludisme chronique.

Chambard. — Morphinomanie.

Chaque volume se vend séparément. Relié : 3 fr. 50

LA
THÉRAPEUTIQUE
ANTISEPTIQUE

PAR

LE DR E. TROUESSART

AVEC UNE PRÉFACE

PAR

LE DR DUJARDIN-BEAUMETZ

Membre de l'Académie de Médecine
Médecin de l'Hôpital Cochin

PARIS

RUEFF ET Cie, ÉDITEURS

106, BOULEVARD SAINT-GERMAIN, 106

Tous droits réservés.

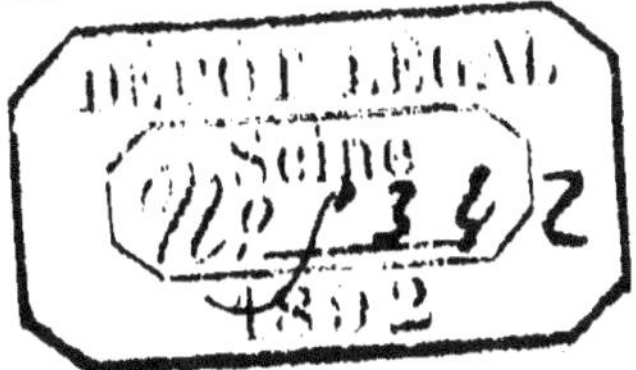

PRÉFACE

Nous touchons à la fin du XIXe siècle, et, lorsqu'il nous faudra résumer les grands progrès accomplis par la médecine pendant cette période, je crois qu'on pourra le faire par les deux mots suivants : antisepsie et désinfection.

. La part qu'a prise notre pays dans cette nouvelle orientation de la médecine est prépondérante, et l'on peut affirmer que c'est un des titres les plus glorieux de Pasteur d'avoir ouvert, par ses travaux, ces voies nouvelles à la médecine et à l'hygiène.

Avant Pasteur on s'était déjà occupé de l'antisepsie et de la désinfection, mais d'une façon absolument empirique. Manquant d'une base expérimentale positive et sérieuse, n'ayant pour se guider que les résultats fournis par la clinique, et où l'habileté chirurgicale jouait un rôle prépondérant, ce n'est qu'à tâtons que la chirurgie s'était avancée, bien timidement, dans les nouvelles voies que lui ouvrait l'antisepsie.

Mais, lorsque Pasteur eut substitué à la théorie de la génération spontanée la théorie des germes, il plaçait le premier jalon de cette route qui a été parcourue avec tant de succès par la chirurgie, et sur laquelle avancent beaucoup plus timidement, il est vrai, la médecine et l'hygiène.

Pasteur non seulement nous montrait la cause de l'infection et celle de la contagion, mais il faisait plus encore : il isolait ces germes, les cultivait, les domestiquait, et nous permettait alors d'établir sur des bases scientifiques le rôle des substances médicamenteuses qui s'opposaient au développement de ces micro-organismes et détruisaient leurs germes.

On put alors connaître la valeur réelle de ces antiseptiques ; mais on s'aperçut bientôt qu'il fallait, pour avoir des données précises sur cette action antiseptique, étudier le rôle de chacun de ces antiseptiques sur chacun des microbes pathogènes : tel pouvait être actif pour le microbe de la tuberculose, et se montrer insuffisant pour le bacille de la fièvre typhoïde. Il fallait plus encore : on devait étudier l'action de ces antiseptiques sur le bacille adulte et sur le bacille à l'état de germe ; et ces dernières recherches nous montrèrent combien l'état de germe protégeait le microbe contre les moyens de destruction mis en usage pour le combattre.

Dans cette voie, la chirurgie eut des triomphes inespérés; de nouveaux domaines s'ouvrirent pour elle et elle put aborder les opérations les plus graves et les plus dangereuses sans compromettre un seul instant la vie du patient. Ses succès sont tels aujourd'hui que l'on peut affirmer que lorsqu'il survient des complications de suppuration et d'infection, elles résultent d'une inobservation aux règles d'une antisepsie rigoureuse.

Les accouchements suivirent bientôt la voie tracée par la chirurgie, et l'on peut dire que, grâce à l'antisepsie, cet acte physiologique s'accomplit aujourd'hui sans danger pour la parturiente, même lorsque l'on est forcé d'intervenir dans les accouchements laborieux.

En est-il de même pour la médecine? Malheureusement non. C'est qu'ici les conditions du problème sont absolument différentes. Que font le chirurgien et l'accoucheur? Ils interviennent chez une personne saine, ou du moins dont le milieu n'est pas infecté, tandis que, au contraire, lorsque le médecin est appelé, le microbe a fait ses ravages, les toxines ont empoisonné l'économie, et il nous faut, non pas protéger l'individu contre l'envahissement de micro-organismes, — tâche relativement facile au chirurgien et à l'accoucheur, — mais empêcher le développement de ces organismes et en limiter les ravages. Aussi le problème n'a-t-il été résolu qu'incomplètement, du moins jusqu'ici, et c'est par fraction que nous avons abordé sa solution.

C'est d'abord l'antisepsie du tube digestif qui a été résolue, et cela grâce aux travaux de Bouchard et de son école. On sait aujourd'hui le rôle si considérable que joue cette antisepsie intestinale dans toutes les maladies où la toxicité urinaire est modifiée et dans les affections multiples et si nombreuses du tube digestif : patients à imperméabilité du rein compromise; dilatés de l'estomac et du gros intestin; dothiénentériques; malades à diarrhées infectieuses; cholériques, tous ont profité dans une large mesure de cette antisepsie gastro-intestinale.

Il en a été de même pour l'antisepsie buccale, qui nous a permis non seulement d'établir une thérapeutique préservatrice des affections dentaires et gingivales, mais qui nous a encore utilement servi dans cette maladie redoutable, la diphtérie. Roux et Yersin, en démontrant que dans le processus diphtéritique la lésion était locale, pour devenir ensuite générale, nous ont montré l'importance des antiseptiques puissants pour détruire les germes morbides contenus dans les pseudo-membranes à leur début; puis, on a aussi abordé l'antisepsie des voies génito-urinaires, et ici Guyon et ses élèves ont indiqué le rôle puissant des antiseptiques pour arrêter les maladies infectieuses du rein, de la vessie et de l'urèthre. Enfin, la découverte du gonocoque nous a permis aussi d'établir sur des bases scientifiques le traitement de la blennorrhagie.

La thérapeutique oculaire est aujourd'hui presque entièrement basée sur l'antisepsie. Pour les affections cutanées, on a aussi puisé largement dans le groupe des médicaments antiseptiques pour obtenir la cure de ces affections.

Mais la lutte antiseptique ne s'est pas arrêtée là, et l'on s'est efforcé de combattre les autres maladies infectieuses à l'aide de moyens analogues. Lorsque la lésion peut être limitée et que l'envahissement de l'organisme tout entier n'est pas un fait accompli, on a facilement triomphé. C'est ainsi que dans le charbon, par exemple, les injections interstitielles d'iode appliquées à temps ont produit des guérisons nombreuses. C'est ainsi que pour la tuberculose, lorsqu'elle est locale, on a pu, soit à l'aide des antiseptiques locaux, soit en constituant des tissus impropres à l'envahissement tuberculeux, comme dans la méthode sclérogène de Lannelongue, arrêter l'envahissement microbien et amener une guérison durable.

Mais où la lutte a été la plus vive, c'est contre la tuberculose ; et le problème n'est pas encore résolu. C'est que là les conditions de succès sont bien difficiles ! Lorsque l'on songe à l'activité circulatoire énorme du poumon et aux désordres que détermine le bacille tuberculeux dans le parenchyme pulmonaire, on comprend combien il nous est difficile d'em-

pêcher le passage de ce microbe dans toute l'éco_
nomie.

Et, comme l'a fort bien dit A. Robin, nous ne possé-
dons pas encore des substances antiseptiques assez
inoffensives pour les globules et assez puissantes
contre les microbes pour amener l'antisepsie rigoureuse du milieu intérieur, et en particulier du liquide
sanguin.

A l'hôpital Cochin, j'avais été déjà frappé de ce fait:
c'est que les malades atteints de fièvre typhoïde qui
venaient de l'hôpital voisin, l'hôpital du Midi, et qui
avaient subi dans ce dernier hôpital un traitement
mercuriel extrêmement rigoureux, présentaient des
formes extraordinairement graves de la fièvre typhoïde, et cela, à ce point, que tous ou presque tous
succombaient.

Ainsi donc voilà des malades dont l'économie est
imprégnée de la substance la plus antiseptique connue,
le sublimé, qui théoriquement devraient résister
mieux que d'autres aux atteintes du bacille de la fièvre
typhoïde, et qui, au contraire, par la dépression générale de l'organisme, présentent une proie facile au
bacille de la fièvre typhoïde.

Mais, je le répète, nous sommes au début de cette
application des antiseptiques. Déjà l'école de Pasteur
nous a montré quel chemin nous devions suivre pour
arriver à notre but : c'est de chercher la protection
contre les microbes non pas dans les substances chi-

miques définies constituant le groupe des antiseptiques, mais bien dans la toxine secrétée par le microbe lui-même. C'est ainsi que nous arriverons à
obtenir cette antisepsie du milieu intérieur qui doit
occuper la première place dans la thérapeutique des
affections infectieuses.

Le livre que j'ai l'honneur de présenter au public
médical résume toutes ces questions. Il montre ce
qu'est l'antisepsie médicale et la puissance des différents moyens que le médecin peut mettre en jeu pour
combattre les divers microbes pathogènes.

Nul n'était mieux à même de conduire à bien ce
travail que le Dr Trouessart, qui a déjà fait sur les
microbes et les bactéries un ouvrage d'un haut intérêt. Il nous donne aujourd'hui le moyen de combattre ces micro-organismes, et nous devons le remer-
cier de la clarté avec laquelle il a exposé cette
thérapeutique antiseptique.

DUJARDIN-BEAUMETZ.

Paris, 30 septembre 1892.

LA
THÉRAPEUTIQUE
ANTISEPTIQUE

INTRODUCTION

La révolution profonde qui s'est accomplie dans l'étude des maladies générales par la découverte des organismes microscopiques (*microbes* ou *bactéries*) qui sont la cause incontestable d'un grand nombre d'entre elles ne pouvait manquer d'avoir son retentissement sur la thérapeutique de ces maladies. Ce résultat, cependant, a tardé quelque peu à se produire, et l'on ne peut s'empêcher d'être frappé de la différence qui existe encore, sous ce rapport, entre la chirurgie et la médecine proprement dite.

D'un côté l'*antiseptie* et l'*asepsie*, qui en est le corollaire prophylactique, considérées comme indispensables et s'imposant comme une règle absolue, non seulement dans les opérations chirurgicales elles-mêmes, mais encore dans toutes les interventions qui se rattachent de près ou de loin à la chirurgie, dans les accouchements par exemple, comme dans les pansements de la gynécologie, de l'ophtalmologie et de la rhinologie.

De l'autre, le traitement des maladies internes, restant à peu de chose près le même qu'il y a vingt ans, ou ne faisant que des emprunts indécis et timides à la méthode antiseptique. Même dans les cas nombreux où il ne reste aucun doute sur la nature microbienne de l'affection, on ne fait rien ou l'on fait peu de chose pour combattre l'action nuisible de ces microbes ou de leurs produits (*toxines*), et l'organisme souffrant reste seul chargé de lutter contre eux. L'antisepsie n'est pas encore, comme elle devrait l'être, la première et la principale préoccupation du médecin, comme elle est celle du chirurgien.

Les raisons de cette différence sont multiples et tiennent à la nature même du mode d'intervention. On s'est surtout demandé si l'antiseptique, introduit dans le tube digestif, n'était pas beaucoup plus dangereux que lorsqu'il est simplement appliqué sur la peau ou sur une solution de continuité du derme.

Cette objection pouvait avoir sa valeur à une époque où l'on ne connaissait guère d'autres antiseptiques que le sublimé ou l'acide phénique. Elle n'a plus de raison d'être aujourd'hui que la thérapeutique possède une gamme admirablement graduée de produits, empruntés pour la plupart à la chimie organique (*série aromatique*), et qui, suivant l'expression du professeur Bouchard, sont, « à une dose déterminée, toxiques pour tel microbe, et ne le sont pour aucune des cellules humaines [1] ».

La théorie microbienne, d'ailleurs, par suite de ses progrès récents, subit une évolution remarquable et dont il est indispensable de dire ici quelques mots, car elle intéresse directement la question de l'emploi des antiseptiques à l'intérieur.

Les microbes, on le sait, n'agissent pas seulement par leur présence, comme le ferait une plante parasite empruntant sa nourriture à l'organisme sur lequel elle s'est implantée. Leur action est plus complexe. La plupart d'entre eux, et particulièrement les plus dangereux — ceux du choléra, du tétanos et de la diphtérie, par exem-

---

1. BOUCHARD, *Thérapeutique des maladies infectieuses* (1889), p. 12.

ple, — agissent surtout par leurs produits de sécrétions (*toxines*), liquides analogues aux venins et aux diastases, véritables poisons versés dans l'organisme et charriés par le sang jusqu'aux centres nerveux, bien avant que la pullulation du parasite ait pris des proportions en rapport avec l'acuité des symptômes généraux qui dénotent une affection rapidement mortelle.

Ce n'est donc pas tant le microbe lui-même que sa fonction de producteur de toxine qui constitue le danger, et l'expérience démontre qu'il n'est nullement nécessaire d'administrer l'antiseptique à la dose massive capable de détruire le microbe : une dose relativement faible suffit pour neutraliser l'action de ce dernier, c'est-à-dire pour l'empêcher de pulluler et de sécréter la toxine qui lui est propre. Dès lors l'organisme, débarrassé du poison qui paralysait ses fonctions normales, reprend le dessus et ne tarde pas à éliminer le parasite, en revenant à l'état de santé [1].

Mais nous pouvons aller plus loin et élargir singulièrement le champ de la médication antiseptique.

Dans un grand nombre de maladies on observe tous les symptômes qui caractérisent ordinairement les maladies microbiennes, mais sans qu'il soit possible de déceler la présence d'un microbe auquel on doive attribuer l'origine de l'affection. Telles sont les inflammations consécutives à des altérations de nutrition, et dont le rhumatisme articulaire aigu peut être cité comme le type le plus complet.

La cause de ces maladies est une perversion des fonctions de certaines cellules de nos tissus et de nos organes, cellules qui versent dans l'organisme des matières anormales ou des matières normales, mais en proportion exagérée [2]. Ces matières constituent de véritables toxines,

---

1. De même qu'il faut une *certaine quantité* de microbes pour constituer la maladie, il suffit d'une *certaine dose* d'antiseptique pour neutraliser l'action septique de ces microbes, sans qu'il soit nécessaire de les détruire complètement.

2. CHARRIN, *Le microbe, la cellule, propriétés communes* (*Semaine médicale*, 10 février 1892, p. 45).

dont les effets sont analogues à ceux des toxines fabriquées par les microbes pathogènes.

Ce rapprochement n'a rien qui doive étonner. L'histoire naturelle de la cellule, élément histologique de tous nos tissus, nous la montre comme possédant une organisation et des propriétés semblables à celles de ces cellules microscopiques animales ou végétales vivant en parasites dans l'organisme, et que l'on désigne sous le nom général de microbes. Les cellules perverties dans leur fonction, malades, deviennent par cela même de véritables parasites, des corps étrangers que l'organisme s'empresse d'éliminer par le processus bien connu de l'inflammation. Il n'agit pas autrement en face des microbes. C'est pourquoi les symptômes généraux (hyperthermie, troubles nerveux, etc.) sont dans les deux cas identiques.

L'élimination de ces toxines, quelle que soit leur origine ne se fait guère que par le rein, par l'intestin ou par la peau, et c'est ce qui explique pourquoi la fièvre s'allume toutes les fois que le rein est surmené ou que ses fonctions sont entravées (LEPINE), comme c'est souvent le cas dans les inflammations. C'est ce qui explique aussi pourquoi les diurétiques, les purgatifs et les sudorifiques ont une action favorable, et véritablement antiseptique, dans toutes les inflammations parce qu'ils entraînent au dehors non seulement les toxines secrétées par les microbes et par les cellules altérées, mais encore ces microbes eux-mêmes et ces cellules mortes ou mourantes, véritables déchets de nos organes, qui ne servent plus qu'à les encombrer et qui forment dans le torrent circulatoire, plus particulièrement dans le rein, des obstructions qui constituent un danger immédiat pour l'organisme tout entier.

On sait, en effet, que le rein est la principale et presque l'unique porte de sortie des microbes qui se sont multipliés dans le sang. C'est ce qui explique la fréquence et le danger des néphrites en général et des néphrites infectieuses en particulier.

Mais cette notion nous donne aussi des indications précieuses au point de vue thérapeutique, et l'expérience nous montre que les antiseptiques agissent sur les cellules malades comme sur les microbes, en neutralisant leur action nocive, en les désinfectant, comme on disait autrefois, en les empêchant de secréter des substances toxiques, comme nous l'admettons aujourd'hui. En fait, les antiseptiques n'agissent pas sur les cellules enflammées de nos organes les plus intimes autrement qu'ils n'agissent sur les cellules des plaies superficielles, et, dans un cas comme dans l'autre, le retour rapide des tissus à l'état normal est la conséquence d'une antisepsie raisonnée et proprortionnée à la gravité de la lésion.

Que l'on ne s'y trompe pas d'ailleurs, et que le praticien confiant dans la sûreté de son diagnostic ne s'endorme pas dans une fausse sécurité! L'inflammation est franche et d'origine non microbienne : soit! Mais le microbe, nous le savons, est partout qui sommeille, semblable au grain de blé confié à la terre et qui n'attend que les premières chaleurs de l'été pour commencer à végéter. Le trouble de l'organisme laisse la porte ouverte au parasite, qui s'empresse d'en profiter. De là des complications sans cesse menaçantes et qui transforment insidieusement l'inflammation simple et d'elle-même guérissable en inflammation microbienne, maladie infectieuse et qui met directement la vie en danger.

Le rhumatisme articulaire aigu déjà cité tout à l'heure comme une inflammation franche, d'origine non microbienne, ou dont le microbe n'est pas encore connu, est précisément au nombre des maladies où les surprises de ce genre sont fréquentes. Et, sans parler des rhumatismes secondaires ou *pseudo-rhumatismes* (DIEULAFOY) consécutifs à la blennorragie, à la scarlatine, à la dysenterie, aux oreillons, aux affections puerpérales, n'a-t-on pas observé récemment, comme conséquence d'une simple otorrhée d'origine ancienne, un pseudo-rhumatisme articulaire rapidement mortel, sans complications cardiaques, bien que se confondant, par ses symptômes d'invasion, avec le rhumatisme aigu classique (NETTER et RAYMOND)?

Il importe donc, dès le début d'une maladie inflammatoire même à marche cyclique, d'instituer un traitement antiseptique en rapport avec la gravité des symptômes. Et, que le médicament agisse comme aseptique, c'est-à-dire comme agent prophylactique, ou comme antiseptique, c'est-à-dire comme agent curateur, qu'il neutralise l'action toxique des microbes ou celle des cellules dégénérées de nos propres tissus, son action utile n'en sera pas moins facile à constater. — C'est lorsque le rein obstrué ou enflammé remplit mal ses fonctions et que les toxines rejetées vers l'intestin le menacent d'inflammation, qu'il est surtout nécessaire de protéger la vaste surface absorbante que cet organe leur offre. La médication antiseptique vient alors puissamment en aide à la diète lactée et aux purgatifs, qui ne peuvent être indéfiniment répétés sans créer un nouveau danger.

En résumé, les surfaces enflammées de nos muqueuses et de nos séreuses ne se comportent pas, en face des substances étrangères (cellules desquamées, microbes ou toxines), autrement que le tissu conjonctif sous-cutané d'une plaie mis à nu par un traumatisme extérieur : le même traitement antiseptique est applicable dans les deux cas. Mais on tiendra compte, en thérapeutique interne, des conditions spéciales du milieu intérieur et de la difficulté de porter le médicament sur l'organe même ou sur les organes enflammés. Dans la plupart des cas, on devra se contenter de faire de l'*antisepsie générale*; mais l'*antisepsie locale* sera bien souvent la conséquence de la première, et le résultat final n'en sera que mieux atteint.

Avant d'aller plus loin dans cette étude, il n'est pas sans utilité de jeter un rapide coup d'œil sur les changements apportés dans la description des maladies qui relèvent de la pathologie interne, par les récents progrès de la bactériologie.

**Considérations générales sur les maladies microbien-
nes.** — Nous n'avons pas l'intention de faire ici une
étude complète des maladies microbiennes : nous renverrons, pour cette étude aux divers traités de bactériologie et
particulièrement à celui de MM. Cornil et Babes [1], le plus
complet que l'on ait publié sur cette matière. Il nous suffira
de montrer combien est grand le nombre des affections
où le médecin est forcé de compter avec les microbes.

Les maladies générales infectieuses qui sont exclusivement causées par la présence d'un microbe véritablement
spécifique peuvent être aiguës ou chroniques.

Parmi les premières viennent se ranger la diphtérie, le
tétanos, les oreillons, la morve, la fièvre typhoïde, le
typhus, la méningite cérébro-spinale épidémique, le choléra, la fièvre jaune, la suette miliaire, la grippe (influenza),
la coqueluche, la blennorragie, etc., maladies produites
par des microbes de nature végétale appartenant à la
famille des *Bactériacées* [2].

La fièvre intermittente (impaludisme) et quelques autres
affections plus localisées (folliculite végétante, maladie
de Paget, etc.) reconnaissent pour cause des organismes
microscopiques de nature animale appartenant à la classe
des *Sporozoaires*.

Les maladies générales chroniques causées par des bactéries sont la tuberculose, la lèpre, l'actinomycose, la
rhinosclérose, le béribéri, la carie dentaire, etc. Il faut
sans doute y ajouter la syphilis et la rage, dont les microbes sont encore problématiques.

---

1. Cornil et Babes. *Les bactéries et leur rôle dans l'étiologie, l'ana-
tomie et l'histologie pathologique des maladies infectieuses*, 2 vol. in-8°,
3e édit., Paris, 1890. — Le volume que nous avons publié sous ce titre :
Les microbes, les ferments et les moisissures (Bibl. scient. internat.),
2e édit., Paris, 1891, est un livre de vulgarisation qui s'adresse plus
spécialement aux personnes étrangères à l'art médical.

2. La variole, la rougeole, la scarlatine, doivent être également considérées comme des maladies microbiennes, mais leurs microbes spécifiques n'ont pu encore être cultivés. Décrits par les bactériologistes
comme des *microcoques*, ces microbes sont considérés par M. L. Pfeiffer
comme des *sporozoaires*.

D'autres maladies dont la nature microbienne n'a été reconnue que plus récemment présentent cette particularité qu'elles sont provoquées ou compliquées par la présence simultanée de plusieurs microbes (associations microbiennes), dont une ou plusieurs espèces peuvent prédominer suivant les cas. Telles sont certaines formes de pneumonie et de pleurésie, la bronchite, la méningite, la péritonite, la dysenterie, etc., puis toutes les maladies générales consécutives aux plaies, l'érysipèle, la lymphangite, la phlébite, la pyémie, la septicémie, la gangrène, les inflammations puerpérales, la métrite, etc., maladies qui confinent à la médecine et à la chirurgie et sont caractérisées par la présence du pus [1].

A la suite de ces maladies prennent place un grand nombre d'affections se présentant comme des complications des maladies précédentes ou des suppurations chroniques consécutives aux inflammations et aux plaies mal guéries, c'est-à-dire qui n'ont pas été traitées conformément aux règles de la thérapeutique antiseptique. Telles sont les endocardites, les myocardites et les néphrites infectieuses, les abcès métastatiques et les arthrites purulentes analogues à celles signalées plus haut dans le pseudo-rhumatisme infectieux.

Comme on voit, le champ de la microbiologie est vaste, mais on aurait tort de lui donner une extension exagérée en supposant qu'il embrasse toute la pathologie. Les affections non microbiennes sont plus nombreuses encore, car elles comprennent toutes les névroses, les dyscrasies, les néoplasmes et même les inflammations, qui, dans bien des cas, sont dues à des causes physiques et chimiques étrangères à l'action virulente des microbes. Il n'en est pas moins vrai qu'en affaiblissant l'organisme, en viciant les fonctions des organes et troublant le renouvellement régulier de leurs

---

1. Ceci ne veut pas dire que toutes ces affections soient nécessairement microbiennes : les épanchements de la pleurésie et de la péritonite ne contiennent pas toujours des microbes, et cette absence d'organismes permet de porter un pronostic très favorable.

éléments histologiques, toutes ces affections ouvrent la voie aux complications microbiennes. L'antisepsie s'impose alors avec autant de rigueur que s'il s'agissait d'une maladie infectieuse, soit pour combattre, comme nous l'avons indiqué plus haut, les effets nuisibles des toxines sécrétées par l'organisme lui-même, soit pour prémunir cet organisme contre les complications venues du dehors.

Dans tous les cas, il importe de distinguer avec soin les affections microbiennes de celles qui ne le sont pas, de savoir à quelle espèce particulière de microbe ou à quelles espèces on a affaire, et de saisir, s'il est possible, le moment précis où le microbe fait son apparition, lorsqu'il n'est qu'une complication. C'est là le but de cette science nouvelle qu'on appelle la bactériologie.

Sans doute l'intervention indispensable du microscope dans le diagnostic et le pronostic des maladies est une complication dont le praticien fidèle aux errements de la clinique traditionnelle aimerait à se passer, mais le progrès scientifique, à ses débuts, a toujours rencontré les mêmes difficultés.

Ce que l'auscultation était pour les médecins du premier tiers de ce siècle, ce que la *théorie cellulaire* fut, vingt-cinq ans plus tard pour la génération suivante, la *théorie microbienne* l'est aujourd'hui pour ceux qui ont quitté l'école il y a quinze ou vingt ans. Et, de même que les deux premières découvertes sont entrées dans la pratique pour ne plus en sortir, de même la dernière et la plus jeune s'impose comme une conséquence du progrès incessant des connaissances humaines.

L'*histologie* a jeté une lumière éclatante sur le diagnostic de tous ces néoplasmes que l'on confondait autrefois sous les noms communs de *tumeurs* et de *cancers*. De même la *bactériologie* éclaire d'une façon toute nouvelle l'histoire des processus inflammatoires, et ce n'est pas trop s'avancer que d'affirmer que c'est précisément par la clinique que s'accomplira le triomphe définitif de la théorie microbienne.

Que de problèmes, en effet, restés sans solution avec les anciens procédés de diagnostic et qui se sont trouvés résolus d'un seul coup par l'examen microscopique!

Pourquoi, par exemple, la méningite, cette terrible affection de la seconde enfance, guérit-elle dans certains cas, tandis que dans d'autres, en apparence identiques et soumis au même traitement, elle marche fatalement vers une terminaison funeste? C'est que le microbe de la tuberculose n'est pas l'unique agent de cette maladie [1], et que des espèces microbiennes différentes, bien que produisant les mêmes effets et traitées par les mêmes agents thérapeutiques, peuvent évoluer différemment suivant qu'ils sont plus ou moins sensibles à l'action de ces médicaments.

De même, les angines pseudo-membraneuses, que l'on confondait autrefois sons le nom général de *diphtérie,* ne sont pas toutes produites par le microbe de Klebs et de Löffler (*Microsporon diphtericum* de Klebs ou *Pacinia Löffleri* de Trévisan) [2]. Récemment on a décrit une forme bien distincte et relativement bénigne d'angine pseudo-membraneuse produite, non par le microbe diphtérique dont nous venons de parler, mais par le microbe de la pneumonie (pneumocoque ou diplocoque lancéolé de Fränkel et de Talamon, *Klebsiella salivaris* de Trévisan); tandis que d'autre part on sait que l'angine pseudo-membraneuse de la scarlatine est due soit au véritable microbe diphtérique (Cornil et Babes), soit au streptocoque du pus (Wurtz et Bourges), qui se montre surtout dans l'angine précoce. — Ces faits nous prouvent qu'un même processus inflammatoire peut être produit par des microbes différents, chaque tissu n'ayant qu'une seule manière de se défendre contre l'irritation produite par la présence des parasites et des toxines que ces parasites répandent

1. On a signalé sept ou huit microbes dans l'exsudat et le pus de la méningite (V. Adenot, *Gazette des Hôpitaux,* 28 juin 1890).
2. Pour la classification des bactéries que nous adoptons ici, voyez à appendice la *note* D.

autour d'eux. La nature plus ou moins virulente de ces toxines a d'ailleurs la plus grande influence sur l'issue finale de la maladie. On trouve en effet, dans ces différences étiologiques, l'explication des insuccès bien constatés de certains médicaments vantés par quelques-uns comme tout-puissants contre le processus diphtéritique : il est bien probable que dans ces cas heureux on a presque toujours eu affaire à des *angines pseudo-diphtéritiques*, et non à la véritable diphtérie causée par le microbe de Löffler.

Des considérations analogues s'appliquent au rhumatisme articulaire aigu et aux pseudo-rhumatismes infectieux dont il a déjà été question plus haut, affections qu'il importe tant de distinguer l'une de l'autre au point de vue du pronostic et du traitement.

La nosographie des maladies internes est donc complétement à refaire en prenant pour base la bactériologie, comme on a refait l'histoire des tumeurs et des maladies chirurgicales en prenant pour base l'histologie : celle-ci d'ailleurs se confond aujourd'hui avec la bactériologie, car les points de contact de ces deux sciences sont tels qu'elles ne peuvent pas plus se passer l'une de l'autre qu'elles ne pourraient exister sans le secours du microscope.

Ce travail de révision est commencé de tous côtés, et les résultats déjà obtenus sont tels que l'on peut prévoir qu'il sera terminé en peu d'années. Dix ans à peine nous séparent des premiers essais de la pathologie microbienne : au chemin parcouru déjà, malgré les difficultés et les hésitations de la première heure, on peut mesurer ce qui reste à faire. Ce coup d'œil rétrospectif est plein de promesses, et l'influence que les théories microbiennes exercent déjà sur la thérapeutique en incitant celle-ci à demander à la chimie tant de produits nouveaux qui rendent l'antisepsie plus parfaite et viennent enrichir l'arsenal du médecin, n'est pas une des moindres surprises de l'heure présente. Soyons donc pleins d'espoir dans les résultats futurs de la microbiologie.

Considérations générales sur les médicaments antiseptiques. — La thérapeutique antiseptique n'est pas aussi nouvelle que son nom moderne pourrait donner à le croire, et ce n'est pas soutenir un paradoxe que d'affirmer qu'elle est beaucoup plus ancienne que la théorie microbienne dont elle semble née, il y a quelques années à peine. D'ailleurs l'histoire de la médecine nous apprend que de tout temps les maladies ont trouvé des remèdes (et souvent leurs meilleurs remèdes), bien avant qu'aucun médecin ait songé à établir un rapport rationnel entre ces maladies et les remèdes qu'on leur appliquait.

Par contre, c'est la théorie microbienne qui seule a pu nous révéler le véritable mode d'action de ces médicaments employés d'abord empiriquement, et que l'on a désignés si longtemps sous le nom de *spécifiques*, faute de pouvoir leur donner une dénomination plus exacte et plus précise. Le mercure et les sels mercuriels dans la syphilis, le quinquina et les sels de quinine dans la fièvre intermittente, sont en réalité des *antiseptiques* et ne guérissent ces maladies que parce qu'ils agissent indirectement sur les microbes qui en sont les agents producteurs. Ils sont si peu des spécifiques, que c'est précisément un sel mercuriel (le bichlorure) qui doit être considéré comme l'agent le plus puissant et le plus général de la thérapeutique antiseptique. Quant au quinquina, l'action *tonique* de ses préparations est-elle en définitive autre chose qu'une action antiseptique?

Ainsi donc la théorie microbienne nous a permis de mieux comprendre le mode d'action d'un grand nombre de médicaments, et par suite d'en préciser et d'en étendre les indications thérapeutiques. L'influence de cette théorie est plus manifeste encore lorsqu'il s'agit d'appliquer le remède le plus efficace à l'affection dont on nous demande la guérison. En veut-on quelque exemple? En face d'un phlegmon ou d'une lymphangite, le médecin imbu des idées anciennes prescrira d'abord un traitement *antiphlogistique*, et perdra un temps précieux dans l'application de cataplasmes et d'autres *émollients*, — tandis que le thérapeute converti aux idées modernes et convaincu de la nature microbienne de la lésion, emploiera immédiatement les antiseptiques. Des pulvérisations phéniquées, des onctions mercurielles, auront rapidement raison de l'inflammation, et triompheront là où la vieille méthode antiphlogistique ne pouvait mener qu'à la suppuration avec son cortège habituel d'abcès nécessitant bientôt une intervention chirurgicale et l'emploi des instruments tranchants.

N'est-ce pas, d'ailleurs, une grande satisfaction pour le praticien qui emploie, par exemple, l'*onguent mercuriel* classique contre une phlegmasie aiguë locale, que de savoir que ce topique agit comme un véritable antiseptique dont l'action est bien définie, au lieu d'être forcé de lui supposer une action antiphlogistique vague et obscure, ou de se contenter de l'empirisme aveugle, fondé uniquement sur la tradition? Croit-on que cet empirisme puisse donner la même confiance et, par suite, des résultats aussi certains qu'une pratique raisonnée et basée sur une théorie aussi claire et aussi simple que la théorie microbienne? Et ne sait-on pas que c'est précisément cet empirisme qui nous avait menés, il y a quelque vingt ans, par le scepticisme, à la théorie rétrograde et néfaste de l'*expectation?*

Classification des médicaments. — Considérés au point de vue de leur mode d'action sur l'organisme, et d'une façon très générale, les agents thérapeutiques qui constituent la matière médicale actuelle peuvent se diviser en trois grandes classes :

1° Les médicaments qui agissent directement sur l'organisme lui-même en modifiant les fonctions altérées de nos organes dans un sens favorable au retour à l'état normal : tels sont les *alcaloïdes* et tous les agents du même genre, médicaments que nous appellerons *eusthéniques* des mots grecs εὖ, *bien*, et σθένος, *force*);

2° Les médicaments qui n'ont pour but que d'empêcher organisme de souffrir des altérations subies par les organes, et qui sont par conséquent des palliatifs et des calmants : on les désigne sous le nom d'*hypnotiques;*

3° Les médicaments, enfin, qui n'agissent plus directement sur l'organisme lui-même, mais bien sur des matières étrangères à l'organisme, venues du dehors ou rejetées par les tissus eux-mêmes (microbes, exsudats, toxines) : tels sont les *antiseptiques.*

On remarquera que les *eusthéniques* doivent agir sur les cellules mêmes de nos organes et le plus souvent sur les cellules saines, les seules qui puissent répondre utilement à la sollicitation du médicament en modifiant leur fonction encore plus ou moins intacte. Les eusthéniques sont donc, de tous les médicaments, ceux qui agissent le plus activement sur l'organisme lui-même. — Les *hypnotiques* agissent également sur les cellules mêmes de nos organes, mais sur des cellules spéciales, les cellules nerveuses, et leur effet est seulement d'interrompre momentanément la communication existant entre l'organe malade et le centre de toutes les sensations, c'est-à-dire le cerveau, de manière à supprimer la douleur.

Les *antiseptiques* ont un rôle tout différent. Évitant, autant que possible, d'agir sur les cellules saines, leur action est au contraire dirigée contre les agents de maladie venus du dehors, ou contre ces cellules qui, bien qu'ayant appartenu précédemment à l'organisme, lui sont devenues étrangères du fait même de la maladie, et par leur présence nuisent au fonctionnement des cellules normales, les menaçant d'une déchéance semblable à celle qu'elles-mêmes ont subie.

En outre, et c'est par là que la méthode antiseptique a le pas sur les deux autres, le médicament antiseptique s'adresse directement à *la cause même* de l'affection, et s'il ne l'atteint pas toujours dès le début (ce qui est le rôle de l'antisepsie prophylactique), il empêche tout au moins cette cause de prolonger et d'accroître ses effets. C'est ainsi que l'antisepsie réalise, mieux qu'aucune autre méthode thérapeutique, ce desideratum si longtemps poursuivi et considéré comme une utopie, la *jugulation* des maladies aiguës.

Si bien que, si nous voulions classer les indications thérapeutiques suivant leur importance, nous serions porté à les disposer dans l'ordre suivant :

1° Thérapeutique antiseptique ;

2° Thérapeutique eusthénique ;

3° Thérapeutique hypnotique.

Il est évident qu'une bonne médication s'inspirera simultanément ou successivement de ces trois indications qui doivent se présenter à l'esprit du médecin précisément dans l'ordre où nous venons de les mentionner : 1° indications fournies par la cause qui a produit la maladie ; 2° indications fournies par l'organisme malade et le plus ou moins de résistance qu'il offre à la maladie ; 3° indications fournies par l'élément douleur. — Et, si l'on ne craignait d'établir des distinctions trop subtiles, on pourrait dire que ces trois indications correspondent aux trois préceptes de l'ancienne médecine hippocratique : *Tuto, cito et jucunde* (Celse).

Il peut d'ailleurs exister, et il existe certainement des médicaments qui, par leur action complexe, se rattachent à la fois aux antiseptiques, aux eusthéniques et aux hypnotiques. Telle est, par exemple, l'*antypirine* (ou *analgésine*), dont l'action comme hypnotique et comme hypothermique (eusthénique) est bien connue, mais qui possède en outre, comme tous les produits de la série aromatique, une action antiseptique incontestable [1].

Et par ailleurs, en fortifiant l'organisme par un traitement eusthénique bien entendu, en l'empêchant de souffrir, on fera encore de l'antisepsie, mais d'une manière indirecte, et l'on mettra cet organisme en état de mieux résister aux causes d'infections qui le menacent. C'est ce que l'on a désigné, d'une façon générale, sous le nom de « thérapeutique physiologique [2] ».

1. Visbecq, Thèse de Lyon (1892).
2. Bouchard, *Thérapeutique des maladies infectieuses*, p. 203.

Définition des antiseptiques. — Cette définition est assez difficile à donner, pour peu qu'on la veuille complète et générale : elle ressort cependant des considérations dans lesquelles nous sommes entré ci-dessus sur l'emploi des agents thérapeutiques qui portent ce nom.

Les chimistes appellent *antiseptiques* « tous les moyens capables d'empêcher les fermentations et les putréfactions en tuant les microbes qui en sont la cause, ou d'arrêter celles qui sont en voie de développement. » (E. Bourgoin.)

Le professeur Vallin, dans son traité de la désinfection, n'appelle antiseptiques que les substances qui empêchent la décomposition des matières susceptibles de se putréfier, et adopte l'épithète de *neutralisants* pour celles qui détruisent ou rendent inertes les virus et les « miasmes », c'est-à-dire les microbes. Mais, dit Le Gendre, cette distinction n'a plus sa raison d'être, « puisque les progrès de la microbiologie rendent de plus en plus subtile la différence entre les maladies putrides, les infectieuses et les virulentes ».

En fait, si ce sont surtout les toxines qui constituent le danger des maladies infectieuses, il semble nécessaire de faire entrer cette notion dans la définition des antiseptiques, et l'on pourra dire que « la médication antiseptique est celle qui a pour but de détruire les organismes microscopiques qui se sont introduits dans l'économie *et les principes septiques* qui s'y sont développés sous leur influence, *ou pour toute autre cause.* » (Alphandéry.)

Malheureusement la nature chimique des virus, des ferments solubles et des toxines nous est encore si peu connue, que, dans la plupart des cas, il est impossible d'indiquer ce qu'on pourrait appeler *leur contre-poison*[1]. Nous sommes donc forcés de nous en tenir aux antiseptiques qui agissent seulement sur les microbes producteurs de ces toxines. Mais on ne saurait refuser le nom d'antisep-

---

1. « On peut citer l'acide salicylique comme un des meilleurs agents de la neutralisation des ferments solubles, bien que ce soit un médiocre antiseptique au point de vue de son action sur les microbes. » (Bouchard, *Thérapeutique des maladies infectieuses*, p. 200.)

tiques aux médicaments qui agissent de la même manière sur les cellules dégénérées de l'organisme, sécrétant, elles aussi des toxines, comme on l'a dit plus haut.

On doit encore, par extension, appliquer le nom d'antiseptiques aux agents thérapeutiques employés pour combattre l'action virulente des substances toxiques (ferments solubles, venins d'animaux, etc.), introduits dans l'organisme *sous forme liquide* et sans l'élément figuré (cellule ou microbe) qui leur a donné naissance. Mais on n'appliquera pas ce nom aux agents thérapeutiques destinés à combattre les *poisons* proprement dits, substances chimiques d'origine minérale ou organique, bien que l'action de ces derniers sur l'organisme produise souvent des désordres semblables à ceux des substances septiques d'origine microbienne. Aux agents thérapeutiques de ce dernier groupe on conservera le nom de *contre-poisons*.

M. Bouchard va plus loin. Considérant comme regrettable « que le même mot de fermentation désigne deux catégories de phénomènes aussi dissemblables que ceux qui sont produits par les ferments figurés et par les ferments solubles », il est conduit à donner des antiseptiques une définition basée uniquement sur la théorie microbienne, et il définit les antiseptiques en disant que « ce nom est applicable à tout ce qui impressionne directement la vie, la multiplication ou le fonctionnement d'un microbe à dose inoffensive pour l'homme [1] ».

Dans l'état actuel de la science, une définition plus générale nous semble préférable, et, tout en reconnaissant que *le plus grand nombre des antiseptiques agit spécialement sur les microbes pathogènes*, nous adopterons, comme plus pratique, la définition suivante, modification de celle du Dr Alphandéry citée plus haut :

---

1. BOUCHARD, *loc. cit.*, p. 84 et 189. — On a essayé récemment de diviser les antiseptiques en *désinfectants, antiseptiques* proprement dits et *bactéricides* (ROTTENSTEIN ET BOURCART, *Les antiseptiques*, 1891). Cette distinction, toute théorique et basée sur des considérations chimiques, est d'une application difficile dans la pratique. Nous y reviendrons après avoir fait l'étude chimique des antiseptiques.

Les médicaments antiseptiques sont ceux qui ont pour but de détruire ou d'arrêter dans leur développement les microbes qui se sont introduits dans l'organisme, et de neutraliser l'action des principes septiques qui s'y sont développés sous leur influence ou pour toute autre cause, ou qui ont pu être introduits, tout formés, du dehors.

Procédés employés pour fixer la valeur relative des divers antiseptiques. — Les antiseptiques actuellement en usage sont ou des médicaments anciennement connus et précédemment employés, empiriquement, à titre de « désinfectants » et de « spécifiques », — ou des substances récemment introduites dans la matière médicale par les progrès de la chimie moderne et que leur composition fait considérer *a priori* comme devant posséder des propriétés antiseptiques. Dans un cas comme dans l'autre il convient de se rendre compte d'une façon précise de la double action de ces agents thérapeutiques sur l'organisme de l'homme et sur les microbes pathogènes.

Pour atteindre ce but, on commence par expérimenter ces produits chimiques dans les laboratoires, et les expériences sont de deux et même de trois sortes.

Les unes sont destinées à nous faire connaître l'action du produit en question sur un microbe pathogène donné. Elles s'opèrent *in vitro*, c'est-à-dire dans une culture de ce microbe ensemencé dans un liquide artificiel, mais de composition chimique analogue à celle des liquides que le microbe rencontre dans l'organisme.

Les autres nous font connaître l'action toxique du même produit sur des animaux d'une organisation plus ou moins semblable à celle de l'homme (lapins, cobayes, etc.), afin d'arriver, par tâtonnement, à fixer la dose maxima qui pourra être administrée, sans danger, à ces mêmes animaux d'abord, puis à l'homme lui-même.

Dans une troisième série d'expériences, on cherche à apprécier le rôle thérapeutique du produit considéré. Pour cela, on inocule à un animal le microbe en question, et lorsque ce microbe a produit la maladie dont il est l'agent pathogène, on administre à l'animal l'antiseptique dont on veut apprécier l'action thérapeutique, à la dose que les expériences précédentes ont indiquée. Un second animal, inoculé de la même manière, mais qui ne reçoit pas d'antiseptique, sert de témoin.

C'est alors seulement, et si les expériences précédentes ont donné un résultat favorable, que l'on se hasarde à expérimenter le nouveau produit sur l'homme lui-même, en administrant d'abord des doses bien inférieures à celles que l'expérimentation sur les animaux a indiquées théoriquement comme la dose non toxique pour l'organisme humain. On augmente ensuite progressivement ou l'on diminue cette dose suivant l'effet obtenu.

Ces dernières séries d'expériences pratiquées dans les hôpitaux par des maîtres éclairés, avec toute la prudence désirable et en s'entourant des précautions indispensables pour éviter toute chance d'erreur, classent définitivement le médicament et permettent d'indiquer sa valeur réelle comme antiseptique, ou le font rejeter de la pratique médicale.

Il n'entre pas dans le plan de cet ouvrage de décrire en détail les procédés techniques qu'exige ce genre de recherches. Nous renverrons pour cette étude aux traités publiés par M. le professeur Bouchard et par ses élèves [1]. Il suffira d'indiquer ici la méthode générale qui dirige ces opérations délicates et les résultats obtenus.

La recherche du pouvoir thérapeutique d'un antiseptique donné est ce que M. Bouchard appelle la recherche de son *équivalent antiseptique*.

« Jusqu'à ce jour, dit M. Bouchard, les chercheurs se sont bornés en général à établir... la dose qui empêche la germination de tel ou tel microbe dans 1000 grammes de bouillon (de culture). C'est l'*équivalent antiseptique*, dose bien inférieure à celle qui tue le microbe, mais supérieure de moitié, au moins, à la dose qui retarde seulement sa

---

1. Bouchard, *Thérapeutique des maladies infectieuses*, p. 207 et suiv. — Legendre, Barette et Lepage, *Traité pratique d'antisepsie*, 1888.

germination, et qui est déjà une dose fort utile en thérapeutique. »

Quant à l'*équivalent toxique*, M. BOUCHARD considère comme tel « la quantité de l'antiseptique nécessaire pour tuer un kilogramme de matière vivante » appartenant, bien entendu, à l'animal sur lequel on expérimente, car cette quantité est variable d'une espèce à l'autre. En médecine humaine, l'équivalent toxique sera donc *la quantité de l'antiseptique nécessaire pour tuer un kilogramme du corps de l'homme.* Cet équivalent varie, d'ailleurs, non seulement suivant le poids du sujet en expérience, mais suivant l'âge, le sexe, l'accoutumance ou la disposition du moment, ou suivant des *idiosyncrasies* tout à fait individuelles. — « La connaissance de l'*équivalent toxique* doit suivre la notion de l'équivalent antiseptique » (BOUCHARD).

Entre ces deux équivalents, ou à côté d'eux, se place l'*équivalent thérapeutique*, celui qui nous intéresse le plus dans la pratique. Comme on le conçoit facilement, celui-ci sera représenté par des chiffres toujours inférieurs à ceux de l'*équivalent toxique.*

Pour obtenir cet équivalent, M. BOUCHARD injecte le médicament directement dans une veine, et considère comme représentant cet équivalent *la dose qui a été injectée au moment précis où se manisfestent les premiers effets physiologiques* (dilatation pupillaire pour l'atropine, narcose pour l'alcool). La voie digestive et la voie hypodermique, bien que préférables en thérapeutique, ne peuvent donner des résultats aussi précis, en raison de la lenteur de l'absorption par les voies stomacale et sous-cutanée.

Un grand nombre d'auteurs ont publié le résultat de leurs recherches sur la valeur comparée des antiseptiques, mais la plupart ne font connaître que l'*équivalent antiseptique* des médicaments étudiés par eux. Des tableaux de ce genre ont été publiés notamment, en 1881, par JALAN DE LA CROIX [1], en 1883 par MIQUEL [2], en 1888, par BOUCHARD et

1. Voyez à l'*Appendice*, placé à la fin du volume, la note A.
2. Voyez à l'*Appendice* la note B.

Tapret [1], etc. Nous tirerons de ces tableaux des indications précieuses pour la rédaction de cet ouvrage, et nous indiquerons, en traitant de chaque médicament, son équivalent antiseptique.

Une notion importante qui se dégage des expériences faites sur les animaux et sur l'homme lui-même, c'est que *le mélange de plusieurs antiseptiques est plus antiseptique que chacun de ses composés pris en particulier, et cela sans que le pouvoir toxique du mélange soit augmenté proportionnellement à son pouvoir antiseptique* (Bouchard et Lépine.)

Se basant sur cette loi, M. Lépine a proposé la formule suivante, qui constitue un mélange des plus puissants antiseptiques connus :

Mélange antiseptique (Lépine)

Sublimé.	0 gr. 001	milligr.
Acide phénique	0 gr. 10	centigr.
Acide salicylique.	0 gr. 10	—
Acide benzoïque.	0 gr. 05	—
Chlorure de chaux. . . .	0 gr. 05	—
Brome	0 gr. 01	—
Bromhydrate acide de qui-nine.	0 gr. 20	—
Chloroforme.	0 gr. 20	—
Eau dist.	100 gr.	»

Le seul défaut de cette formule (qui contient *huit* composés différents) est d'être un peu compliquée et difficile à retenir. Un mélange de trois ou quatre composés seulement, choisis avec soin, serait plus pratique. L'auteur ne dit pas s'il a fait usage de cette solution dans l'antisepsie interne.

Mode d'emploi et indications des antiseptiques. — Les antiseptiques une fois connus, il y a lieu d'examiner de quelle manière on en fera usage, étant donné un cas pathologique dont on suppose le diagnostic bien établi.

Et d'abord, si l'on connaît le microbe producteur de la

1. Voyez à l'*Appendice* la note C.

maladie, il va de soi que l'on s'adressera, autant que possible, à l'antiseptique que l'on connaît comme étant spécialement actif contre ce microbe. C'est ainsi que l'on emploiera le mercure et ses sels contre le microbe supposé de la syphilis, le quinquina et les préparations de quinine contre le microbe de la malaria. De même, l'expérience a montré que la créosote est particulièrement active contre le microbe de la tuberculose, et l'iodoforme contre ceux qui produisent la suppuration.

Mais lorsqu'il y a association de plusieurs microbes, ou lorsque nous ne connaissons pas de « *spécifique* » applicable à chacun de ces micro-organismes, ou même lorsque l'espèce du microbe pathogène nous est inconnue, et que nous savons seulement qu'il s'agit d'un microbe, nous ne devons pas rester, pour cela, désarmés en face de la maladie.

On sait que les organismes microscopiques, qu'ils appartiennent au règne animal ou au règne végétal, sont tous plus ou moins sensibles à l'action des composés que nous désignons sous le nom d'antiseptiques. Les bactéries pathogènes, qui appartiennent toutes à la même famille, celle des *Bactériacées*, sont particulièrement dans ce cas, et toutes sont entravées plus ou moins dans leur développement par les antiseptiques énergiques tels que le sublimé. Bien mieux, ce développement est également entravé par les sels de quinine, bien que ces derniers soient considérés comme le spécifique de la malaria, maladie causée, non par une bactériacée, mais par un organisme appartenant au règne animal. Si donc il y a lieu de faire, en général, un choix parmi les antiseptiques, nous ne devons jamais être arrêté par cette raison « qu'il n'existe pas d'antiseptique spécifique approprié à la maladie », et nous emploierons ceux dont l'action générale sur les organismes inférieurs nous est bien connue, ou quelque mélange éclectique analogue à celui du Dr Lépine.

On doit distinguer également une *antisepsie locale* et une *antisepsie générale*, et, suivant les circonstances, nous devrons faire l'une ou l'autre ou les employer toutes deux simultanément. Dans tous les cas, il y aura un choix à faire, certains médicaments étant mieux appropriés à *l'antisepsie locale* et d'autres à *l'antisepsie générale*.

Par *antisepsie locale* on entend celle où l'on peut appliquer l'antiseptique *directement* sur la surface que l'on veut atteindre. Telle est l'antisepsie de la peau et des muqueuses qui tapissent les cavités facilement accessibles, bouche, arrière-gorge, narines, vagin, etc. Cette antisepsie est plus facile à faire et à limiter dans son action, comme on le conçoit facilement. En outre cette peau et ces muqueuses sont protégées par un épithélium qui absorbe moins facilement et moins rapidement les substances solubles que l'épithélium du canal digestif ou l'endothélium des milieux intérieurs. L'antiseptique peut être écarté ou rejeté dès que son action paraît suffisante. On pourra donc employer, et l'on emploiera de préférence, dans l'antisepsie locale, les antiseptiques les plus énergiques, toutes les fois que ces antiseptiques seront indiqués par la gravité de l'affection. On se servira, par exemple, du sublimé ou de l'acide phénique, médicaments qu'il est si difficile d'utiliser à l'intérieur en raison de leur action toxique. — L'antisepsie des cavités closes des séreuses, faite après ponction, doit aussi être considérée comme une antisepsie locale.

L'*antisepsie générale* est celle qui s'exerce sur le milieu intérieur, soit que l'on administre par l'estomac des substances solubles et facilement absorbables, soit que l'on ait recours aux injections hypodermiques qui font pénétrer ces mêmes substances directement dans le milieu intérieur, où le sang se charge de les répandre rapidement dans tout l'organisme. Lorsqu'on administre le sulfate de quinine dans les fièvres intermittentes, les sels de mercure dans la syphilis, on fait de l'antisepsie générale, et il est probable que le salicylate de soude agit de la même manière dans le rhumatisme, que cette affection soit d'origine microbienne ou non. Les injections intra-veineuses agissent plus rapidement que les injections hypodermiques, comme l'ont montré les expériences de laboratoire faites par **M.** Bouchard ; mais cette pratique, qui pourra trouver des indications dans les cas de maladies infectieuses très graves, ne s'est pas encore généralisée, en raison des difficultés et des dangers qu'elle présente. Par contre, des *injections interstitielles* dans le parenchyme même des organes internes, dans le poumon par exemple, ont été faites avec succès.

L'*antisepsie du tube digestif* prend place entre l'antisepsie locale et l'antisepsie générale. En réalité, elle n'est dans la plupart des cas qu'une antisepsie locale, et c'est bien celle que l'on se propose lorsqu'on administre, par la bouche, la poudre de charbon de bois ou les sels de bismuth, qui sont insolubles ou peu solubles dans les liquides sécrétés par l'estomac et l'intestin. Cependant, même dans ce cas, il y a lieu de tenir compte, au point de vue de l'antisepsie générale, de la quantité, si faible qu'elle soit, du médicament qui se trouve dissoute par les acides du suc gastrique et introduite dans le milieu intérieur. On comprend d'ailleurs l'intérêt qu'il y a dans ce cas à employer de préférence des substances peu solubles et difficilement absorbables, et à rejeter ou à n'employer qu'à très faible dose les composés très toxiques, tels que le sublimé, l'acide phénique, etc. Pour la même raison, s'il y a indication d'employer, par exemple, les sels de mercure, on choisira le calomel, qui est peu soluble, de préférence au sublimé et aux autres sels mercuriels solubles.

Plan et division. — La plupart des antiseptiques actuellement en usage étant des substances nouvellement introduites dans la matière médicale et par suite peu connues, il a paru utile de commencer par indiquer leurs propriétés physiques, chimiques et physiologiques avant de faire connaître leurs propriétés thérapeutiques.

La *première partie* sera donc consacrée à l'*étude des antiseptiques aux points de vue chimique, pharmaceutique et physiologique :* nous indiquerons en même temps leurs équivalents antiseptiques, thérapeutiques et toxiques toutes les fois que ces équivalents seront connus. Nous étudierons séparément les substances empruntées à la chimie minérale ou inorganique et celles fournies par la chimie organique, en suivant l'ordre méthodique qui s'accorde le mieux avec les propriétés de ces substances.

La *seconde partie* sera consacrée à *l'étude clinique des antiseptiques*, en examinant séparément chacune des maladies dans lesquelles il y a lieu de faire usage des antiseptiques. Nous donnerons pour chacune de ces maladies les procédés thérapeutiques et les formules de traitement les plus usitées, en suivant l'ordre naturel d'un traité de pathologie interne, et en renvoyant à la première partie pour tout ce qui est relatif à l'étude des antiseptiques considérés en eux-mêmes.

La *troisième partie*, qui sera beaucoup plus courte, sera consacrée à l'*hygiène antiseptique* et plus particulièrement à l'*hygiène des malades*.

PREMIÈRE PARTIE

ÉTUDE DES ANTISEPTIQUES AUX POINTS DE VUE CHIMIQUE PHARMACEUTIQUE ET PHYSIOLOGIQUE

CHAPITRE PREMIER

ANTISEPTIQUES EMPRUNTÉS A LA CHIMIE MINÉRALE OU INORGANIQUE

Généralités et Classifications. — L'expérience a démontré que les antiseptiques les plus énergiques, c'est-à-dire les substances chimiques minérales qui arrêtent, de la manière la plus efficace, le développement des bactéries en général, sont des composés des métaux *nobles*, c'est-à-dire peu altérables à l'air tels que le mercure, l'argent, l'or, etc.

« Lorsqu'on jette un coup d'œil général, dit M. le professeur Dujardin-Beaumetz[1], sur l'ensemble des chiffres donnés par Miquel[2], on peut en tirer quelques conclusions assez importantes; c'est d'abord le rang très élevé d'asepsie qu'occupent dans cette échelle les métaux nobles tels que le mercure, le platine, l'argent et l'or. Dans un rang

1. DUJARDIN-BEAUMETZ, *Les Nouvelles Médications*, 1° série, 1886, p. 73.
2. Voyez le tableau de la note B à la fin du volume.

secondaire, il faudrait placer les métaux communs tels que le cuivre, le fer, etc. Dans un troisième rang les métaux alcalins terreux et, en quatrième lieu, les métaux alcalins. »

Lorsqu'il s'agit des métalloïdes, c'est *le plus ou-moins d'affinité que ces corps ont pour l'hydrogène* qui paraît servir de règle à leur pouvoir antiseptique. Le chlore, le brome et l'iode, qui se combinent à volume égal avec l'hydrogène, sont des antiseptiques énergiques, et le chlore, qui s'unit directement à l'hydrogène, sous l'influence de la lumière diffuse, est plus puissant que les deux autres : mais son pouvoir toxique est proportionnel à son pouvoir antiseptique. On appelle ces métalloïdes des « corps *halogènes* ».

Quant aux sels, il semble que leur pouvoir antiseptique comme leur toxicité soit en rapport inverse de leur abondance dans la nature et plus particulièrement *dans les tissus des êtres vivants*. Les sels de potassium, de sodium, de fer, etc., qui sont très répandus dans les tissus de l'homme ou des animaux et des plantes qui leur servent de nourriture — et qui, par une conséquence naturelle, servent aussi à la nourriture des microbes pathogènes, — ne sont pas toxiques, tandis que les sels d'argent, de mercure, de cuivre, de plomb, etc., qui sont très rares dans l'organisme, sont à la fois toxiques et antiseptiques.

L'*atomicité*, qui ne joue qu'un rôle secondaire dans les antiseptiques minéraux, est au contraire très importante en chimie organique, comme nous le montrerons bientôt.

Une autre donnée qui ressort des recherches faites sur le pouvoir microbicide des substances minérales, c'est le grand nombre d'*acides* (17) qui sont antiseptiques, tandis que les bases (gaz ammoniac, soude caustique) ne sont, surtout la dernière, que très faiblement antiseptiques malgré les fortes doses employées.

Ce fait s'explique par ce que nous savons du genre de vie des bactéries. Les cultures de laboratoire montrent que ces organismes microscopiques ne peuvent prospérer que dans des milieux nutritifs *neutres* ou légèrement *alcalins*, comme le sont généralement les « bouillons » de culture. Un très petit nombre de microbes peuvent se développer dans un milieu acide.

« D'une façon générale, les acides ajoutés aux bouillons nuisent aux bactéries; cependant les acides organiques (tartrique, lactique, citrique, acétique), sont moins nuisibles à leur reproduction que les acides minéraux. *Les bases ne les empêchent en général nullement de végéter...* Les champignons dont la structure est plus complexe sont au contraire favorisés dans leur accroissement par la présence des acides, ainsi que cela s'observe dans les fermentations [1] ».

C'est ainsi que le *Saccharomyces albicans* ou champignon du *muguet*, qui n'est pas un véritable microbe, une bactérie, mais un champignon du groupe des ferments, ne se développe que dans un milieu acide. Au contraire, la plupart des bactéries pathogènes ne se développent que dans un milieu neutre ou même alcalin. Les microbes de la diphtérie et du choléra asiatique sont particulièrement dans ce cas.

Si l'on examine comparativement les différents sels expérimentés comme antiseptiques, on voit que leur efficacité dépend à la fois de la nature du métal dont l'oxyde ou l'hydrate leur sert de base, et de celle du corps (généralement un métalloïde) qui joue le rôle d'acide dans leur composition. Ainsi, bien que les sels de potassium soient en général des antiseptiques très faibles (nous avons dit pourquoi), comparés surtout aux sels de mercure ou d'argent formés avec les mêmes *acides*, le *bromure de potassium* est encore légèrement antiseptique par le brôme qu'il contient et qui peut être mis en liberté, au moins partiellement, dans l'organisme qui contient des chlorures. De même les sels riches en oxygène tels que le *permanganate de potassium* $(K.2Mn\,O^4)$, le *bichromate* $(Cr^2\,O^7\,K^2)$ et le

---

1. **CORNIL** et **BABES**, *Les Bactéries*, 3e édit., p. 39-40.

chlorate de potassium (K. Cl O^3), sont tous plus ou moins antiseptiques en raison de la proportion considérable d'oxygène qu'ils représentent et qu'ils cèdent facilement aux matières organiques avec lesquelles on les met en contact. Le chlorate agit en outre par le chlore mis en liberté dans cette réaction. — Ce sont là des propriétés chimiques dont il est bon de tenir compte lorsqu'on cherche à expliquer l'action d'un antiseptique.

On voit que les propriétés de ces médicaments sont, jusqu'à un certain point, indiquées par leur composition chimique. Il est donc naturel de les étudier dans l'ordre adopté par les chimistes, et c'est la marche que nous suivrons ici. Ce procédé paraît préférable à celui que l'on a suivi jusqu'ici en étudiant les substances antiseptiques dans un ordre de pure fantaisie ou selon les errements de l'empirisme traditionel.

§ 1. — MÉTALLOÏDES

Les chimistes divisent les *métalloïdes*, d'après leur affinité pour l'hydrogène, en quatre familles naturelles que nous étudierons dans l'ordre suivant, en nous arrêtant seulement aux corps qui nous intéressent au point de vue qui nous occupe ici :

1re Famille. *Chlore, — Brome, Iode, — Fluor.*
2e — *Oxygène, — Soufre, Sélénium, — Tellure.*
3° — *Azote, — Phosphore, Arsenic, Antimoine, — Bismuth.*
4° — *Bore, — Carbone, Silicium, — Étain.*

Hydrogène, Eau.

L'hydrogène qui, par ses caractères, forme à lui seul une famille à part, ne nous intéresse ici qu'à titre de composant de l'*Eau* (HO), qui peut être considérée, surtout au point de vue hygiénique, comme le plus simple et le plus répandu des antiseptiques employés à l'extérieur. C'est, en outre, le dissolvant et le véhicule d'un grand nombre d'antiseptiques usités à l'intérieur et à l'extérieur. Mais les recherches bactériologiques ont montré combien il est nécessaire que l'eau employée, non seulement en boisson, mais encore pour les soins de propreté et surtout pour l'usage médical, soit absolument pure de tout microbe.

La plupart des microbes pathogènes vivent très bien dans l'eau, et la contagion de la fièvre typhoïde par l'eau de boisson est un fait considéré comme démontré. Il est probable qu'un *très grand nombre* d'autres microbes pathogènes peuvent être introduits de la même façon dans l'organisme. Nous n'insisterons pas sur ce point, mais nous indiquerons comment on peut se procurer une eau pure de microbes.

Eau aseptique. — La chaleur portée jusqu'à l'ébullition et la filtration sont les principaux moyens employés pour purifier l'eau, pour la rendre aseptique. On fait bouillir l'eau pendant un quart d'heure environ, on la verse dans un réservoir en communication avec un *filtre Chamberland*, et on recueille l'eau ainsi filtrée dans des récipients, généralement de verre, ayant la forme de petits barils placés debout, d'une contenance de six à dix litres, et munis d'un robinet à leur partie inférieure. L'ébullition n'est pas indispensable, le filtrage à travers le filtre Chamberland suffit; et l'on devrait exiger que toutes les solutions pharmaceutiques soient préparées avec de l'eau ainsi purifiée (Le Gendre).

C'est surtout en chirurgie que l'eau a été employée dans le traitement des plaies. Rappelons l'*irrigation continue*, en usage il y a vingt-cinq ans, et qui agissait à la fois comme réfrigérant et comme antiseptique, en entraînant les microbes avec les produits de la suppuration et *lavant* continuellement la plaie. En 1870, nous avons vu appliquer, à l'ambulance de la Comédie-Française, pendant le siège de **Paris**, les *bains tièdes* comme unique traitement des plaies d'armes à feu, et cette pratique donnait des résultats très satisfaisants. Quelques chirurgiens préconisent encore l'irrigation des moignons d'amputation et des plaies récentes (RECLUS). Mais cette pratique est généralement abandonnée aujourd'hui pour les pansements antiseptiques proprement dits, pansements clos, qui sont à la fois plus sûrs et plus rapides. Les irrigations et pulvérisations de solutions antiseptiques sont très usitées.

La glace contient des microbes comme l'eau qui lui a donné naissance. Lorsque l'on se sert de glace en thérapeutique, il est donc indispensable de s'assurer que cette glace provient d'une eau filtrée au filtre Chamberland.

Chlore

Métalloïde gazeux à la température ordinaire, de couleur jaune verdâtre, à odeur suffocante, à saveur caustique, impropre à la respiration et délétère. Un litre d'eau en dissout deux litres, 156 à 20°. C'est sous cette forme qu'il est employé en médecine.

Le chlore gazeux est, d'après Jalan de la Croix, un des plus puissants bactéricides : il prend place, sous ce rapport, immédiatement après le sublimé ; 1 gramme de chlore gazeux dissous dans 30 litres d'eau empêche le développement des bactéries dans un bouillon de culture.

Malgré cela, le chlore ne peut guère être employé à l'intérieur en raison de son action irritante. Respiré à l'état de gaz il provoque la toux, la suffocation et des crachements de sang. On comprend donc difficilement qu'on l'ait préconisé autrefois contre les affections des bronches et même contre la phtisie.

Par contre, le chlore est un des meilleurs désinfectants que l'on puisse employer pour l'antisepsie des vêtements et des habitations. Nous y reviendrons en traitant de l'*hygiène antiseptique*.

L'*hypochlorite de chaux* ($CaCl^2 + 6\ H^2O$), ou *chlorure de chaux*, qui doit ses propriétés à la fois à l'oxygène et au chlore, ne donne le même résultat sur les microbes qu'à dose plus que double (3 grammes pour 30 litres environ). C'est une poudre blanche, à forte odeur de chlore, avide d'humidité, mais incomplètement soluble dans l'eau. La solution du *Codex* (*chlorure de chaux liquide*) est à 1/45. Elle n'est guère usitée qu'à l'extérieur. D'après Cornil et Babes, une solution à 5 p. 100 de ce sel ne tue les bactéries qu'en dix jours. On doit donc lui préférer le chlore gazeux particulièrement pour la désinfection des appartements.

Le *chlorate de potasse* ($K.ClO^3$) est un sel blanc soluble dans 17 parties d'eau à 15° et dans 30 de glycérine, insoluble dans l'alcool et l'éther. Il agit comme oxydant sur les matières organiques en raison des trois équivalents d'oxygène qu'il renferme, et qui lui donnent une grande tendance à s'unir à l'hydrogène. On l'emploie dans le traitement des stomatites : il est en partie éliminé par les glandes salivaires. Son équivalent toxique (dose mortelle pour 1 kilogr.) est de 0^{gr}, 16 d'une solution à 1/100, tandis que son équivalent antiseptique est insignifiant. Il n'agit que comme désinfectant.

Le *chlorate de soude*, soluble dans trois parties d'eau, paraît avoir les mêmes propriétés que le précédent, mais son équivalent toxique est beaucoup plus faible (on sait que ce fait est général quand on compare les sels de soude aux sels de potasse, ce qui tient évidemment à ce que la soude est beaucoup plus répandue que la potasse dans l'organisme des animaux : c'est le contraire chez les végétaux).

L'*acide chlorhydrique* (HCl), est le produit de l'union directe du chlore et de l'hydrogène qui s'opère très facilement, sous l'influence de la lumière diffuse, quand on met en présence un volume de chlore et un volume d'hydrogène. C'est un gaz incolore, d'une odeur forte, piquante, irrespirable, très avide d'eau, comme le montre la fumée qu'il produit à l'air en se combinant à la vapeur d'eau.

L'eau en dissout, à 20 degrés, 464 fois son volume. C'est cette solution saturée qui constitue l'acide chlorhydrique employé comme réactif dans les laboratoires. Celui du commerce renferme seulement 36 à 37 p. 100 de gaz. Il produit des eschares sur la peau et les muqueuses.

Cet acide est *fortement* antiseptique (Miquel) à la dose de 2 à 3 grammes, dose qui est, d'ailleurs la même, pour les autres acides minéraux (A. sulfurique, A. azotique, A. phosphorique). — La solution (2 à 4 grammes par litre d'eau) est employée en gargarisme ou limonade. — Quelques gouttes de cet acide ajoutées à des solutions de sublimé ou d'acide phénique exaltent leurs propriétés antiseptiques (Laplace).

Les fumigations d'acide chlorhydrique ont été préconisées, dès la fin du siècle dernier, comme désinfectantes, par Guyton de Morveau.

Les chlorures seront étudiés avec leurs métaux, et les composés organiques du chlore (*chloral*, *chloroforme*) dans le chapitre suivant.

Brôme.

Le brome est un liquide d'un rouge brun, répandant des fumées rouges à l'air, et dont l'odeur désagréable tient à la fois de celles de l'iode et du chlore. Il est peu soluble dans l'eau (3/100), très soluble dans l'alcool et dans l'éther.

C'est un caustique irritant d'une action presque instantanée ; mais comme, d'une part, son équivalent antiseptique est supérieur à celui de l'iode, et que, de l'autre, il est plus facile à manier que le chlore, on doit le préférer à ces deux corps, dont il a les propriétés générales ; on aura soin de ne l'employer qu'à dose très diluée.

Son équivalent antiseptique le place au sixième rang après le sublimé (Jalan de la Croix). Une solution à 1/6308 empêche le développement des bactéries. Il entrave également, à très faible dose, l'action des ferments solubles (émulsine, ptyaline, diastase, etc.), et il y aura lieu de l'essayer contre les toxines d'origine microbienne qui ont la constitution des diastases.

Ces propriétés antiseptiques si énergiques suffiraient pour faire remettre en honneur un médicament trop négligé aujourd'hui. Ozanam a montré, dès 1869, son utilité pour dissoudre les fausses membranes diphtéritiques (solutions à 1/500 ou 1/1000). Il a employé aussi des fumigations d'eau bromée. Plus récemment, on l'a employé associé au bromure de potassium par parties égales (1/200 ou 1/400 de chaque en solution aqueuse) pour badigeonnages et inhalations (HILLER).

Bromures. — Les bromures de *potassium, sodium, strontium*, etc., ont été employés comme succédanés moins toxiques du brome. Mais ces sels sont beaucoup moins antiseptiques que le métalloïde dont ils dérivent et n'agissent qu'à forte dose (Miquel les range parmi les substances *très faiblement* antiseptiques, tandis que le brome l'est très fortement).

Le Dr Peyraud (de Libourne) a employé avec succès les insufflations de bromure de potassium pulvérisé contre l'angine diphtéritique.

Le *bromol*, le *bromoforme* et le *bromhydrate de quinine* sont des composés organiques du brome qui seront étudiés à leur place.

Iode.

Solide à la température ordinaire, fusible à 110°, l'iode est très peu soluble dans l'eau (1/7000 à 10°), mais il est soluble dans l'alcool, le chloroforme, la benzine, le sulfure de carbone, l'éther, les corps gras, la glycérine, la vaseline. Il ne se combine avec l'hydrogène qu'au rouge, mais il décompose l'hydrogène sulfuré en s'emparant de son hydrogène. C'est un agent irritant, caustique, colorant la peau en jaune et produisant des inflammations locales quand il est en contact avec les muqueuses.

La teinture d'iode du *Codex* est à 1 pour 12 d'alcool. Il est bon de savoir que les teintures d'iode des pharmacopées étrangères sont souvent beaucoup plus concentrées et par suite plus actives. La teinture d'iode française elle-même varie beaucoup sous ce rapport, quand elle est préparée depuis longtemps et conservée dans des flacons mal bouchés. L'addition d'une certaine quantité d'iodure de potassium permet d'étendre d'eau la teinture en évitant la précipitation de l'iode.

L'action de l'iode comme désinfectant a été signalée depuis longtemps par Boinet (1840). Plus tard (1863), O. Réveil montra qu'il neutralise l'action des virus et des venins (solution à 5 p. 100) ; Wernitz (1880), celle des ferments solubles (solutions variant de 1/1000 à 1/24 000). — D'après Jalan de la Croix, une solution à 1/410 stérilise tous les germes des bactériacées. — Royer et Davaine ont montré la puissance de la teinture d'iode sur le virus morveux et sur le virus charbonneux (solution à 1/150 000).

L'iode peut être administré à l'intérieur à la dose de 1 à 5 centigrammes par jour. Comme gargarisme ou collutoire, on emploie souvent un mélange de teinture d'iode et de glycérine additionné ordinairement d'iodure de potassium. Dans l'empyème et l'hydrocèle, après avoir évacué le liquide par ponction, on injecte une solution aqueuse d'iode et d'iodure de potassium, etc.

Les *iodures de potassium, de sodium, de strontium*, etc., ont un pouvoir antiseptique très faible, tandis que le *biiodure de mercure*, l'*iodure d'argent* et l'*iodure de cadmium* sont très fortement antiseptiques (Miquel). Les deux premiers occupent même le premier et le second rang dans le tableau donné par cet auteur (ils sont antiseptiques aux doses respectives de 0 gr. 025 et 0 gr. 030 pour un litre de bouillon de bœuf exposé à la contagion des microbes de l'air, tandis que le *bichlorure de mercure* ne l'est qu'à la dose de 0 gr. 070). — L'*iodure de soufre* a été employé par Galtier contre la morve chronique.

Remarques au sujet des antiseptiques précédents. — Les propriétés éminemment antiseptiques du chlore, du brôme, de l'iode (métalloïdes *mono-atomiques*) et des composés formés par leur union avec les métaux nobles ou les métaux *alcalino-terreux* peu altérables à l'air (le cadmium appartient au même groupe que le zinc), peuvent s'expliquer par leurs propriétés chimiques. On sait que les chlorures sont de puissants oxydants des matières organiques, propriété qu'ils doivent à leur grande affinité pour l'hydrogène qui entre toujours dans la composition de ces derniers. Les iodures et les bromures ont des propriétés analogues : *en présence d'un corps oxydable ils se dédoublent et agissent à la fois par le métalloïde et par le métal*, mis en liberté à l'état naissant, qui entrent dans leur composition : c'est ce qui explique pourquoi les iodures de mercure, d'argent et de cadmium sont beaucoup plus antiseptiques que ceux de potassium, de sodium, etc. Les premiers sont facilement décomposés dans l'organisme, tandis que ces derniers se retrouvent [1] inaltérés dans les urines. — Quoi qu'il en soit, quand on fera usage de ces corps très actifs, on devra toujours se rappeler que leur action s'exerce sur les cellules de nos organes comme sur les microbes, et que par conséquent on ne doit les employer qu'à dose très faible et sous une forme très diluée.

Fluor, Acide fluorhydrique.

Le *fluor* est un métalloïde appartenant au même groupe que les précédents et présentant des propriétés analogues mais difficilement isolable et qui n'est connu que par ses sels qui ressemblent aux chlorures et dont on a pu isoler l'acide.

L'*acide fluorhydrique* (retiré du *spath fluor* ou *fluorure de calcium*) est un liquide incolore, mobile, bouillant à 15°, et dont les vapeurs sont très corrosives, produisant sur la peau des ampoules suivies de plaies très douloureuses. On ne l'emploie dans l'industrie qu'en solution étendue dans l'eau.

Les expériences pratiquées par MM. Dujardin-Beaumetz, Hayem, Thompson, Chevy, ont prouvé, contrairement aux affirmations de M. Grancher, que l'acide fluorhydrique était un antiseptique puissant, à placer près du biiodure de mercure. A la dose de 1/20 000 environ, il tuerait le ba-

---

1. Il est bon de rappeler, d'ailleurs, que les chlorures alcalins existent normalement dans l'organisme et dans nos aliments (suc musculaire, etc).

cille tuberculeux dans les bouillons de culture. Une solution diluée de *fluorure d'ammonium* en injections a préservé des lapins préalablement inoculés avec le bacille de la tuberculose. (H. MARTIN.)

L'acide fluorhydrique a été préconisé par M. Seiler en inhalations, mélangé à l'air atmosphérique (0,5 p. 100) contre la tuberculose pulmonaire. Il agirait en arrêtant le développement des bacilles. (TRUDEAU.)

Oxygène, Ozone, Air.

Avec l'*oxygène*, nous abordons le second groupe de métalloïdes, groupe qui renferme avec lui le *soufre*, le *sélénium* et le *tellure*, corps non plus *mono-atomiques* comme les précédents, mais *diatomiques* par rapport à l'hydrogène. Ils ne se combinent plus avec lui volume à volume comme le chlore et l'iode, mais un volume d'oxygène, par exemple, avec deux volumes d'hydrogène, et il y a condensation (le composé n'occupant que deux volumes au lieu de trois). Mais cette combinaison est moins facile puisque deux volumes d'hydrogène et un volume d'oxygène mis en présence ne se combinent pour former de l'eau que sous l'influence de l'étincelle électrique ou à une température élevée (inflammation du gaz hydrogène). Les métalloïdes de ce groupe ont donc beaucoup moins d'affinité que les précédents pour l'hydrogène, ce qui explique leur pouvoir antiseptique plus faible.

L'oxygène est un des composants de l'air atmosphérique et le plus important des deux. A ce titre, c'est un antiseptique d'une grande importance.

PASTEUR a montré que les microbes, notamment celui du choléra des poules, perdaient leur virulence sous l'influence de l'oxygène de l'air; des cultures datant de 15 jours, un mois, deux mois, huit mois, dix mois perdent progressivement leur pouvoir toxique. Koch admet également que l'action de l'air et la dessiccation des germes amènent, au bout d'un certain temps, l'extinction naturelle d'une épidémie. Enfin les expériences de P. Bert et de

M. Regnard ont montré que l'oxygène tue les bactéries, mais seulement à haute pression.

Les applications thérapeutiques basées sur ces notions sont nombreuses. Le séjour des tuberculeux à la campagne ou dans des localités élevées où l'air se renouvelle souvent; le traitement par les *fenêtres ouvertes* nuit et jour en toute saison (DEBOVE); l'aérothérapie par l'air comprimé et chargé de substances antiseptiques (créosote, gaïacol, terpinol, etc.); tous ces procédés thérapeutiques ont pour but d'appliquer l'action à la fois antiseptique et stimulante (eusthénique) de l'air, c'est-à-dire de l'oxygène.

La fabrication industrielle de l'oxygène est aujourd'hui résolue, ce qui permet de l'avoir en quantité largement suffisante pour tous les usages thérapeutiques. On le tient en réserve dans des récipients où il est comprimé sous un petit volume, et on le décomprime pour le mélanger à l'air atmosphérique et aux vapeurs antiseptiques que nous avons mentionnées plus haut. En effet, il est trop excitant pour être employé pur. L'air comprimé, c'est-à-dire l'oxygène mitigé, chargé des mêmes vapeurs médicamenteuses, est répandu dans des chambres ou cloches hermétiquement closes où l'on fait séjourner les malades de une à deux heures ou plus, en comprimant et décomprimant lentement le mélange gazeux qu'ils respirent. Cette *aérothérapie* est employée contre la tuberculose, la coqueluche, la bronchite chronique, etc.

L'*eau oxygénée* ou *bioxyde d'hydrogène* (H^2O^2) est un composé chimique défini qu'il ne faut pas confondre avec l'eau oxygénée que l'on trouve actuellement dans le commerce, en siphons, et qui n'est que de l'oxygène mélangé à haute pression avec de l'eau ordinaire, comme le gaz carbonique l'est dans l'eau de Seltz. Toutes deux peuvent, du reste, servir aux mêmes usages. L'eau oxygénée chimique (H^2O^2) doit être à 10 volumes et étendue d'une même quantité d'eau pure, pour ne pas être irritante (Larrivé). D'après les recherches de M. Desmoulins[1], ce serait

1. **Thèse de Lyon (1887).**

un antiseptique médiocre. En réalité elle agit surtout comme désinfectant, en oxydant les matières organiques par la mise en liberté de l'oxygène qu'elle renferme.

L'*ozone* est une modification allotropique de l'oxygène gazeux obtenue sous l'influence de l'étincelle électrique, et dont les propriétés se rapprochent beaucoup de celles de l'eau oxygénée. Si donc l'eau oxygénée convient en boisson, l'ozone est préférable quand il s'agit d'employer la voie pulmonaire. On admet que ce corps est de l'oxygène condensé (O^3), mais, on ne le connaît guère que sous forme d'oxygène ozonisé, c'est-à-dire mélangé à un excès d'oxygène.

L'ozone jouit de la propriété d'oxyder à la température ordinaire des corps sur lesquels l'oxygène lui-même est sans action : c'est ce qui lui a valu sa réputation d'antiseptique. On a construit récemment des appareils spécialement destinés à produire de l'ozone afin de faire respirer aux malades de l'air ou de l'oxygène ozonisé, agissant à la fois comme eusthénique et comme antiseptique (D. LABBÉ et OUDIN, *Congrès de la Tuberculose;* appareil du Dr G. GAUTIER).

Soufre.

Le *soufre*, que tout le monde connaît, est un des métalloïdes les plus répandus dans la nature à l'état natif comme à l'état de combinaison. C'est la *fleur de soufre*, lavée de ses impuretés, qui sert en médecine, surtout sous forme de pommade dans les maladies de la peau. On sait que ce corps détruit les organismes inférieurs (champignons parasites, acariens, etc.). On l'emploie rarement à l'intérieur comme antiseptique.

L'*hydrogène sulfuré* ou *acide sulfhydrique* ($H^2 S$) existe aussi dans la nature, notamment dans les eaux sulfureuses. Il s'en produit dans la putréfaction des matières organiques et l'on en trouve des traces dans l'air atmosphérique. Il constitue en majeure partie les gaz toxiques des fosses d'aisances. Il est facilement absorbé non seulement par le poumon, mais encore par la peau et les muqueuses. Les eaux sulfureuses ont été préconisées dans le traitement de la tuberculose et des bronchites chroniques.

Les *sulfures* (ou *sulfhydrates*) alcalins sont classés par Miquel parmi les substances *fortement* antiseptiques.

Le *sulfure de calcium* a été employé avec succès, à l'intérieur, dans le traitement des angines diphtéritiques (1 à 10 centigrammes et plus, à doses fractionnées). Il est probable qu'il se décompose dans l'estomac en dégageant de l'hydrogène sulfuré, car l'haleine des malades qui en prennent a une forte odeur d'*œufs pourris*, et c'est l'acide sulfhydrique ainsi dégagé qui lui donne ses propriétés antiseptiques. On l'emploie à l'extérieur comme antipsorique.

L'*acide sulfureux* (SO^2) est un gaz qui se produit par la combustion du soufre à l'air : il se produit de l'acide sulfurique. Ce gaz est un antiseptique énergique : il a le quatrième rang, après le sublimé et le chlore, dans le tableau de Jalan de La Croix, mais il ne détruit que les bactéries qui sont à la surface des objets : il n'a donc pas d'effet quand les parasites sont en couches épaisses. Cependant 1/100 de ce gaz dans l'air d'une chambre suffit pour désinfecter les murs; mais les spores ne sont pas détruites (Cornil et Babes).

L'*acide sulfurique* (SO^3), que l'on ne trouve dans le commerce que sous forme d'acide sulfurique de Nordhausen ($SO^3 + SO^4 H^2$) ou de *vitriol*, partage les propriétés de l'acide sulfureux qui lui a donné naissance. Miquel le classe parmi les corps *fortement* antiseptiques. Mais son avidité pour l'eau, qui est probablement une des principales causes de son action microbicide, le rend très difficile à manier. Il est très caustique, enlevant aux substances organiques à la fois de l'oxygène et de l'hydrogène dans les proportions nécessaires pour faire de l'eau : il désorganise et ulcère la peau et les muqueuses. On ne peut donc l'employer qu'à dose très diluée.

Les *sulfates* ont presque tous des propriétés antiseptiques marquées. Le *sulfate de cuivre* occupe le premier rang : son équivalent est 0^{gr},90 pour 1 litre, équivalent supérieur même à celui de son acide, et Miquel le classe parmi les substances *très fortement* antiseptiques. Puis vient le *sulfate de nickel*, fortement antiseptique (équivalent $2^{gr},50$). Les *sulfates de strychnine*, de *fer* (modérément antiseptiques), le *sulfate d'ammoniaque* et l'*hyposulfite de soude* (très faiblement antiseptiques) n'agissent qu'à dose beaucoup plus forte.

Le sélénium et le tellure, ainsi que leurs composés, n'ont aucun usage en médecine.

Azote.

L'azote, le phosphore, l'arsenic, l'antimoine et le bismuth forment une troisième famille de métalloïdes à propriétés analogues : tous sont *triatomiques*, fixant trois atomes d'hydrogène ou de chlore.

Le gaz azote mélangé à l'oxygène dans l'air atmosphérique paraît lui servir de tempérant. Pur, il est irrespirable, simplement par défaut d'oxygène, car il n'est pas toxique. Aussi a-t-on essayé de l'utiliser, dans ces derniers temps, en thérapeutique, bien que son action physiologique soit mal connue. On ne connaît pas davantage son action sur les microbes pathogènes[1]. Sur ceux qui sont *aérobies*, il agit comme sur l'organisme, par privation ou diminution de l'oxygène; il ne produit aucun effet sur ceux qui sont *anaérobies*. Dans tous les cas, il est bon de se rappeler que l'azote existe à l'état de combinaison plus ou moins complexe dans la plupart des tissus et des liquides de l'organisme.

On a employé l'azote en inhalations dans les maladies fébriles pour diminuer les échanges organiques et par suite la température (VALENZUELA, de Madrid). Les eaux azotées, naturelles ou artificielles, ont été administrées dans le même but en pulvérisations, en Allemagne et en Espagne. Les résultats obtenus n'ont rien de précis.

---

1. Nous verrons plus tard que la présence de l'azote dans une combinaison organique *abaisse* (*toutes choses égales d'ailleurs*) *son pouvoir antiseptique* (ROTTENSTEIN et BOURCART).

L'*acide azotique* ($2\,Az\,O^3\,H$) ou acide nitrique, est liquide, répandant des fumées blanches à l'air. C'est un oxydant très puissant et un caustique qui décompose les matières organiques en les colorant en jaune. Comme antiseptique, il a le même équivalent que les autres acides, et ne présente aucun avantage sur l'acide sulfurique. Comme lui, il ne doit être employé qu'à dose très diluée, à l'intérieur, à moins qu'on ne recherche précisément son action locale caustique pour détruire une muqueuse sacrifiée (par exemple, dans l'endométrite).

Les *azotates* ou *nitrates* employés en médecine sont, d'abord, le *nitrate d'argent*, que l'on peut considérer comme un des plus puissants antiseptiques connus (il occupe le cinquième rang dans le tableau de Miquel : son équivalent antiseptique est 0,08, presque égal à celui du bichlorure de mercure).

Au contact des matières organiques, l'azotate d'argent se décompose en donnant de l'argent métallique, de l'acide azotique et de l'oxygène, c'est-à-dire trois corps plus ou moins antiseptiques : c'est ce qui explique son action puissante. Mais on ne peut guère employer cette action qu'à l'extérieur : à l'intérieur c'est un poison violent même à faible dose (celle de 1 à 5 centigrammes par jour ne doit pas être dépassée).

L'*azotate acide de mercure* est employé comme caustique à l'extérieur. — L'*azotate* ou *nitrate de bismuth* doit ses propriétés au métalloïde dont il est formé, et nous en traiterons plus loin. — L'*azotate de potasse* (ou *nitre*) et les autres azotates alcalins paraissent dépourvus de propriétés antiseptiques.

Le gaz *ammoniaque* (AzH^3) est classé par Miquel parmi les substances fortement antiseptiques (équivalent : 1 gr. 40).

Phosphore.

Le *phosphore* possède, comme on sait, deux états allotropiques : le phosphore blanc ou ordinaire et le *phosphore rouge*. Ce dernier n'est pas toxique, tandis que le premier est un poison violent. Cette différence essentielle tient à ce que le premier s'oxyde facilement, tandis que le phosphore rouge est insoluble dans les dissolvants du phosphore ordinaire et n'est attaqué que lentement par les corps oxydants. Le phosphore n'a pas été employé comme antiseptique à l'état de métalloïde. Quant à *l'acide phosphorique*, il a les mêmes propriétés que les autres acides, mais est peu usité. Rappelons que le phosphore existe dans l'organisme à l'état de phosphates alcalins.

Le *phosphate de cuivre* est le seul phosphate que l'on ait employé comme antiseptique dans la tuberculose (LUTON, de Reims).

Les *phosphates* et *hypophosphates de calcium* n'agissent que comme eusthéniques (toniques et reconstituants).

Arsenic.

L'*arsenic* et ses sels ont des propriétés qui ressemblent à celles du phosphore. Lorsque l'arsenic est employé à l'intérieur notamment dans les fièvres intermittentes, il est probable qu'il agit comme eusthénique (modificateur de la circulation), et non comme antiseptique à la manière des sels de quinine. Warrikoff, de Dorpat (1883), a constaté que l'*acide arsénieux* ne tue pas les bactéries. Cependant Miquel range l'*acide arsénieux* (équivalent antiseptique, 6 gr. [!]) parmi les substances « modérément antiseptiques »[1]. A cette dose, l'acide arsénieux serait un poison violent pour l'homme, puisque la dose de 10 *milligrammes* par jour ne peut être dépassée sans danger.

Antimoine.

Au point de vue chimique, l'*antimoine* ressemble beaucoup à l'arsenic. Ce métalloïde, qui a joui d'une si grande réputation dans l'antiquité, au moyen âge et jusque dans la première moitié de ce siècle, est aujourd'hui presque abandonné. Le *tartre stibié* (*tartrate double d'antimoine et de*

---

1. On l'a employé dans les embaumements

potasse) ou *émétique* ne sert plus guère que comme vomitif ou éméto-cathartique. Ce n'est pas ici le lieu de parler de l'action « *contro-stimulante* » ou *antiphlogistique* de ce sel; il ne paraît par jouir de propriétés microbicides, tandis que son action sur l'organisme est très vive et doit être surveillée. Il en est de même du *kermès* (mélange d'oxyde et de sulfure d'antimoine) et de l'*oxyde blanc* d'antimoine.

Bismuth.

Le *bismuth*, bien qu'appartenant à la même famille que les précédents, s'en éloigne sur plusieurs points et forme un petit groupe à part. Ses combinaisons oxygénées le rapprochent des métaux. Ses sels ont des propriétés très différentes, et plusieurs sont actuellement très usités dans la thérapeutique antiseptique.

On n'employait autrefois que l'*azotate* ou *sous-nitrate de bismuth*, qui est insoluble dans l'eau et très peu soluble dans l'estomac, ce qui le rend peu toxique, car les sels solubles (citrates, tartrates) sont toxiques et produisent des accès tétaniques (contractures, arrêt de la respiration et du cœur). — On admet que le *sous-nitrate de bismuth* introduit dans le tube digestif agit surtout, grâce à son insolubilité, et par une action purement physique comme absorbant des liquides et des gaz. Il agit de la même manière sur les plaies superficielles. Ce ne serait donc qu'un antiseptique *indirect*. On sait d'ailleurs combien les moindres variations de liquides et de gaz ont d'action sur la vitalité et le développement des microbes. — Le *salicylate de bismuth* sera étudié avec les autres composés appartenant à la chimie organique. Notons, dès à présent, qu'il est insoluble, ou très peu soluble, comme l'azotate.

Bore.

Le bore, le carbone, le silicium et l'étain forment une dernière famille de métalloïdes *triatomiques* (bore) ou *tétratomique* (silicium). L'étain, par ses caractères, forme la transition des métalloïdes aux métaux.

Le *bore* se trouve dans la nature à l'état d'*acide borique*, ou de *borax*, notamment dans les lacs de la Toscane et dans un grand nombre de sources minérales. L'*acide borique* et le *borax* sont tous deux usités depuis longtemps en médecine.

L'*acide borique* est solide, cristallisé en paillettes, soluble dans 25 parties d'eau à froid (4 p. 100), beaucoup plus soluble à chaud ; soluble dans 5 parties de glycérine et 16 d'alcool à 90°. Il est très peu toxique, puisqu'un malade a pu en avaler, par erreur, 25 grammes sans être empoisonné.

Le pouvoir antiseptique de l'acide borique est en réalité assez faible : Miquel le classe parmi les substances *modérément* antiseptiques (équivalent : 7^{gr},50) ; mais la grande innocuité de ce médicament relève singulièrement sa valeur dans la pratique : aussi est-il d'un usage fréquent, seul ou associé à d'autres antiseptiques plus puissants.

L'acide borique empêche les fermentations et les putréfactions ; il retarde le développement des bactéries sans les tuer, ce qui suffit d'ailleurs pour légitimer son usage Il est plus actif employé en poudre qu'en solution. La solution saturée à 4/100 suffit pour entraver l'action nuisible des microbes pathogènes.

Pour obtenir des dissolutions concentrées d'acide borique (renfermant plus de 4 p. 100), on y ajoute de la magnésie ou du carbonate de magnésie. M. Puaux indique la formule suivante :

Acide borique.	100 gr.
Carbonate de magnésie..	14 gr.
Eau.	1000 gr.

M. et chauffez doucement.

Cette solution de densité = 1,044, de réaction acide, est stable et renferme 100 grammes d'acide borique par litre de solution, c'est-à-dire plus du double de la solution ordinaire, puisque la solution est à 10 p. 100, ou au dixième.

On peut même préparer une solution plus forte, au cinquième, de densité = 1,088, au moyen du mélange suivant :

Acide borique. . . . .   200 gr.
Carbonate de magnésie . . . .   35 gr.
Eau. . . . .   1000 gr.

Mais on obtient un meilleur résultat encore en se servant du *tétraborate de soude* récemment introduit dans la thérapeutique par Jaenicke. Ce sel se dissout dans l'eau froide dans la proportion de 16 p. 100 et à chaud presqu'en toute proportion (50 à 60 p. 100).

Le *borax* ou *borate de soude* est soluble dans 22 parties d'eau, 2 de glycérine, et insoluble dans l'alcool. Ses propriétés antiputrides sont connues depuis longtemps (Jacquez, 1856). Dumas, en 1872, a montré que les solutions de ce sel arrêtaient les fermentations alcoolique, diastasique, etc., et la digestion de la fibrine par la pepsine.

Le borax est un antiseptique plus faible que l'acide borique. Miquel le classe parmi les substances *faiblement* antiseptiques et lui donne pour équivalent 70 grammes, ce qui indique qu'il serait quatre ou cinq fois moins antiseptique que son acide. Il engourdit les germes, mais sans les détruire, et ceux-ci reprennent leur activité dès qu'ils sont de nouveau dans un milieu favorable.

Carbone et Acide carbonique.

Le *carbone* n'est employé en thérapeutique que sous forme de charbon de bois, ayant par conséquent une origine organique. Un grand nombre de corps dont nous parlerons plus loin (phénols, etc.) sont retirés de la houille ou charbon fossile, et leur étude, comme celle de la plupart des composés du carbone, appartient à la chimie organique.

L'*acide carbonique* gazeux, qui existe toujours, en proportion plus ou moins considérable, dans l'air atmosphérique, comme produit de la respiration de l'homme et des animaux, ne s'y accumule pas grâce aux végétaux qui le dédoublent, fixant le carbone dans leurs tissus et restituant l'oxygène à l'air. Ce gaz est irrespirable et suffit, à la dose de 10 ou 20 p. 100, à rendre une atmosphère confinée délétère pour l'homme et les animaux.

On a cherché à utiliser l'acide carbonique en thérapeutique, et on l'a essayé jusque dans la tuberculose pulmonaire! Aucun des effets physiologiques bien constatés de ce gaz ne paraît du ressort de l'antisepsie. — Rappelons que certains microbes anaérobies (vibrions butyrique et septique de Pasteur) vivent dans l'acide carbonique pur, dans l'azote ou l'hydrogène, et sont tués par l'oxygène.

Liborius a dressé un tableau des principales bactéries suivant leur plus ou moins d'affinité pour l'oxygène [1]; mais il en est beaucoup qui vivent aussi bien sans air que dans l'air : telles sont celles de la pneumonie, etc. On n'a pas encore fait l'application de ces données à la thérapeutique des maladies microbiennes; mais, dans tous les cas, ce que l'on sait ne semble pas favorable à l'emploi de l'acide carbonique.

L'*oxyde de carbone* ne doit pas être confondu avec l'acide carbonique : il est beaucoup plus délétère que celui-ci, car il se fixe sur l'hémoglobine des globules du sang qu'il détruit et rend impropres à l'hématose. Ce gaz toxique se produit lorsque le charbon brûle à une haute température en présence d'une quantité d'oxygène insuffisante pour le transformer en acide carbonique, ou lorsque ce dernier est décomposé par des corps capables de lui enlever de l'oxygène, etc. Un chien meurt dans l'air contenant 1/250 de ce gaz, et l'homme est tué, surtout pendant son sommeil, par une dose beaucoup moindre. — On l'a employé comme anesthésique local.

Le *sulfure de carbone* sera étudié avec les composés organiques du carbone.

Le silicium et l'étain, ainsi que leurs sels, sont sans usages en thérapeutique antiseptique.

---

1. CORNIL et BABES, *Les Bactéries*, 3e édit., I, p. 131.

§ 2. — MÉTAUX

Les métaux sont *monoatomiques* ou *diatomiques*, à l'exception de l'or qui est à la fois *mono* et *triatomique* et du platine qui est *di* et *tétratomique*. On les divise en groupes de la manière suivante :

1ᵉʳ *groupe.* — Potassium, sodium, rubidium, lithium,
2ᵉ *groupe.* — Ammonium,
3ᵒ *groupe.* — Argent (tous monoatomiques).

Les suivants sont diatomiques :

4ᵉ *groupe.* — Baryum, strontium, calcium.
5ᵉ *groupe.* — Plomb.
6ᵉ *groupe.* — Magnésium, zinc, cadmium.
7ᵉ *groupe.* — Cuivre, mercure.
8ᵉ *groupe.* — Fer, chrôme, manganèse, nickel, cobalt.
9ᵒ *groupe.* — Aluminium.
10ᵉ *groupe.* — Or (mono et triatomique).
11ᵒ *groupe.* — Platine, osmium (di et tétratomiques).

Ce tableau montre que l'atomicité n'a pas une importance capitale au point de vue de l'antisepsie, au moins lorsqu'il s'agit des métaux ou de leurs sels inorganiques, puisqu'il existe des antiseptiques puissants monoatomiques (argent), d'autres diatomiques (mercure), et d'autres triatomiques (or) et tétratomiques (platine).

Potassium, Sodium.

Ces deux métaux existent dans l'organisme à l'état de potasse, de soude, et de combinaisons avec le chlore. Les sels de soude prédominent; mais, comme nos aliments (viande, pain, etc.) contiennent au contraire des sels de potasse en majorité, ce fait explique la nécessité de l'addition du sel marin (chlorure de sodium) à ces aliments (A. GAUTIER).

Les sels de potasse sont d'ailleurs toxiques à la dose à laquelle les sels de soude ne produisent aucun effet nuisible, ou sont simplement purgatifs. Ainsi 8 grammes de sulfate de potasse produisent le même effet purgatif que 30 grammes de sulfate de soude : à cette dernière dose le sulfate de potasse serait toxique. — D'après Miquel, l'iodure de potassium, le bromure de la même base et le chlorure de sodium n'ont qu'une action très faible sur les bactéries, comme l'indiquent les doses énormes qu'il faudrait employer (équivalents antiseptiques : 140, 240 et 165 grammes).

Le *cyanure de potassium*, qui est fortement toxique et fortement antiseptique, doit ses propriétés à l'acide cyanhydrique. — De même le *bichromate de potasse* ($Cr^2 O^7 K^2$), le *permanganate* ($K.2\,Mn\,O^4$) et le *chlorate de potasse* ($K.\,Cl\,O^3$), qui sont plus ou moins *fortement* antiseptiques, doivent cette propriété, comme nous l'avons déjà dit, à la forte proportion d'oxygène qu'ils renferment et qu'ils cèdent facilement aux matières organiques.

La potasse et la soude sont caustiques : la première entre dans la composition de la *pâte de Vienne*. Les *sulfures de potassium* et *sodium* agissent de la même manière que l'hydrogène sulfuré et sont toxiques dès que l'on dépasse la dose de quelques centigrammes. La base d'ailleurs n'a aucune influence sur leur action antiseptique.

Ces considérations suffisent pour montrer que les sels de potassium et de sodium sont, à l'exception du bichromate et du permanganate (oxydants agissant surtout comme désinfectants) de mauvais antiseptiques.

Le lithium et le rubidium ne fournissent aucun composé antiseptique.

Ammonium, Ammoniaque.

Le gaz ammoniac ($Az\,H^3$) est considéré par les chimistes comme l'*hydrate* (correspondant à la soude et à la potasse) d'un métal ($Az\,H^4$) désigné sous le nom d'*ammonium*. Les sels ammoniacaux ont en effet beaucoup de ressemblance avec ceux des métaux alcalins, et nous pouvons déjà en conclure qu'ils sont faiblement antiseptiques. C'est ce que montre l'expérience directe.

Le gaz ammoniac, qui est pour l'organisme un poison irritant très violent, serait seul *fortement* antiseptique. Même sous forme de solution (*ammoniaque liquide*), cette base agit comme caustique et ne peut guère être employée que pour cautériser les plaies venimeuses.

Le *chlorhydrate d'ammoniaque* n'est déjà plus que *très faiblement* antiseptique à la dose énorme de 115 grammes.

Argent.

L'*argent* est le seul métal monoatomique qui soit un bon antiseptique. Il agit sur les microbes, même à l'état métallique, malgré son inaltérabilité relative. On a constaté que les végétaux inférieurs ne pouvaient se développer dans un vase d'argent (CORNIL et BABES). A l'intérieur les sels d'argent sont toxiques dès qu'on dépasse 10 à 20 centigrammes.

L'*iodure d'argent* est, comme nous l'avons dit, un antiseptique puissant qui vient immédiatement après le biiodure de mercure dans le tableau de Miquel. Son équivalent antiseptique est 0,030, mais il est inusité; on lui préfère généralement le biiodure de mercure.

L'*azotate* ou *nitrate d'argent* est le seul composé de ce métal qui soit usité en médecine. C'est un antiseptique puissant qui occupe le cinquième rang dans la liste de Miquel (équivalent : 0,08).

Ce sel cristallisé est soluble dans l'eau, la glycérine et l'alcool. Il est surtout utilisé à l'extérieur , notamment dans le traitement des ophtalmies d'origine microbienne. L'innocuité relative de son emploi et la facilité avec laquelle on peut limiter son action, en neutralisant tout excès de sa solution à l'aide d'une solution de chlorure de sodium (ce qui produit du chlorure d'argent insoluble), rendent son usage très pratique, surtout lorsque l'on recherche un effet rapide et qui peut être renouvelé aussi souvent qu'il est nécessaire. — Le nitrate d'argent fondu est employé, sous forme de crayon, comme caustique.

Calcium, Baryum, Strontium.

Ces trois métaux diatomiques, très voisins par la nature de leurs sels, présentent de grandes différences au point de vue de leur action sur l'organisme. Les sels de baryum sont très vénéneux, tandis que ceux de calcium et de strontium ne le sont pas plus que ceux des métaux alcalins.

On sait d'ailleurs que les sels de calcium existent dans l'organisme (muscles, sang, os) et dans la plupart de nos aliments (viande, pain, etc.). On peut en conclure que ces sels ne sont pas antiseptiques, et l'expérience montre en effet que le *chlorure de calcium*, malgré la présence du chlore, est un *faible* antiseptique (équivalent 40 grammes, d'après Miquel).

L'*eau de chaux*, qui est employée en médecine, est alcaline, et d'après ce que nous savons de l'action des alcalins, ne peut être considérée comme un antiseptique. Elle agit seulement sur les champignons inférieurs qui, comme le *muguet* se plaisent dans un milieu acide.

Nous avons déjà parlé du *sulfure de calcium* qui agit, comme tous les sulfures, en dégageant de l'hydrogène sulfuré.

L'*iodate acide de calcium* a été préconisé comme un antiseptique énergique qui ne le cèderait qu'au sublimé tout en étant inoffensif même à l'intérieur (KLEIN).

L'*iodure* et le *bromure de strontium* sont employés, depuis peu de temps, au même titre que les sels correspondants de potassium.

D'après ce que l'on sait de l'action toxique des sels de baryum, on est étonné de voir le *chlorure de baryum* classé parmi les antiseptiques *faibles* (MIQUEL), avec un équivalent inférieur même à celui du chlorure ou hypochlorite de calcium. Les recherches de M. Ch. Richet confirment ce fait.

La baryte est cependant caustique, mais ne présente aucun avantage sur la potasse. On sait depuis longtemps que les sels de baryum arrêtent la germination des graines (De Candolle). Il paraîtrait qu'ils n'agissent qu'à très forte dose sur les végétaux inférieurs du groupe des bactéries.

L'iodure et le chlorure de baryum ont été employés avec succès, à l'extérieur, comme anti-scrofuleux. — En résumé, les sels de baryum agiraient sur l'organisme comme paralysants du cœur et stimulants musculaires, mais non comme antiseptiques (Bœhm).

Plomb.

Les sels de plomb sont toxiques pour l'homme et semblent avoir été peu étudiés au point de vue de leur action sur les microbes. L'*iodure de plomb*, employé à l'extérieur (contre les engorgements scrofuleux et syphilitiques) agit probablement surtout par l'iode qu'il renferme.

Le *carbonate de plomb* en solution huileuse a été préconisé par les médecins anglais comme topique contre l'érysipèle. Il agit probablement comme les autres préparations de plomb (*acétate, deutoxyde, tannate*) à titre de siccatif et d'astringent, et son action sur les microbes consisterait à les priver de l'eau dont ils ont besoin.

Magnésium, Zinc, Cadmium.

Le *magnésium* se trouve dans l'organisme avec la chaux, à l'état de phosphate ; on en trouve aussi dans la plupart de nos aliments. Aussi les sels de magnésie ne sont-ils ni toxiques ni antiseptiques.

Il n'en est pas de même du *zinc* et de ses sels. Après le mercure, l'or, le platine, l'argent, c'est, de tous les métaux communs, le zinc qui occupe sous ce rapport le premier rang, avant le cuivre (Richet). Au point de vue de leur action sur l'organisme, les sels de zinc sont vénéneux dès qu'on dépasse la dose d'environ 1 gramme. On sait que les vases de zinc sont impropres aux usages de l'alimentation, l'eau, le vin, le lait, l'huile, attaquant ce métal.

Le *chlorure de zinc* est considéré comme *fortement* antiseptique, mais il est probable qu'il doit ses propriétés en grande partie au chlore qu'il contient (équivalent : 1 gr, 60 d'après MIQUEL). Il est soluble dans l'eau et l'alcool (*liqueur de Burnett* employée en Angleterre). Comme il est inodore et d'un prix modéré, on l'emploie pour désinfecter les salles d'hôpital (solution à 1/50), la cale des navires (1 à 2/1000), les égoûts et les latrines (1/100). En médecine il n'est guère employé qu'à l'extérieur comme caustique : des solutions à 1, 5, 8, 10/100 ont été employées pour le pansement des plaies fongueuses et des fistules.

Le *sulfate de zinc* est également un bon antiseptique (JALAN DE LA CROIX), inférieur cependant au sulfate de cuivre, mais moins caustique que ce dernier. On l'emploie en injections vaginales (RICORD) et en collyres.

Le *sulfite de zinc*, préconisé par Henston et Tichborne, serait un antiseptique non toxique et non irritant. On en prépare une gaze antiseptique qui se conserve très longtemps sans altérations.

L'*iodure de zinc*, composé très actif, peu usité à l'intérieur à cause de son action vomitive et toxique, est employé à l'extérieur en pommade.

L'*oxyde de zinc* mélangé au sublimé (60 grammes pour 0,06 de ce dernier) serait un bon antiseptique, comparable à l'iodoforme (BENJAMIN). L'oxyde doit être porté à 200° et mélangé après refroidissement au sublimé.

Les sels de *cadmium* paraissent avoir une toxicité et des propriétés analogues à celles des sels de zinc. L'*iodure de cadmium* est très fortement antiseptique (équivalent à 0 gr. 50, d'après MIQUEL). On l'a employé en pommade.

Le *sulfate de cadmium* a été employé à la place du sulfate de zinc en collyres et en injections contre la blennorragie ; son emploi paraît présenter des avantages, au moins dans les cas aigus.

Cuivre, Mercure.

Les sels de *cuivre* sont très vénéneux et sont en même temps des antiseptiques énergiques. Le *chlorure cuivrique*

(Cu Cl^2 + 2 H^{2}O) et le *sulfate de cuivre* sont *très fortement* antiseptiques (MIQUEL), avec des équivalents de 0,70 et 0,90.

L'*acétate* et le *phosphate de cuivre* à l'état naissant ont été préconisés par Luton contre la tuberculose.

L'*acétate de cuivre* (*vert de gris*), est employé comme escharotique pour détruire les ulcérations rebelles et les végétations d'origine syphilitique.

Le *sulfate de cuivre* est beaucoup plus usité en solution, pour l'usage externe, comme antiseptique ou désinfectant, notamment dans les écoulements d'origine utérine (CHARPENTIER). C'est la solution à 1/100 qui doit servir pour cet usage. Elle a l'avantage d'être moins coûteuse et moins dangereuse que les solutions de sublimé.

Le *mercure* et les sels de *mercure* sont les antiseptiques les plus énergiques que l'on puisse employer mais ce sont en même temps les plus toxiques. Il y a lieu de distinguer, cependant, les sels insolubles des sels solubles, le *bichlorure* (sublimé) qui est soluble, est toxique à la dose de 5 à 10 centigrammes, tandis que le *protochlorure* (calomel) est simplement purgatif à une dose dix fois plus forte ; mais en présence des chlorures du suc gastrique, il peut se transformer partiellement et plus ou moins rapidement en bichlorure.

D'après Miquel, le *biiodure de mercure* serait le plus puissant antiseptique que l'on connaisse (équivalent : 0 gr. 025). Le *bichlorure* (sublimé) n'aurait que le quatrième rang (équivalent : 0,07).

Le mercure métallique peut-être employé, surtout à l'extérieur, sous forme de *mercure éteint*, c'est-à-dire mélangé à un corps gras (axonge, vaseline ou lanoline). L'action « résolutive » ou antisyphilitique que l'on attribuait autrefois à ce topique, doit être considérée aujourd'hui comme une action antiseptique, par suite de l'absorption, à travers la peau, d'une petite quantité du métal, qui se trouve à l'état très divisé dans la *pommade mercurielle* ou onguent *napolitain*. C'est à titre d'antiseptique que cette pommade agit dans la péritonite, l'orchite blennorragique, la méningite, les lymphangites et les phlegmons locaux.

L'absorption du métal par la peau est prouvée par la salivation caractéristique et des symptômes d'empoisonnements quelquefois plus graves encore. Gubler et Merget pensent que dans ces circonstances les vapeurs d'un métal qui se volatilise déjà à la température ordinaire peuvent être absorbées par les voies digestives et pulmonaires en quantité considérable, surtout quand la température du corps humain atteint ou dépasse 39 et 40°, comme c'est souvent le cas chez les malades atteints de péritonite ou d'affections du même genre.

Le *bichlorure* ($Hg\ Cl^2$) ou *sublimé* est de tous les sels de mercure, le plus usité comme antiseptique. A la température ordinaire l'eau n'en dissout que 1/15, mais l'alcool et l'éther en dissolvent 1 gramme pour 4 grammes du véhicule, et la glycérine un peu plus que l'eau (1/14).

On ne doit pas se servir d'eau ordinaire, mais d'eau distillée, pour les solutions, à cause du bicarbonate calcaire, qui peut produire un précipité plus ou moins abondant. On évite cet inconvénient par l'adjonction du chlorure de sodium. MM. Vicario et Deschamps ont préconisé, comme équivalente à la liqueur de Van Swieten, la solution suivante :

Sublimé.	1 gramme
Chlorure de sodium	1 —
Eau ordinaire.	1000 —

La *liqueur de Van Swieten* (du Codex) est une solution de sublimé à 1 millième. Elle est d'un usage fréquent et commode dans la pratique pour l'usage externe et les injections dans les cavités naturelles (vagin, utérus, etc.).

Cependant, comme elle a produit quelquefois des empoisonnements, on a pensé qu'il y avait lieu de l'atténuer, surtout dans les cas où il n'y a pas un danger imminent. On l'étend alors des 3/4 d'eau stérilisée par l'ébullition.

L'Académie de médecine, sur le rapport du Dr Budin

a autorisé les sages-femmes à se servir d'une solution de sublimé qui correspond, non à la liqueur de Van Swieten, mais à cette dernière dilution. L'antiseptique est délivré par les pharmaciens sous forme de poudre en paquets suivant la formule suivante :

> Sublimé . . . . 25 centigrammes
> Acide tartrique. . . . . 1 gramme
> Rouge de Bordeaux. . . . . 1 milligramme.
> (Pour un litre d'eau.)

La coloration en rouge est destinée à appeler l'attention et à éviter toute erreur pouvant amener des empoisonnements. — En même temps, on se servira de vaseline au sublimé à un millième pour enduire les mains et les instruments.

C'est Laplace qui a montré le premier, en 1887, que l'addition de 5/1000 d'acide chlorhydrique ou d'acide tartrique à une solution de sublimé en augmente considérablement le pouvoir antiseptique, en empêchant le sel mercuriel de former un *albuminate* insoluble avec les matières albuminoïdes des tissus de l'organisme.

Le sublimé détruit les bactéries en plein développement à la dose de 1/20,000, ou même à dose plus faible encore, suivant les espèces.

Le *protochlorure de mercure*, chlorure mercureux ou *calomel* ($Hg^2 Cl^2$), est insoluble dans l'eau, et c'est ce qui permet de l'administrer à beaucoup plus forte dose que le sublimé, comme purgatif et vermifuge. Mais, en présence de l'acide chlorhydrique et des chlorures alcalins, il se dédouble en mercure et deutochlorure (sublimé), surtout en présence des matières organiques. Son action se rapproche alors de celle des composés mercuriques solubles, au point de vue de son action toxique et antiseptique. Les médecins anglais l'emploient fréquemment dans la médecine des enfants contre l'entérite, la méningite, etc. On l'emploie aussi à l'extérieur, en pommade.

L'*oxyde mercureux* est la base de l'*eau phagédénique noire*. — L'*oxyde mercurique* ou *bioxyde*, plus souvent employé, est rouge, et forme la base de collyres et de pommades employés contre les ulcères vénériens ou les maladies des yeux.

L'*azotate mercurique* (*nitrate acide de mercure*), en solution avec un excès d'acide azotique, est employé comme caustique pour toucher les ulcères syphilitiques.

L'*iodure mercureux* (Hg^2I^2), qui est vert, insoluble dans l'eau, est également employé à l'intérieur comme antisyphilitique.

L'*iodure mercurique* (HgI^2) ou *biiodure*, est un composé beaucoup plus actif. C'est une poudre rouge, peu soluble dans l'eau (4 centigrammes par litre), soluble dans l'alcool et l'éther.

C'est le plus puissant des antiseptiques expérimentés jusqu'ici (équivalent : 0 gr. 025, d'après MIQUEL). D'après M. PINARD, qui l'a employé dans les affections puerpérales, à la place du sublimé (équivalent 0,07), on en obtient les meilleurs résultats. « Le biiodure, éminemment antiseptique, est moins toxique, à poids égaux, que le bichlorure » (BOUCHARD). Le biiodure, en effet, qui est près de trois fois plus énergique que le bichlorure, peut être employé à dose beaucoup moindre. La solution à 1/4000 est celle dont se sert actuellement M. Pinard, et l'on voit que cette solution correspond, *comme toxicité*, à la solution de sublimé que l'Académie a cru pouvoir mettre sans danger entre les mains des sages-femmes : *comme antiseptique*, elle est probablement trois fois plus active, malgré son innocuité parfaite.

Le *sous-sulfate de bioxyde de mercure* ou *turbith minéral* est jaune et employé à l'extérieur en pommade contre les affections parasitaires de la peau. Il est peu soluble dans l'eau, insoluble dans l'alcool. A l'intérieur, il agit comme vomitif et purgatif.

Le *sulfure mercurique* (HgS), *cinabre* ou *vermillon*, rouge, insoluble dans l'eau et l'alcool, se volatilisant sans fondre, est employé à l'extérieur en pommades ou en fumigations.

Le *sulfure noir* ou *æthiops minéral*, qui a la même formule que le précédent, s'obtient en triturant du soufre avec du mercure. Il se forme aussi par l'action de l'hydrogène sulfuré et des sulfures alcalins sur les sels mercuriques. Son insolubilité le rend peu toxique.

Ceci nous indique la conduite à tenir en face d'un empoisonnement produit par l'application d'une pommade mercurielle, surtout quand il y a lieu de supposer que l'intoxication est due à l'absorption des vapeurs mercurielles par la voie pulmonaire. Comme contre-poison, on administrera les eaux minérales sulfureuses (Cauterets, Uriage, Enghien, etc.), qui transforment les sels de mercure solubles en sulfure insoluble. Lorsque ces eaux sulfureuses sont administrées à l'avance, il y a une tolérance remarquable pour les onctions mercurielles (CARLES).

D'autres préparations mercurielles antiseptiques, qui appartiennent à la chimie organique, seront indiquées ultérieurement.

Fer, Chrome, Manganèse, Nickel, Cobalt.

Les sels fournis par les métaux de ce groupe sont, en général, *modérément* antiseptiques (MIQUEL), et comme tels rarement employés à ce titre. Cependant l'*acide chromique* est indiqué comme *très fortement* antiseptique.

Le *fer* et les *sels de fer* ne sont pas toxiques même à dose relativement forte, et se trouvent dans l'organisme comme dans nos aliments ; aussi sont-ils assez faiblement antiseptiques : ainsi le *sulfate de protoxyde de fer* a pour équivalent la dose élevée de 11 grammes par litre (MIQUEL).

Dans le *protochlorure* et le *protoiodure de fer*, le chlore et l'iode agissent probablement comme antiseptiques à côté du fer considéré comme reconstituant du sang. Quoi qu'il en soit, on peut dire que les sels de fer sont inusités comme antiseptiques. A l'extérieur notamment et pour toutes les applications locales, on leur préfère les sels de cuivre, qui sont beaucoup plus actifs.

Les sels de *manganèse* (iodure, etc.), sont essentiellement des succédanés du fer. Nous avons déjà traité du *perman-*

ganate de potasse, le plus usité d'entre eux, et **nous** avons dit qu'il est considéré comme *fortement* antiseptique.

L'*acide chromique* ($Cr O^3$) est cristallisé en aiguilles d'un beau rouge. Il est déliquescent, d'une saveur styptique. C'est un oxydant énergique, car il enflamme l'alcool et l'éther au simple contact. Appliqué sur les tissus, il est très caustique, et c'est à ce titre qu'on emploie sa solution (à poids égal dans l'eau distillée) pour détruire les cors et cautériser les végétations. Son équivalent antiseptique est presque aussi élevé que celui de l'acide osmique ($0^{gr},20$), et supérieur à celui du chlore (Miquel).

Le *bichromate de potasse* est également un oxydant énergique, comme nous l'avons déjà dit. Il est encore *fortement* antiseptique (équivalent à $1^{gr},20$). L'acide chromique et les sels de chrome sont inusités comme antiseptiques.

Les sels de *cobalt* et de *nickel* ont des propriétés analogues à celles des précédents. — Le *sulfate de nickel* est *fortement* antiseptique, supérieur sous ce rapport au permanganate de potasse et surtout au sulfate de fer. Son équivalent antiseptique ($2^{gr},50$) est un peu inférieur à celui du chlorure de zinc.

Aluminium.

Ce métal se rapproche encore des précédents, bien qu'il ne soit pas diatomique, mais *hexatomique*, ses sels présentant le groupement $(Al^2)^{vi}$. Très peu de ses sels sont employés comme antiseptiques. L'*alumine*, base faible, est astringente.

L'*alun* ou *sulfate double d'alumine et potasse* $[(SO^4)3\ Al^2 SO^4 K^2 + 24 H^2 O]$ introduit dans le tube digestif est toxique à la dose de 1 gramme ou même moins. Il est astringent, et s'emploie surtout en gargarismes. Coagulant l'albumine, il empêche la putréfaction des matières organiques. L'*alun calciné*, employé surtout en poudre, agit en absorbant l'eau des tissus sur lesquels on le dépose, et c'est probablement par cela seul qu'il agit sur les bactéries, si sensibles au moindre changement dans le degré de concentration des liquides au milieu desquels elles vivent. Il n'est pas considéré comme un véritable antiseptique.

L'*acétate d'alumine* est considéré au contraire comme un antiseptique puissant (JALAN DE LA CROIX). Nous en traiterons avec les autres composés organiques qui dérivent de l'acide acétique.

Or, Platine, Osmium.

Les sels d'*or* ont été employés anciennement contre la scrofule et la syphilis. Les recherches récentes, en montrant le pouvoir antiseptique élevé de l'or et de ses composés, tendent à les remettre en honneur. Le seul obstacle à leur emploi est le prix élevé de ces préparations..

L'or en poudre, le *chlorure* et le *bromure d'or*, seuls ou en combinaison avec l'ammonium et le sodium, le *cyanure* et l'*oxyde d'or* ont été employés à l'intérieur et à l'extérieur, à des doses que l'on trouvera indiquées dans les formulaires.

Le chlorure est un caustique qui jouit de la réputation de ne pas laisser de cicatrices : il est soluble dans l'eau, l'alcool et l'éther.

Ce sel est *très fortement* antiseptique. Il vient, dans la liste de Miquel, immédiatement après l'iode et le chlore avec un équivalent de $0^{gr},25$, égal à celui de ces deux métalloïdes.

Le *cyanure d'or*, autrefois préconisé par Chrétien, a été employé de nouveau par Œsterlen contre la phtisie; ce sel est jaune, insoluble. On l'emploie à la dose de 4 à 16 milligrammes suivant la formule suivante :

> Cyanure d'or . . . .   18 centigrammes
> Chocolat . . . .   45 grammes.
> F. s. a. 24 pastilles : 2 à 4 par jour (ŒSTERLEN).

Le *tricyanure* incolore et soluble a été employé également par le même auteur.

Le sels de *platine* se rapprochent des sels d'or par leur propriétés, mais sont moins actifs, tout en étant d'un prix très élevé. Le *bichlorure de platine* a pour équivalent antiseptique 0^{gr}, 30, chiffre supérieur à celui de l'acide cyanhydrique. On l'a essayé comme antisyphilitique (Hœfer).

L'*osmium* n'est guère usité que comme *acide osmique* (OsO^4), corps volatil à la température ordinaire (répandant des vapeurs d'osmium), ce qui le rapproche du mercure, et se dissolvant lentement dans l'eau. C'est un oxydant énergique qui se décompose très facilement, avec réduction métallique, au contact des matières organiques. Il est donc irritant, par le seul contact de ses vapeurs, et caustique à forte dose. C'est un antiseptique énergique supérieur aux précédents et venant, d'après Miquel, immédiatement après le nitrate d'argent (équivalent antiseptique : 0^{gr},15).

Très employé en micrographie et en bactériologie pour fixer les tissus et les organismes inférieurs, l'acide osmique, en raison de son prix élevé, n'est guère usité en thérapeutique. On l'a employé en injections hypodermiques, comme antinévralgique (solution à 1/100). Il agit probablement dans ce cas comme antiseptique ou caustique.

Pour l'analyse des eaux potables, M. Maggi emploie l'acide osmique, qui tue instantanément tous les microbes et les précipite au fond du vase, où il est facile de les recueillir.

On trouvera à la fin du volume un tableau des *équivalents toxiques* des principaux sels métalliques d'après les recherches de M. Bouchard.

CHAPITRE II

ANTISEPTIQUES EMPRUNTÉS A LA CHIMIE ORGANIQUE

Généralités et Classification. — Les antiseptiques empruntés à la chimie organique sont aujourd'hui beaucoup plus nombreux et variés que les précédents : il est donc indispensable d'en faire une étude sérieuse que leur composition très complexe et les noms souvent de pure fantaisie et sans rapport avec leur formule chimique sous lesquels ils sont connus, rend plus difficile encore.

Par *chimie organique* on désignait autrefois l'étude des corps extraits des organes des végétaux et des animaux. Aujourd'hui que des corps de même nature ont été obtenus artificiellement à l'aide des minéraux, on dit que la chimie organique est *l'étude de tous les composés renfermant le* CARBONE *au nombre de leurs éléments* (GRIMAUX).

Dans ces composés le carbone est associé aux trois corps simples : *hydrogène, oxygène, azote,* et ces quatre corps, à eux seuls, par la différence de leurs proportions, fournissent déjà des milliers de composés organiques. Mais ils peuvent s'unir en outre au *soufre,* au *phosphore,* à presque tous les *métalloïdes* et à plusieurs *métaux,* ce qui accroît encore le nombre des composés organiques dont nous aurons à nous occuper ici.

Les recherches récentes de MM. Rottenstein et Bourcart[1] ont montré que le pouvoir antiseptique des subs-

---

1. ROTTENSTEIN et BOURCART, *Les antiseptiques,* étude comparative de leur action différente sur les bactéries, Paris, 1891.

tances organiques dépend du *groupement des atomes* de C, H, O, Az, etc., qui constituent leur mollécule chimique, *mais surtout du nombre de ces atomes.*

Le pouvoir antiseptique d'un composé organique est directement proportionnel au *nombre* de groupes d'hydrocarbures (*naphtyl, phényl, méthyl*), ou d'halogènes (chlore, brome, iode) qui se trouvent liés ensemble dans la mollécule élémentaire de ce composé chimique (ROTTENSTEIN et BOURCART).

Plus une combinaison contient de fois les hydrocarbures CH^3, $C^6 H^5$, $C^{10} H^7$ et leurs dérivés, plus son pouvoir bactéricide est grand : le groupe *naphtyl* ($C^{10} H^7$) est environ une fois plus antiseptique que le groupe *phényl* ($C^6 H^5$), et celui-ci est environ cinq ou six fois plus énergique que le groupe *méthyl* ($C H^3$).

L'oxygène combiné à C et H, et même à Az, *augmente de beaucoup* le pouvoir bactéricide des dérivés de ces hydrocarbures.

L'azote, au contraire, combiné ou non avec un ou deux atomes d'hydrogène, *abaisse toujours le pouvoir antiseptique* d'une combinaison organique, et d'autant plus qu'il est lié à un ou deux hydrogènes.

Il faut faire une exception pour le groupe *cyanogène* (CAz) qui se comporte comme un élément halogène (métalloïde) et se montre au moins aussi actif que le chlore, — ainsi que pour le groupe *ammonium* ($Az H^3$) qui se comporte comme un métal. Tous deux sont des poisons violents, et leurs composés organiques présentent des propriétés analogues.

La substitution, dans un groupe *amide* ($Az H^2$), d'un groupe antiseptique naphtyl, phényl, etc., à un ou deux hydrogènes, relève immédiatement le pouvoir bactéricide du composé.

Enfin, lorsqu'on étudie l'action des antiseptiques sur les microbes, on doit distinguer deux choses : 1° l'effet de la composition même de la substance directement sur les bactéries; 2° l'effet des produits de la décomposition de ces substances par les bactéries sur les bactéries elles-mêmes.

Le premier cas s'applique à toutes les substances contenant des halogènes. (ROTTENSTEIN et BOURCART.)

Ces considérations générales jettent une vive lumière sur l'étude des antiseptiques organiques, au point que les deux auteurs que nous venons de citer ont pu dire qu' « à partir d'aujourd'hui, il sera possible, dès que l'on connaîtra la composition chimique d'une substance, d'en établir non seulement le pouvoir antiseptique, mais aussi de comparer ce pouvoir à celui des autres substances déjà classées ».

Au point de vue de l'équivalent toxique des antiseptiques, il est une dernière remarque générale à faire. Nous avons vu (p. 21) que le mélange de plusieurs antiseptiques donnait un *produit plus antiseptique sans être plus toxique* que chacun des antiseptiques pris séparément (BOUCHARD). Cette loi trouve son application en chimie organique, avec cette différence que les antiseptiques organiques sont des *composés chimiques bien définis*, et non de simples mélanges. C'est ainsi que l'iodoforme, par exemple, est bien moins toxique que l'iode pur[1] administré à la dose où il entre dans la composition de la mollécule organique : CH^3I, qui agit en outre par son radical méthyl. — C'est ce qui légitime la préférence que l'on donne aujourd'hui, en antisepsie, aux corps complexes de la chimie organique sur les corps plus simples de la chimie minérale.

Nous étudierons les antiseptiques d'origine organique dans l'ordre suivant :

1° Hydrocarbures saturés, série grasse ou dérivés du méthan, alcools, éthers et acides organiques.
2° Série aromatique ou dérivés de la benzine.
3° Alcaloïdes.

---

1. D'après le formulaire de Dujardin-Beaumetz et Yvon, l'iodoforme peut être donné à l'intérieur à la dose de 10 à 20 centigr., tandis que pour l'iode pur on ne doit pas dépasser la dose de 1 à 5 centigr., dans les mêmes circonstances. Or l'iodoforme renferme 90 p. 100 d'iode.

La plupart de ces derniers, bien qu'ayant des applications nombreuses en médecine, ne sont pas du ressort de la thérapeutique antiseptique.

§ 1. — HYDROCARBURES SATURÉS,
SÉRIE GRASSE OU DÉRIVÉS DU MÉTHAN

Les *hydrocarbures saturés*, dont le *gaz des marais* (CH^4) est le type le mieux connu, constituent une nombreuse série de corps représentés par la formule générale :

$$C^n H 2n + 2$$

Ces corps ne diffèrent les uns des autres que par un nombre plus ou moins grand du radical CH^2, et présentent une grande analogie de propriétés. Traités par le chlore, ils fournissent des produits de substitution (*éthers chlorhydriques*), puis sous l'influence de réactifs appropriés, des alcools homologues, etc., etc. Nous renvoyons aux traités de chimie pour le détail de ces diverses réactions qui fournissent un très grand nombre de composés organiques gazeux, liquides ou solides à la température ordinaire, et dont plusieurs sont considérés comme antiseptiques.

Tels sont la *paraffine*, le *pétrole*, la *vaseline*, l'*alcool*, le *chloroforme*, etc.

Pétrole.

Le *pétrole brut*, que tout le monde connaît, est un mélange naturel d'hydrocarbures saturés que l'on purifie par des distillations successives. Il est toxique.

D'après les recherches de M. Dubief, le pétrole brut entrave le développement des microbes aérobies, notamment de ceux de la suppuration, mais n'agit pas sur les spores du *Bacillus anthracis*. Son pouvoir antiseptique serait médiocre.

Le pétrole a été récemment préconisé en badigeonnages et en gargarismes contre l'angine diphtérique (LARCHER). Son emploi est bien supporté malgré le mauvais goût du liquide et les résultats obtenus (40 guérisons sur 42 cas, sont très encourageants. Le pétrole ramollit et détache assez rapidement les fausses membranes.

Vaseline.

La *vaseline* ou *pétréoline* est un mélange de paraffine et d'huiles lourdes de pétrole. En raison de sa composition chimique, elle ne rancit pas comme les graisses, et doit remplacer celles-ci dans toutes les pommades destinées aux usages antiseptiques.

Alcools méthylique, éthylique, etc.

L'*alcool méthylique* (CH^4O) est le produit de la distillation sèche du bois, de même que l'*alcool éthylique* (C^2H^6O), *alcool* proprement dit ou *esprit de vin*, est le produit de la distillation du vin (jus de raisin) et des autres jus sucrés (betterave, canne à sucre, etc.)

M. Dujardin-Beaumetz a demontré le premier[1] que l'équivalent toxique et l'équivalent antiseptique des alcools croissaient simultanément et proportionnellement à leur formule atomique, comme l'indique le tableau suivant :

Alcool	éthylique	C^2H^6O	degré d'asepsie	95
—	propylique	C^3H^8O	—	60
—	butylique	$C^4H^{10}O$	—	35
—	amylique	$C^5H^{12}O$	—	14

Il est très difficile d'obtenir ces alcools à l'état de pureté absolue dans le commerce. C'est ce qui explique les différences que l'on remarque entre ces chiffres et ceux donnés par M. Bouchard[2]. D'après ce dernier auteur, l'*alcool méthylique* (CH^4O) serait le moins toxique, et probablement aussi le moins fortement antiseptique de tous les alcools. C'est ce qu'indique sa formule chimique. Toutefois, il y a lieu de tenir compte, chez l'homme, de l'accoutumance à l'alcool éthylique qui prédomine dans le vin. L'alcool mé-

---

1. DUJARDIN-BEAUMETZ et AUDIGÉ, *Recherches expérimentales sur la puissance toxique des alcools*, Paris, 1879.

2. BOUCHARD, *Thérapeutique des maladies infectieuses*, p. 222.

thylique serait préférable chez les personnes qui ne boivent habituellement que de l'eau.

L'alcool étant employé très souvent comme excipient ou pour activer la solubilité dans l'eau des substances antiseptiques qui ne sont pas solubles dans ce dernier liquide, on conçoit facilement l'importance de ces chiffres.

Mais l'alcool est aussi employé en thérapeutique pour lui-même, c'est-à-dire pour l'action qu'il exerce sur l'organisme indépendamment des autres substances qui peuvent lui être associées. Nous devons nous demander ici si l'alcool possède à lui seul une action antiseptique?

C'est surtout par l'oxygène qu'ils renferment que les alcools doivent être considérés comme bactéricides, de sorte qu'un alcool sera d'autant plus antiseptique qu'il contiendra plus d'oxygène en combinaison avec l'hydrogène. Ainsi les alcools avec plusieurs hydroxyles (OH) seront plus antiseptiques que ceux qui n'en contiennent qu'un. Les alcools *hexatomiques* qui renferment 6 groupes OH, tels que la mannite ($C^4H^{16}O^6$), seraient donc, *théoriquement*, plus fortement antiseptiques que les alcools monoatomiques comme l'alcool ordinaire. On n'a pas encore fait d'expériences à ce sujet, les dérivés du méthan (CH^3) étant d'ailleurs considérés comme des antiseptiques faibles : en d'autres termes le groupe CH^3 ne donne pas, à lui seul, une grande valeur antiseptique à un composé et la présence de l'oxygène ne relève cette valeur que d'une façon insuffisante, lorsqu'il s'agit d'utiliser ces composés dans la pratique de l'asepsie.

Quoi qu'il en soit, l'action antiseptique de l'alcool éthylique a été souvent utilisée en médecine, et, de même que l'on conserve des animaux en chair ou des pièces anatomiques dans l'alcool, on a employé ce liquide dans le pansement des plaies comme « antiputride et antifermentescible ». Gubler admet que ses propriétés sont dues essentiellement à son avidité pour l'eau et à la propriété qu'il possède de coaguler l'albumine. A l'intérieur il agirait comme *stimulant diffusible*, aliment respiratoire et *dynamophore*. Son action est probablement plus complexe encore.

Beaucoup de faits tendent à prouver que l'alcool agit surtout sur les ferments non figurés analogues aux *diastases*. Des solutions alcooliques de 1/3 à 1/10 ralentissent ou arrêtent l'action de ces ferments ; et si l'on se rappelle que les toxines secrétées par les microbes ont souvent la nature chimique des diastases, il est permis de se demander si l'alcool n'agit pas en neutralisant l'action de ces toxines ?

On sait que le traitement interne le plus efficace que l'on connaisse contre l'empoisonnement général produit par le *venin des serpents* versé dans une plaie consiste dans l'alcool à haute dose. On *grise* le malade, et on l'entretient dans cet état d'ébriété jusqu'à ce que les symptômes généraux se soient amendés. — De même dans la pneumonie, l'action de l'alcool administré sous forme de *Potion de Todd*, ne s'exerce-t-elle pas, au moins en partie, sur les toxines sécrétées par les microbes qui évoluent dans le poumon malade ?

L'action de l'alcool sur les microbes eux-mêmes, si faible qu'elle soit, doit entrer en ligne de compte. D'après Jalan de la Croix, une solution d'alcool à 3/100 empêche le développement des bactéries dans un bouillon de culture, tandis qu'il en faut une à 22/100 pour stériliser les germes de ces bactéries ou les détruire quand elles sont en plein développement, et 83/100 pour stériliser les germes de ces dernières. La solution à 5/100 empêche le développement des bactéries dans un mélange de viande crue et d'eau froide.

Avant que le pansement des plaies à l'acide phénique ait été vulgarisé par Lister (1873), on employait journellement l'alcool étendu d'eau ou l'alcool additionné d'autres substances également antiseptiques (camphre, arnica, etc.) pour ce genre de pansement. Actuellement l'alcool à dose plus ou moins élevée entre, comme dissolvant, dans les solutions phéniquées qui ont remplacé les précédentes, et dans un grand nombre d'autres solutions antiseptiques dont il sera question plus loin.

Glycérine : $C^3H^5(OH)^3$.

La *glycérine* est un *alcool triatomique*, très employé aujourd'hui en thérapeutique, pur ou associé à d'autres médicaments auxquels elle sert d'excipient.

Elle est soluble dans l'eau et l'alcool. Ses propriétés dissolvantes sont intermédiaires entre celles de l'alcool et de l'eau. Elle dissout un très grand nombre de sels métalliques et d'autres substances.

La glycérine conserve les matières organiques de la même manière que l'alcool, mais son équivalent bactéricide est beaucoup plus faible. Elle entrave le développement de la plupart des bactéries, mais favorise, au contraire, celui du bacille tuberculeux (BOUCHARD). Elle agit probablement surtout par son avidité pour l'eau qu'elle enlève aux cellules organiques avec lesquelles on la met en contact. C'est un antiseptique très *faible* (éq. : 225 gr. d'après MIQUEL).

M. Bouchard a montré que la glycérine était un mauvais excipient pour les injections hypodermiques. Elle produit de l'albuminurie et de l'hémoglobinurie.

Au contraire il est préférable de se servir de la glycérine au lieu d'alcool pour les *solutions phéniquées*, car l'alcool diminue le pouvoir antiseptique du phénol.

Chloroforme : $CHCl^3$.

Le *chloroforme* ou *chlorure de méthyle, méthan trichloré*, doit être considéré comme un hydrocarbure de la formule du méthan CH^4, ou gaz des marais, dont un atome d'H est remplacé, dans la mollécule chimique, par trois atomes de chlore.

Le chloroforme est un liquide très mobile, plus dense que l'eau dans laquelle il est peu soluble (1 p. 100), soluble en toute proportion dans l'alcool et l'éther, insoluble dans la glycérine. Appliqué pur sur la peau et les muqueuses, il est irritant et produit rapidement la vésication. Étendu d'eau il produit encore une rubéfaction notable.

C'est un bon antiseptique, où l'action du chlore s'ajoute à celle de l'hydrocarbure. Miquel le classe comme fortement antiseptique (équivalent: 0 gr. 80). A la dose de 1 p. 100 ou 1 p. 130, il paralyse les bactéries et prévient leur développement: pour stériliser les germes, il faut parties égales de chloroforme et d'eau.

Notons dès à présent que *le chloroforme est le premier terme de la série des composés halogènes du méthan que nous allons étudier successivement en passant à des composés qui seront des antiseptiques de plus en plus énergiques par l'adjonction d'un plus grand nombre d'atomes d'hydrocarbures et de composés halogènes.*

L'eau *chloroformée*, obtenue en agitant de l'eau avec du chloroforme et en décantant, est une solution à 1 p. 100, et s'emploie mélangée à partie égale d'eau ou d'une potion aromatique, à la fois comme antiseptique et analgésique du tube digestif.

Chlorure d'éthyle bichloré : $C^2H^3Cl^3$.

L'*éthan trichloré* ou *chlorure d'éthyle bichloré*, d'après sa composition (un CH^3 en plus), serait un antiseptique plus énergique que le précédent. Il est inusité.

Le *sesquichlorure de carbone* (C^2Cl^6), dérivé perchloré du précédent, a été employé avec succès contre le choléra à la dose de 25 centigrammes toutes les demi-heures pendant la période algide. C'est un corps cristallisé à odeur camphrée.

Chloral : C^2HCl^2O.

Le *chloral* ou *aldéhyde trichlorée* est liquide, mais ne s'emploie en médecine que sous forme de *chloral hydraté*: C^2HCl^2O,H^2O, qui est en cristaux blancs, durs, fondant à 48° et sublimant lentement comme le camphre à la température ordinaire, d'où son odeur pénétrante.

Le chloral, qui ne contient dans sa mollécule que deux atomes de chlore, est un antiseptique moins énergique que le chloroforme qui en a trois, mais il agit aussi par son atome d'oxygène. D'après Miquel, il est *modérément* antiseptique avec l'équivalent : 9,30.

D'après MM. Dujardin-Beaumetz et Hirn, 1 gramme de chloral suffit à arrêter la fermentation de 100 grammes de matière putrescible, ce qui correspond bien à l'équivalent antiseptiqne donné par Miquel.

Sa solubilité dans l'eau le rend d'un usage commode pour le pansement des plaies gangréneuses et fétides (solution à 1 p. 100) et pour injection dans l'empyème après évacuation du pus (DUJARDIN-BEAUMETZ et MARTINEAU).

Acide trichloracétique : $C^2 HCl^3 O^2$.

Ce corps est également un bon antiseptique, d'ailleurs inusité. Il agirait à la fois par le chlore et par l'acide acétique qu'il renferme.

Il est solide, en cristaux incolores, à odeur agréable un peu mordante, solubles dans l'eau et l'alcool.

Très caustique en solution concentrée, il coagule l'albumine. D'après Filippovitch, en solution à 1 ou 2 p. 100 il détruit tous les micro-organismes. En solution plus faible, il entrave le développement des bactéries, mais non celui des ferments non figurés. Son pouvoir antiseptique le placerait immédiatement après le sublimé et l'acide phénique.

Iodoforme : CHI^3.

L'*iodure de méthyle biiodé*, ou *iodoforme*, est cristallisé jaune, insoluble dans l'eau ; son odeur forte, pénétrante et tenace, est le seul inconvénient que présente cet antiseptique, qui, depuis quelques années, a presque entièrement remplacé l'acide phénique dans la pratique chirurgicale. Il est employé généralement en poudre. Il est soluble dans 12 p. 100 d'alcool bouillant, 6 d'éther, dans le chloroforme, la benzine, les huiles fixes et volatiles ; insoluble dans la glycérine.

Il est fortement antiseptique avec un équivalent de 0 gr. 60 (MIQUEL). On admet qu'il agit en se décomposant au contact des tissus, d'abord en iodates et iodures de sodium et potassium (BING), puis par mise en liberté de l'iode à l'état naissant (il en contient 90 p. 100 en poids) C'est un *cicatrisant énergique*, et les chirurgiens le recherchent surtout pour les cas où il y a lieu de *réduire le plus possible la suppuration des surfaces saignantes*. Il serait très intéressant de connaître quelle est au juste son action sur les leucocytes, cellules embryonnaires ou cellules migratrices qui constituent le pus[1]. On l'emploie sous forme de poudre et de gaze iodoformée, de collodion iodoformé, etc.

A l'intérieur, la dose est de 10 à 20 centigrammes par jour en pilules, mais il est beaucoup moins usité sous cette forme qu'en chirurgie. Dissous dans l'huile d'amandes douces, on peut l'employer comme collutoire contre les angines septiques, etc.

On a cherché, par une foule de moyens, à masquer l'odeur de l'iodoforme, et on a employé successivement dans ce but : 1 p. de café pulvérisé pour 2 p. d'iodoforme, — 0,05 d'acide phénique pour 10 ; — 5 de camphre et 2 d'essence de menthe pour 15 ; — 1 gramme de coumarine pour 5 d'iodoforme, etc. Le menthol, la créoline, la vanilline, etc., ont également été proposés. La coumarine, qui est elle-même antiseptique, est malheureusement d'un prix très élevé (2 à 3 francs le gramme). On devra lui préférer, pour l'usage courant, le camphre, qui est également antiseptique.

On a signalé des cas d'empoisonnements par l'iodoforme même dans l'usage externe, par absorption de l'iode sur une large surface ulcérée.

---

1. D'après Ruyter la décomposition de l'iodoforme aurait lieu au contact des ptomaïnes (toxines) sécrétées par les microbes du pus, et dont l'action nocive est alors annihilée. Cette réaction n'aurait lieu qu'en face des *bactéries anaérobies* (?).

Iodol : C^4I^4AzH.

L'*iodol*, qui est une *amine* ou *ammoniaque composée*, est un bon antiseptique qui a, sur l'iodoforme, l'avantage d'être presque inodore et moins irritant.

C'est une poudre cristalline d'un jaune brun, insipide, très peu soluble dans l'eau (1/5000), soluble dans l'alcool, l'éther, les huiles et la glycérine additionnée d'alcool. On l'a employé de la même manière que l'iodoforme (poudre, glycérine contenant la poudre en suspension, vaseline iodolée, gaze à l'iodol, etc.), et les résultats ont été très satisfaisants dans tous les cas, sauf contre les ulcères gangréneux (MAZZONI, SCHMITT). M. A. Trousseau l'a utilisé avec avantage dans la thérapeutique oculaire.

En résumé, et bien que ce corps soit encore incomplètement étudié au point de vue qui nous occupe, il semble que l'atome AzH qui entre dans la composition de l'iodol ne suffit pas pour abaisser son pouvoir antiseptique, en raison des quatre atomes d'iode qu'il possède. Il renferme 88,9 pour 100 d'iode, c'est-à-dire presque autant que l'iodoforme. Ses avantages sur l'iodoforme sont le peu d'odeur, l'action moins irritante et l'innocuité parfaite, les intoxications paraissant beaucoup plus rares avec lui qu'avec l'iodoforme. Il est encore d'un prix élevé.

Iodophénine.

Ce composé, qui se rapproche du précédent, est soluble dans 20 parties d'acide acétique, soluble dans l'alcool, presque insoluble dans l'eau. Il contient 50 à 60 p. 100 d'iode. En solution à 1/5000, il tuerait les microbes du pus (*Staphylococcus aureus*) après un contact de 5 minutes. (SCHOLVIEN.)

Bromoforme : $CHBr^3$.

Le *bromoforme*, analogue du chloroforme et de l'iodoforme est un liquide incolore très dense, d'odeur assez agréable, plus puissant comme anesthésique que le chloroforme. On l'a vanté contre la coqueluche.

C'est un puissant antiseptique dont on s'est servi avec succès dans le traitement de la diphtérie. Il agit à la fois comme antiseptique et comme anesthésique. Mais on lui préfère généralement le bromol.

Bromol : $C^6 H^3 OBr^3$.

Le *bromol*, ou *tribromophénol*, appartient à la série aromatique ; mais nous en traiterons ici en raison des rapports que ce corps présente avec le bromoforme. Sa composition indique déjà un antiseptique beaucoup plus énergique.

C'est une poudre jaune citron, à saveur sucrée et astringente, à odeur caractéristique mais non désagréable, insoluble dans l'eau, soluble dans la glycérine, l'alcool, l'éther, le chloroforme et les huiles grasses.

Bien que peu toxique, ce corps est doué de propriétés antiseptiques accusées : un morceau de viande saupoudrée de bromol se conserve sans altération plusieurs jours à la température de 30°.

On l'emploie à l'extérieur, pour le pansement des ulcères et des plaies, en poudre ou mélangé à la vaseline. Dans les angines infectieuses, il présente sur les corps précédemment étudiés l'avantage de pouvoir être dissous dans la glycérine (1 p. 25). On l'a également employé dans la fièvre typhoïde, le choléra infantile, les abcès du poumon. (RADEMAKER).

En résumé, le bromol serait le meilleur antiseptique que nous ayons étudié jusqu'ici, et il y aurait lieu d'essayer de le substituer à l'iodoforme, dont il n'a ni l'odeur désagréable, ni l'action toxique. Il est supérieur même à l'iodol, qui renferme le radical AzH, abaissant le pouvoir antiseptique, tandis que dans la mollécule de bromol, *tout est utilisé pour l'antisepsie.* D'ailleurs, nous l'avons dit, ce corps appartient en réalité aux *phénols* (série aromatique).

Acides organiques.

Les acides organiques sont, comme les composés précédents, d'autant plus antiseptiques que leur mollécule renferme un nombre plus élevé des groupes COOH, OH, CO, COH et CH³, C²H⁵, etc., de sorte qu'on peut les ranger dans l'ordre suivant :

$$
\begin{aligned}
\text{Acide formique} &: CH^2O^2 \\
\text{— acétique} &: C^2H^4O^2 \\
\text{— lactique} &: C^3H^6O^3 \\
\text{— tartrique} &: C^4H^6O^6 \\
\text{— citrique} &: C^6H^8O^7
\end{aligned}
$$

Le premier acide de cette série étant le moins antiseptique et le dernier le plus antiseptique, cette loi, qui est le corollaire de celle que nous avons énoncée pour tous les composés du méthan, est analogue à celle qui règle le pouvoir aseptique des alcools, et nous explique déjà l'action, connue depuis longtemps, de l'acide citrique sur les microbes pathogènes.

L'*acide formique*, d'après Schulz, en solution à 1 p. 100, empêche la putréfaction du pancréas, et à 0,25, p. 100 celle de la fibrine. Pendant six mois, il a pu empêcher le développement des germes dans un liquide de culture.

L'*acide acétique* a été préconisé par Roth et Angelmann comme antiseptique et désinfectant. D'après ce dernier, la solution à 3 p. 100 serait un bon antiseptique à employer en gynécologie, comme beaucoup moins toxique que l'acide phénique. A l'extérieur, on peut porter la solution à 20 p. 100 (LEGENDRE). C'est la base de nombreux vinaigres aromatiques employés en lotions. En somme, c'est un antiseptique faible.

Plusieurs *acétates métalliques* sont employés en médecine : leur action tient à la fois de celle de leur acide et du métal qui entre dans leur composition (sous-acétate de plomb ou *extrait de saturne*, acétate de cuivre, etc.)

L'*acide lactique* a été préconisé par MM. Hayem et Lesage, comme antiseptique, dans la diarrhée verte des enfants, à la dose de 2 grammes, dans une potion de 100 grammes, à prendre par cuillerées.

On l'a employé aussi comme topique dans la diphtérie,

les ulcérations tuberculeuses du larynx, de l'oreille, et contre certains cancers.

Les acides *oxalique, tartrique* et *citrique* sont placés à peu près au même rang par Miquel parmi les antiseptiques *forts :* ils sont cependant moins actifs que les acides minéraux, et ceux-ci le sont moins que les acides de la série aromatique (acides salicylique et benzoïque). Leur équivalent varie de 3 à 5 grammes pour un litre de bouillon de culture.

L'acide oxalique a été préconisé à l'intérieur et à l'extérieur contre la diphtérie (Cornillon). Sa solution pour badigeonnages est à 1 p. 20 d'eau ou 1 p. 100 de glycérine.

L'acide tartrique est inusité comme antiseptique. Le tartrate acide de potassium (*crême de tartre*) est employé comme purgatif à la dose de 15 à 30 grammes. Le tartrate double de potasse et de soude (*sel de Seignette*), agit de même à la dose de 30 à 40 grammes. Le tartrate antimonio-potassique ou *émétique* (*tartre stibié*) est employé comme vomitif ou purgatif à la dose de 3 à 20 centigrammes, et n'est plus guère employé comme « contre-stimulant » à la dose de 40 à 75 centigrammes, par doses fractionnées. C'est un médicament très actif et très irrégulier, dont l'action locale sur le tube digestif et l'action générale sur l'organisme doivent être surveillées.

L'acide citrique est, comme sa formule l'indique, l'antiseptique le plus efficace de cette série. Il se présente sous forme de cristaux blancs solubles dans les 3/4 de leur poids d'eau froide, solubles dans l'alcool et dans l'éther. On le retire du jus de citron. Il existe aussi dans les groseilles, les framboises, les fraises, les cerises, les oranges.

L'équivalent antiseptique de l'acide citrique est de 3 grammes pour 1 litre de bouillon de culture ; c'est-à-dire qu'il est à peu près le même que celui des acides minéraux (chlorhydrique, azotique, etc.), avec cette différence que cet acide organique est beaucoup mieux supporté par l'organisme (on peut donner 2 à 6 grammes d'acide citrique par jour à l'intérieur, tandis que, pour l'acide chlorhydrique, 1 à 2 grammes dilués dans un litre d'eau sont la dose qu'on ne saurait dépasser sans produire des symptômes toxiques). D'ailleurs, on n'a guère employé l'acide citrique que comme topique.

Sous forme de jus de citron, l'acide citrique a été usité autrefois pour toucher les ulcères atteints de pourriture d'hôpital. Mais c'est surtout en gargarisme qu'on l'emploie encore actuellement contre les angines pseudo-membraneuses et la diphtérie.

Cyanogène et Cyanures.

Au groupe des *ammoniaques composées* (amides et nitriles) se rattachent les composés du groupe CAz (cyanogène), qui se comporte dans ses combinaisons comme un corps simple, un métalloïde du même groupe que le chlore, l'iode et le brome.

L'*acide cyanhydrique* (CAzH) est le *nitrile de l'acide formique*.

Tous les corps qui renferment le radical CAz ou Cy (cyanogène), sont des antiseptiques énergiques, mais en même temps des poisons d'une violence extrême, plus toxiques que le mercure et ses sels, ce qui en restreint singulièrement l'emploi en thérapeutique. Sans cette toxicité on pourrait employer les cyanures dans les mêmes circonstances où l'on emploie les chlorures, les iodures et les bromures.

D'après Miquel, le *cyanure de potassium* est *fortement* antiseptique (équivalent : 1 gr. 20). Le *cyanure de mercure* serait plus énergique encore, et l'*acide cyanhydrique* aurait pour équivalent 0,40, chiffre inférieur cependant à celui de l'iode (0,25) et surtout du sublimé (0,07).

Le *cyanure de mercure* ($HgCy^2$) a été employé comme antiseptique à l'intérieur. Erichsen, Annuschat, Rothe et Schultze l'ont préconisé contre la diphtérie, en potions à dose de 1 à 10 centigrammes et plus, dans 120 grammes d'eau de menthe, par cuillerées à thé d'heure en heure.

Les *ferrocyanures* n'ont pas été employés comme antiseptiques.

Sulfure de carbone et Composés organiques sulfurés.

Le *sulfure de carbone* (CS^2) est un liquide lourd très peu soluble dans l'eau. Cependant, en agitant et en laissant l'eau en contact avec du sulfure en excès, on obtient l'*eau sulfocarbonée* (DUJARDIN-BEAUMETZ), le *sulfaminol* ou (*thio-oxy-diphénylamine*), le *sulfocarbol*, le *sulfobenzoate de soude*, le *sozoiodol*, etc., appartiennent à la série aromatique, dont nous allons nous occuper maintenant.

§ 2. — HYDROCARBURES DE LA SÉRIE AROMATIQUE OU DÉRIVÉS DE LA BENZINE

La *benzine* (C^6H^6), ou *benzol*, est le premier terme et la base ou le noyau d'une nombreuse série de composés très importants pour nous, car ils sont tous plus ou moins antiseptiques, et quelques-uns d'entre eux sont probablement les meilleurs antiseptiques que fournisse la chimie organique. Comme ces corps ont tous une odeur forte et aromatique, que beaucoup même sont des essences, on a donné à cette série le nom de *série aromatique*.

Pour montrer l'importance de la série aromatique en thérapeutique, il suffit de dire que les phénols, les naphtols, l'acide salicylique et tous leurs dérivés si employés depuis quelques années, appartiennent à ce groupe de composés organiques.

Pour faciliter l'étude de cette nombreuse série, nous passerons successivement en revue dans l'ordre que nous indiquons ici :

1º Les hydrocarbures aromatiques (groupe *méthyl*) ;
2º Les hydrocarbures oxygénés (groupe *phényl*), et les acides aromatiques qui s'y rattachent;
3º Les hydrocarbures du groupe *naphtyl*;
4º Les hydrocarbures du groupe des kétones et des quinones ;
5º Les hydrocarbures contenant de l'azote.

Avec chacun de ces différents groupes, nous étudierons les composés haloïdes et sulfurés qui s'y rattachent.

Hydrocarbures aromatiques; (*Groupe Méthyl.* : CH³) Benzol, Toluol, etc.

Les hydrocarbures de ce groupe sont, comme nous l'avons dit, faiblement antiseptiques, leur pouvoir bactéricide croissant d'ailleurs à mesure que l'hydrogène est remplacé dans le benzol (C⁶H) par CH³ ou d'autres groupes antiseptiques. (ROTTENSTEIN et BOURCART). En étudiant successivement le *benzol*, le *toluol*, le *xylol*, le *mesithylène*, l'*hexaméthylbenzol*, on passe progressivement à des composés de plus en plus énergiques.

Le *benzol* (C^6H^6), ou benzine, que tout le monde connaît, est un liquide incolore, d'une odeur assez agréable quand il est pur, presque insoluble dans l'eau, très soluble dans l'alcool et l'éther. Il dissout l'iode, le soufre, le phosphore, le camphre et la plupart des substances organiques riches en carbone. Il est inusité en médecine. Le *toluol* et les autres composés énumérés plus haut le sont également, au moins comme antiseptiques. Leurs propriétés se rapprochent de celles du benzol : tous sont très volatils et inflammables.

Aniline et Fuchsine.

Parmi les dérivés de la *benzine* et de la *nitrobenzine* (*essence de mirbane*), l'*aniline* est un des plus importants pour l'industrie, et fournit elle-même la *fuchsine*, ou rouge d'aniline, produit utilisé en thérapeutique depuis quelques années.

La fuchsine (ou *fuschine*) s'obtient en traitant l'aniline par des agents oxydants (azotate de mercure, acide arsénique). Ce corps est un *chlorhydrate de rosaniline*, comme le montre sa formule :

$$C^{20}H^{13}Az^3,HCl$$

Il se présente sous forme de cristaux d'un vert mordoré, dont les solutions sont d'un beau rouge violacé, qui se fixe facilement sur toutes les substances organiques et les colore solidement sans qu'il soit besoin de mordant.

La fuchsine est employée à l'intérieur et à l'extérieur comme antiseptique.

On s'en sert à l'intérieur dans le traitement des néphrites albumineuses (FELTZ et RITTER). On l'administre en cachets à la dose de 0 gr. 25 par jour, et on en donne deux par jour. Ce médicament colore les urines en rouge, et il est toujours bien supporté.

La *nitroglycérine* a également été employée dans le traitement de la néphrite, en solution au centième, dont on donne 60 millimètres cubes trois fois par jour (MAYO-ROBSON).

La fuchsine est employée à l'extérieur dans le traitement des ulcères chroniques et rebelles. Elle agit à la fois comme antiseptique et comme analgésique. On prescrit la solution suivante :

Fuchsine. . . . . 0 gr. 70
Alcool . . . . $\Big\}$ ââ. 215 gr.
Eau. . . . .

Après badigeonnage, on recouvre d'une gaze trempée dans la même solution, de taffetas gommé, de ouate et d'un bandage. Ce médicament n'a d'autre inconvénient que sa couleur très tenace et qui tache la peau pour longtemps.

Hydrocarbures oxygénés, Phénols ou Oxybenzols
(*Groupe Phényl.* : $C^6 H^5$).

Ces composés, de même que les acides aromatiques, sont, comme nous l'avons dit, cinq ou six fois plus antiseptiques que les benzols et les composés analogues. Ils ont, en outre, l'avantage d'être pour la plupart solubles dans l'eau.

Le *tanin*, le *phénol*, la *créosote*, le *gaïacol*, le *salol*, le *thymol*, etc., appartiennent à ce groupe et présentent des propriétés bactéricides de plus en plus fortes, à peu près dans l'ordre où nous venons de les énumérer.

Tanin.

Le *tanin* ou acide tannique ($C^{14}H^{10}O^9$) est une poudre d'un gris jaunâtre, soluble dans l'eau, se comportant comme un acide organique. Employé autrefois comme « astringent », on doit tenir compte aujourd'hui de ses propriétés antiseptiques, mises en lumière par MM. Raymond et Arthaud dans le traitement de la tuberculose (1 à 5 grammes par jour). C'est un antiseptique supérieur à l'acide pyrogallique (équivalent : $4^{gr},80$, d'après Miquel).

A l'extérieur, le tanin a été employé dans la blennorragie, la leucorrhée, la furonculose.

Le *tanate de bismuth* est employé comme anti-diarrhéique; le *tanate de plomb* en poudre, contre les escharres du sacrum; le *tanate de zinc*, contre les écoulements blennorragiques invétérés.

Le *ratanhia*, dont l'extrait entre dans la composition du *sirop iodo-tanique*, renferme 42 p. 100 de tanin et de l'acide gallique en faible proportion.

Phénol, Acide phénique : C^6H^6O.

Le *phénol* ou *monooxybenzol*, plus connu sous le nom d'*acide phénique*, n'est pas un véritable acide. Ses propriétés le rapprochent plutôt des alcools, et les chimistes le considèrent comme constituant une fonction nouvelle, celle de *phénol*. Il existe un grand nombre de phénols qui jouissent tous de la propriété de donner des composés chlorés, bromés, iodés et sulfoconjugués, dont la plupart sont de bons antiseptiques.

On retire le phénol du goudron de houille, où il existe tout formé. Il est solide, cristallisé, fondant à 34°; son odeur est désagréable, sa saveur caustique : il attaque l'épiderme en y formant des taches blanches qui sont accompagnées d'une sensation de fourmillement. Il se dissout dans 20 fois son poids d'eau, dans l'alcool, la glycérine, les huiles et l'éther. — On l'emploie, en pharmacie, sous trois formes : 1° acide phénique cristallisé; 2° phénol absolu purifié, soluble dans 15 p. 100 d'eau froide; 3° acide phénique liquide, mélange de 90 p. 100 d'acide et de 10 p. 100 d'alcool, soluble dans 18 p. 100 d'eau froide; 4° enfin, acide phénique coloré, impur, qui ne doit être employé que comme désinfectant des locaux contaminés. Pour l'antisepsie, on doit employer le phénol absolu, qui est du phénol parfaitement pur.

On l'emploie à la dose de $0^{gr},50$ à 1 gramme à l'intérieur, sous forme d'*eau phéniquée* à 1/1000. A l'extérieur, on emploie l'*eau phéniquée* à 1/20 ou 1/40, obtenue avec l'acide phénique liquide (alcoolisé), l'huile et le vinaigre phéniqués. Il faut se méfier des solutions trop fortes qui tannent la peau et produisent des désordres plus ou moins profonds par l'absorption du phénol. L'empoisonnement par le phénol se traduit par de la céphalée, des vomissements, des convulsions, une coloration noire des urines, les accidents pouvant amener la mort au milieu du collapsus général. — D'après M. Hallopeau, les solutions dans la glycérine, l'huile et les pommades irritent beaucoup moins la peau que les solutions alcooliques, dans la vaseline ou même dans l'eau pure.

D'après Miquel, le phénol, bien que *fortement* antiseptique (équivalent : $3^{gr},20$), l'est moins que les acides minéraux, et à peine un peu plus que le permanganate de potasse. Les acides thymique, picrique, benzoïque et salicylique seraient bien préférables sous ce rapport. Aussi la vogue dont ce produit a joui pendant vingt ans a-t-elle beaucoup diminué depuis deux ou trois ans. Il est presque abandonné à l'intérieur depuis que l'on connaît le naphtol, et à l'extérieur on lui préfère avec raison le salol et l'iodoforme.

M. Gaucher a préconisé comme topique contre l'angine diphtéritique un mélange de camphre et d'acide phénique (5 à 10 grammes d'acide pour 20 à 30 grammes de camphre, 10 grammes d'alcool à 60° et volume égal d'huile). Ce liquide est caustique : aussi, dans la plupart des cas, doit-on se servir de solutions plus étendues. — On préfère actuellement employer, pour le même usage, le *naphtol camphré*, qui est plus antiseptique à dose moindre.

Bromol. — Nous avons déjà parlé de ce corps, qui est un *tribromophénol* ou *phénol tribromé* et constitue un antiseptique supérieur au phénol, étant à la fois plus énergique et moins toxique (voyez p. 75). — Il existe encore d'autres composés du phénol : nous signalerons les plus importants, après avoir traité des autres corps qui se combinent avec lui, et qui, presque tous, relèvent son pouvoir antiseptique.

Créosote, Crésylol, Crésalol, etc.

La *créosote* est un mélange inconstant de *créosol*, de *gaïacol*, de *crésylol* et d'autres principes aromatiques du goudron : il conviendrait donc de lui substituer en thérapeutique le *gaïacol*, qui lui est supérieur comme antiseptique et comme produit bien défini, mais qui paraît plus toxique.

La *créosote de hêtre*, liquide huileux, jaunâtre, d'une odeur forte et peu agréable, d'une saveur âcre et caustique, peu soluble dans la glycérine et surtout les huiles et l'alcool, est un bon antiseptique. En solution à 1/100, elle stérilise les germes (BUCHHOLTZ). On l'emploie à l'intérieur, notamment dans le traitement de la tuberculose et des bronchites chroniques, dont elle diminue ou tarit la sécrétion muco-purulente d'une façon très appréciable. On s'en sert également en chirurgie et gynécologie pour le pansement des plaies de mauvaise nature.

L'*eau créosotée* est employée comme l'*eau de goudron* et pour les mêmes usages ; la créosote est d'ailleurs un des principes actifs du goudron. A l'intérieur, on l'associe souvent à l'essence de térébenthine, et on l'administre alors en capsules.

Le *crésylol, crésol* ou *acide crésylique* (C^7H^8O), est un des principes actifs de la créosote, de la *créoline* et du *lysol*. C'est un monoxybenzol, et par conséquent un homologue de l'acide phénique, auquel il est supérieur comme antiseptique.

C'est un liquide à forte odeur de créosote, insoluble dans l'eau, soluble dans l'alcool et la glycérine, formant avec les bases des sels dont le *crésylate de soude* est seul usité.

Bien que plus actif que le phénol, le crésylol est moins toxique (Delplanque), et peut être substitué à dose égale à l'acide phénique en toute circonstance.

Le *lysol*, le *désinfectol* et la *créoline* sont des produits impurs dont on ne peut guère se servir que comme désinfectants. La créoline, peu soluble dans l'eau, s'emploie en émulsion ; le lysol est soluble presque en toute proportion.

Le *crésalol* ou *salicylate de crésol* ($C^{14}H^{12}O^3$) est beaucoup plus antiseptique que le crésylol, ses propriétés bactéricides étant relevées par la présence de l'acide salicylique. On en connaît trois isomères, qui sont tous trois des poudres blanches, légères, cristallines, insolubles dans l'eau, l'éther et les huiles.

Le *métacrésalol* doit être préféré pour le pansement des plaies, où on l'emploie comme l'iodoforme : il donne d'aussi bon résultats que ce dernier, et doit lui être préféré comme moins toxique, diminuant davantage les sécrétions et ne répandant qu'une odeur faible et non désagréable (Bircher).

On prépare une gaze crésalolée, dont on se sert comme de la gaze iodoformée.

Résorcine et autres Dioxybenzols.

Les phénols de ce groupe sont plus actifs que les précédents, ainsi que nous l'avons déjà dit. Les principaux sont la *pyrocatéchine*, la *résorcine* et l'*hydroquinone*. Le second de ces corps est seul usité jusqu'ici en médecine.

La *résorcine* ($C^6H^6O^2$) est cristallisée, très soluble dans l'eau, l'alcool et l'éther. Sa grande solubilité dans l'eau et son peu de causticité la rendent très précieuse pour l'usage externe. Son odeur est presque nulle et sa saveur est sucrée. Administrée à l'intérieur, elle n'est pas toxique bien que son pouvoir antiseptique soit supérieur à celui de l'acide phénique (CALLIAS).

On emploie la solution (5 p. 100 d'eau aseptique) en badigeonnages et pulvérisations contre la diphtérie ; le coton et la gaze à la résorcine servent dans le pansement des plaies ; enfin la pommade (à 10 p. 100), dans les maladies de la peau et les éruptions de la variole et de la scarlatine.

Acide pyrogallique et autres Trioxybenzols.

Les phénols de ce groupe sont plus actifs encore que les précédents : ce sont l'*acide pyrogallique*, la *phlocoglycine*, etc. Ils sont peu usités en médecine. L'acide pyrogallique est d'ailleurs toxique, en raison de son avidité pour l'oxygène, qu'il enlève au sang, produisant des accidents qui rappellent ceux de l'empoisonnement par le phosphore.

La solution à 2 p. 100 d'acide pyrogallique empêche le développement des organismes. Elle a été employée à l'extérieur sans inconvénients, notamment dans la lèpre (microbe aérobie) et d'autres affections de la peau. C'est un bon désinfectant, mais il tache la peau et noircit les instruments (BOVET, de Neuchâtel).

Gaïacol et autres dérivés des Dioxybenzols.

Le *gaïacol*, ou *méthyl catéchol* ($C^7 H^8 O^2$), est, comme nous l'avons dit, un des principes constituants de la créosote. Pour les chimistes, c'est l'éther monométhylique de la pyrocatéchine.

C'est un liquide incolore, à odeur rappelant la créosote, peu soluble dans l'eau, très soluble dans l'alcool et les huiles fixes.

Le gaïacol est plus antiseptique que le crésylol, et il est probable que c'est surtout à lui que la créosote doit son action antiseptique (FRANTZEL). Il s'administre à la dose de 5 à 10 milligrammes, à la place de la créosote. Son odeur et son goût sont moins désagréables.

Ou l'a administré contre la tuberculose en solution

dans l'eau alcoolisée, ou mélangé à l'huile de foie de morue (SAHLI), ou bien en inhalations (SCHULLER), en pilules (HORNER), enfin en injections hypodermiques (PICOT), avec l'iodoforme, dans une solution huileuse.

Le *benzosol* ou *gaïacol benzoïque* (éther de la benzocaté-chine), est moins irritant que le gaïacol parce qu'il se dissout plus lentement dans l'estomac. On l'administre en poudre dans des cachets (5 à 10 grammes par jour) dans les mêmes circonstances que le gaïacol (SAHLI). D'après sa formule, il est plus antiseptique que le gaïacol.

Le *gaïacol carboxylique* est jusqu'ici peu usité. Le *benzo-phénoïde* a été employé en oculistique : il est soluble dans l'eau et ne colore pas la peau, ce qui le fait préférer à l'aristol.

Le *styracol*, ou *cinnamyl-gaïacol*, est solide et peut être employé en poudre pour le pansement des plaies et des ulcères. C'est un antiseptique énergique.

Le *styrone*, que l'on trouve dans le commerce cristallisé ou sous forme liquide, a une odeur assez agréable rappelant la jacinthe. Il est peu soluble dans l'eau, très soluble dans l'alcool. C'est un antiseptique énergique, non toxique et non irritant. On l'a employé dans le traitement de l'otite moyenne (TCHELTZOFF).

Salol et Gaïacolsalol.

Le *salol* ($C^{13} H^{10} O^3$) est un antiseptique plus énergique que l'acide salicylique, dont nous parlerons bientôt, et qui est lui-même supérieur aux divers phénols précédem-ment énumérés.

Le *salol*, ou *salicylate de phényl*, est cristallisé en lamelles fusibles vers 42°, insoluble dans l'eau, la glycérine et les huiles lourdes de pétrole, soluble dans 25 fois son poids d'alcool absolu, dans l'éther, le chloroforme, la benzine, l'essence de térébenthine, les huiles. Sa saveur et son odeur, qui est assez faible, rappellent l'essence de Wintergreen (essence qui contient de l'acide salicylique).

Dans l'organisme, en présence du suc pancréatique et

des liquides alcalins, il se dédoublerait en acide phénique et acide salicylique et agirait par ses deux constituants. On a signalé des accidents qui semblent dus à l'acide phénique ainsi mis en liberté.

Le salol est employé à l'intérieur dans le traitement du rhumatisme; il a des propriétés à la fois antiseptiques et antinévralgiques. On l'administre en émulsion, à la dose de 4 à 8 grammes dans une potion à prendre en 24 heures. A l'extérieur il est employé en poudre pour le pansement des plaies. Plus actif que l'acide borique, il l'est moins que l'iodoforme.

Le *salol camphré* est un liquide sirupeux qui se forme par simple mélange légèrement chauffé du salol et du camphre. Il est employé dans les mêmes circonstances que le *phénol camphré* et le *naphtol camphré*. Comme valeur antiseptique, il se place entre les deux (voir plus loin *Naphtol camphré* et *Camphre*).

Le *gaïacolsalol* ($C^{14}H^{12}O^4$) est un antiseptique supérieur au salol, comme l'indique sa formule chimique (ROTTENS-TEIN et BOURCART), et il y aurait lieu de l'introduire dans la pratique. D'après cette formule, en effet, ce serait l'antiseptique le plus énergique de cette série, et il ne le céderait qu'aux naphtols.

Thymol.

Le *thymol* ($C^{10}H^{14}O$), ou *essence de thym*, et le *carvacrol*, isomère du thymol, sont des antiseptiques supérieurs aux crésols et surtout aux phénols. Il en est de même de beaucoup d'essences, telles que l'*eugénol*, la *vaniline*, le *safrol*, le *bornéol*, etc., qui ont un pouvoir bactéricide correspondant au nombre d'hydroxyles (OH) et d'hydrocarbures (CH^3) qui se trouvent dans chaque mollécule (ROTTENSTEIN et BOURCART). C'est ainsi que le *pitakall*, matière colorante très complexe ($C^{25}H^{26}O^9$) aurait, d'après sa formule, un pouvoir antiseptique considérable. Mais cette substance, qui est probablement toxique comme l'acide pyrogallique, n'a pas encore été essayée en thérapeutique.

Le *thymol* ou *acide thymique*, le *phénol de l'essence de thym*, est en gros cristaux peu solubles dans l'eau (1 à 1,50 pour un litre), soluble dans l'alcool et l'éther.

C'est un antiseptique plus énergique que l'acide salicylique (?) et surtout que l'acide phénique, tout en étant dix fois moins toxique que ce dernier (Husmann). Miquel le classe parmi les substances fortement antiseptiques (équivalent : 2 grammes), entre le chlorure de zinc et le sulfate de nickel, mais le considère, — contrairement à l'opinion d'Husmann, — comme beaucoup moins énergique que l'acide picrique et surtout que l'acide salicylique. Les chiffres donnés par Jalan de la Croix concordent mieux avec les résultats obtenus par Husmann, et placent le thymol avant l'acide salicylique. Ces divergences tiennent évidemment aux conditions différentes dans lesquelles se sont faites les expériences de Jalan de la Croix et celles de Miquel.

Il ne faut pas oublier que, si le thymol ($C^{10}H^{14}O$) est plus riche en hydrocarbures que l'acide salicylique ($C^7H^6O^3$), ce dernier est plus riche en oxygène, et les recherches de MM. Rottenstein et Bourcart nous ont appris que « la présence d'un groupe carboxyle (COOH) augmente de beaucoup le pouvoir antiseptique » d'un oxybenzol ou phénol. Nous croyons donc, jusqu'à preuve du contraire, que c'est Miquel qui a raison, et que l'acide salicylique, le salol et le gaïacolsalol sont supérieurs sous ce rapport au thymol.

Dans la pratique, le thymol présente certains inconvénients. Il est assez irritant, très lentement soluble dans l'eau et d'un prix élevé.

C'est surtout dans les diarrhées et la dysenterie que ce médicament a été employé (Martini, de Sienne). Dans ces affections, l'insolubilité de la substance est une qualité qui permet de la donner à fortes doses et d'obtenir la désinfection de l'intestin sans craindre les effets toxiques dus à l'absorption. On administre 1 à 7 grammes de poudre par doses fractionnées en 24 heures.

Le thymol a également été employé en gargarisme et dentifrice, ainsi que dans les affections de la peau et les brûlures, en pommade.

Aristols.

L'*aristol*, ou *thymol biiodé*, ou *biiodure de dithymol*, est une poudre amorphe d'un brun rouge, insoluble dans l'eau et la glycérine, peu soluble dans l'alcool, mais très soluble dans l'éther, les huiles grasses et la vaseline. Il se décompose très rapidement à la lumière et doit être conservé dans des flacons obscurs. Il est complètement inodore, et, bien qu'il contienne 46 p. 100 d'iode, il n'est pas résorbé par les plaies (Wessinger et Wortmann, Eichhoff).

Comme sa composition très compliquée l'indique, et d'après ce que nous savons déjà des corps de cette série quand ils sont combinés aux halogènes, c'est un antiseptique puissant, qui peut remplacer l'iodoforme. Il a sur celui-ci l'avantage d'être inodore et beaucoup moins toxique (Richtmann, Quinquaud et Fournioux). On l'emploie surtout dans les affections de la peau et pour le pansement des plaies et des ulcères.

L'*iodure de diiodophénol*, l'*iodure de diiodorésorcine*, l'*iodure de l'acide diiodosalicylique*, l'*iodure d'isobutyl-phénol* ou de *créosol*, sont de nouveaux aristols récemment introduits dans la matière médicale, et dont les propriétés, encore incomplètement étudiées, se rapprochent de celles du thymol biiodé. L'iodure salicylique, qui est d'un beau rouge, présenterait surtout de l'intérêt en raison de l'équivalent antiseptique élevé de son acide.

Camphres et Essences.

Près du thymol, qui est l'essence de thym, viennent se placer un grand nombre d'autres composés aromatiques, dont plusieurs sont employés comme antiseptiques sous le nom d'*essences*. Les essences sont des hydrocarbures de la formule $C^{10}H^{16}$ (qui est celle de l'essence de térébenthine et du *camphène*, essence du camphre). Les *camphres* en diffèrent par la présence de l'O, ce qui les rapproche des alcools et des phénols.

Le *camphre* ordinaire ($C^{10}H^6O$), camphre du Japon ou *camphre des laurinées*, est employé depuis longtemps en médecine. Ses propriétés antiseptiques incontestables et la faculté qu'il possède de dissoudre les phénols et les naphtols l'ont remis en honneur depuis quelques années.

Tout le monde connaît le camphre. Lorsqu'on veut le réduire en poudre, il forme pâte sous le pilon, mais on élude cette difficulté en l'arrosant préalablement de quelques gouttes d'alcool, ce qui permet de l'obtenir en poudre fine. Il est très peu soluble dans l'eau, mais se dissout dans l'alcool, l'éther, les huiles, l'acide acétique.

Le camphre est un antiseptique faible (PRINGLE), mais il est surtout employé, depuis quelque temps, comme excipient ou dissolvant des phénols et des naphtols, sous les noms de *phénol camphré, salol camphré, naphtol camphré.* Le camphre en poudre et ces diverses substances, en effet, se mélangent facilement à une température peu élevée (40° environ) en donnant des liquides huileux d'un usage commode pour le pansement des plaies de mauvaise nature, pour badigeonner les fausses membranes de la diphtérie, etc., l'action faiblement aseptique du camphre étant singulièrement relevée par celle des antiseptiques énergiques qui lui sont associés.

M. Désesquelle a donné le tableau suivant des proportions dans lesquelles le camphre se mélange avec d'autres médicaments plus actifs :

Pour une partie (1 gr.) de camphre, il faut :

Résorcine	50	grammes
Acide pyrogallique	25	—
Thymol.	5	—
Salol.	10	—
Phénol (monocamphré)..	1	—
— (hémicamphré)	0 gr. 50	
Naphtol β	0 gr. 50	
Acide salicylique.	0 gr. 50	

Tous ces composés camphrés se mélangent facilement aux corps gras ou à la vaseline. Ils sont solubles dans l'alcool et l'éther, mais non dans l'eau.

Le *bornéol* ($C^{10}H^{18}O$), ou *camphre de Bornéo*, serait, d'après sa formule, un antiseptique supérieur au camphre ordinaire.

L'*essence de térébenthine* ($C^{10}H^{16}$), sert à fabriquer la *terpine* ($C^{10}H^{20}O^2$), considérée comme un *glycol*, et que sa formule indique comme un antiseptique. Toutes deux sont employées dans les affections du poumon et des reins.

Le *menthol*, ou camphre de l'*essence de menthe*, est soluble dans l'alcool, l'éther, le chloroforme et l'essence elle-même. On l'a employé surtout en topique et dans les catarrhes pulmonaires.

L'*huile de menthe* elle-même empêche le développement des bactéries à dose très faible (2/100 000) d'après Koch.

Le *myrtol*, ou essence de *myrte*, a été préconisé dans les affections intestinales catarrhales à forme chronique (en capsules de 15 centigrammes).

L'*eucalyptol* et l'*eugénol* sont des essences utilisées comme antiseptiques dans les affections pulmonaires et rénales, en émulsions, en capsules et en inhalations.

L'*eulyptol* ne serait, d'après Pannetier, qu'un mélange d'eucalyptol, d'acide salicylique et de phénol. C'est un bon antiseptique.

Le *pipéronal* ($C^6H^6O^3$), insoluble, pourrait être administré comme antiseptique à la dose de 2 à 3 grammes (Erigani.)

L'huile essentielle de *casse* (*Cassia fistula*) a été récemment préconisée comme un bon antiseptique (à 1/1000) soluble ou en émulsion dans l'eau (Black).

Rétinol.

Le *rétinol* est le produit de la distillation sèche de la colophane, qui est elle-même le résidu de le distillation de la térébenthine du *Pinus pinaster*, ayant pour formule

($C^{44}H^{62}O^{4}$). — Le rétinol est une substance liquide ressemblant à de l'huile d'olive et douée d'une odeur faible de sapin.

C'est un excellent antiseptique, que l'on emploie, pour l'usage externe, pur ou comme excipient d'un grand nombre de médicaments. Il dissout le salol (1-10), l'iodol (1-50), le naphtol et l'aristol (1-50), le camphre, la cocaïne, la codéine, etc. Pour la résorcine, il faut la dissoudre préalablement dans la glycérine; l'iodoforme, dans l'éther. — Le rétinol se mélange à tous les corps gras, huile, vaseline, glycérine, etc.

Il n'est pas irritant et ne s'altère pas à l'air.

Le rétinol a été employé pur dans la blennorragie et plus particulièrement dans la vaginite blennorragique. Dans ce cas, on l'emploie sous forme de tampon imbibé du liquide antiseptique : il agit comme isolant, sans causer la douleur, et paraît toujours bien supporté.

Dans les maladies de la peau, des yeux et des oreilles, ce corps, facile à manier, pourra rendre des services importants, soit par son action propre, soit comme excipient (VIGIER.)

Mélange antiseptique de plusieurs essences.

M. Chamberland, et après lui M. Bouchard, ont étudié au point de vue de leur puissance antiseptique un certain nombre d'essences végétales. « Il en est quelques-unes, dit M. Bouchard[1], qui sont aussi antiseptiques que les sels mercuriels... Six se classent hors de pair par leur pouvoir antiseptique : ce sont les essences d'origan, de canelle de Chine, de canelle de Ceylan, d'angélique, de vespétro et de géranium d'Algérie.

« J'ai étudié l'action antiseptique de ces six essences et leur solubilité, afin de ne faire entrer chacune d'elles (dans le mélange antiseptique) qu'en proportion utile. Dans

---

1. BOUCHARD, *Thérapeutique des maladies infectieuses*, p, 231.

l'eau contenant 20 p. 100 d'alcool, la solubilité est par litre :

Origan.	0 gr. 13
Canelle de Chine.	0 gr. 18
— de Ceylan.	0 gr. 07
Angélique	0 gr. 12
Vespétro.	0 gr. 06
Géranium d'Algérie.	0 gr. 11

« A du bouillon pur j'ai ajouté un nombre variable de gouttes du mélange des essences en solution dans l'eau alcoolisée, et j'ai pris des tubes témoins contenant la même quantité de bouillon additionné d'eau et d'alcool dans les mêmes proportions que les tubes d'essai. Tous ces milieux ont été ensemencés avec le bacille pyocyanique.

« Il résulte de cette expérience que la dose du mélange d'essences au-dessous de laquelle la végétation est possible est de 0 gr. 114 par litre. Au dessus de cette dose, aucun développement ne se fait. L'équivalent antiseptique de ce mélange d'essences est donc de 0 gr. 114. Quant à l'équivalent toxique il est de 0 gr. 15. On en déduit qu'une quantité inoffensive du mélange d'essences stérilise 1315 grammes ; en d'autres termes, on peut stériliser 1 kilogramme de matière vivante avec une dose du mélange des six essences qui est bien loin d'être assez toxique pour tuer ce kilogramme. La valeur thérapeutique de ce mélange d'essences serait ainsi supérieure à celle du naphtol... » (BOUCHARD). Il reste à faire l'application clinique de ce mélange, qui est douloureux en injection hypodermique, et n'a pas encore été administré, chez l'homme, par la bouche.

Acides de la série aromatique.

Ces acides pourraient être intercalés dans la série des phénols que nous venons d'étudier. Ils en diffèrent seulement par leur fonction acide et la faculté de fournir des sels. Ils doivent leurs propriétés au groupe carboxyle (COOH), qui augmente beaucoup, comme nous l'avons dit, le pouvoir d'un composé de cette série. La plupart sont des antiseptiques puissants ; l'*acide salicylique*, par exemple, l'est à peine un peu moins que le salol (dont il diffère par un CH⁺ en moins).

Nous avons déjà traité des *acides tannique, thymique, pyrogallique* ; nous traiterons ici des *acides gallique, benzoïque, salicylique, oxynaphtoïque,* etc.

Acide gallique et Gallates (Dermatol).

D'après sa formule, cet acide est un microbicide plus énergique que les trioxybenzols tels que l'acide pyrogallique (dont il diffère par la substitution du groupe COOH à un équivalent d'H). Il est cristallisé, soluble dans 100 p. d'eau froide et 3 d'eau bouillante, mais se décompose en se colorant à l'air, surtout en présence des substances alcalines. Il est inusité.

Le *gallate basique de bismuth,* ou *dermatol,* est en poudre jaune safran, inodore, ne s'altérant pas à l'air, insoluble dans l'eau, l'alcool, etc. Il n'est ni irritant ni toxique. C'est un excellent antiseptique, que l'on peut substituer à l'iodoforme pour le pansement des plaies : il active la cicatrisation. On l'a donné à l'intérieur jusqu'à la dose de 2 gr. par jour (Heinz et Liebreicht). Il doit ses propriétés en grande partie à son insolubilité.

Acide benzoïque et Benzoates.

L'*acide benzoïque* ($C^7H^6O^2$) est cristallisé, peu soluble dans l'eau froide, soluble dans 12 p. d'eau bouillante et distille avec la vapeur d'eau. Dans l'organisme il est éliminé par les urines sous forme d'acide hippurique.

Comme antiseptique il vient immédiatement après l'acide salicylique, parmi les corps *fortement* antiseptiques (équivalent : 1 gr. 10 d'après Miquel).

Plusieurs benzoates sont usités comme diurétiques et antiseptiques.

Le *benzoate de soude,* qui est soluble dans l'eau, est employé dans le traitement des affections rénales et contre la diphtérie. Sa solubilité le recommande pour tous les cas où l'on veut administrer l'acide benzoïque à l'intérieur.

Le *benzoate de bismuth* est une poudre blanche insoluble que l'on peut employer à la place de l'iodoforme (FINGER). On a proposé récemment de le substituer au salicylate de bismuth pour l'usage interne (VIGIER), surtout lorsque le rein est malade.

Acide salicylique et Salicylates.

L'*acide salicylique* ($C^7H^6O^3$) est cristallisé, peu soluble dans l'eau froide (1/400), assez soluble dans l'eau bouillante, très soluble dans l'alcool et l'éther. D'après Miquel, c'est de tous les acides organiques (à l'exception de l'acide cyanhydrique), le plus *fortement* antiseptique (équivalent : 1 gramme); et comme, d'autre part il est faiblement toxique (équivalent thérapeutique : 40 centigrammes pour 1 kilogramme d'après Bouchard), il y a lieu de l'employer toutes les fois que l'on veut obtenir une action antiseptique énergique sans avoir recours au sublimé ou aux composés inorganiques de même nature. Il est bien préférable à l'acide phénique, dont il n'a pas l'odeur désagréable et dont l'équivalent thérapeutique (5 centigrammes) est bien moins élevé.

Son action sur l'organisme doit cependant être surveillée. Il s'élimine, en effet, très rapidement par les urines, et, si le filtre rénal est altéré (albuminurie), il peut y avoir des effets toxiques, même à faible dose (1 gramme).

Dans les circonstances normales, on peut le donner à la dose de 4 à 6 grammes par jour dans le rhumatisme articulaire aigu (sous forme de salicylate de soude ou de lithine). — A l'extérieur on emploie la poudre ou la solution alcoolique à 2 et 4 p. 100.

Le *salicylate de méthyle* ou *essence de Wintergreen* (retirée du *Gaultheria procumbens*) est la substance d'où l'on a retiré d'abord l'acide salicylique. Cette essence, employée en parfumerie, est un bon antiseptique, *supérieur même à l'acide salicylique*, dont elle diffère par un CH^3 en plus (ROTTENSTEIN et BOURCART).

Le *salicylate de phényl* est le *salol* dont il a été traité ci-dessus.

Le *salicylate de soude*, qui est soluble dans l'eau, est employé, à la dose de 6 à 10 grammes dans les 24 heures, contre le rhumatisme articulaire aigu, la goutte, les maladies infectieuses à forme rhumatismale et contre la diphtérie. — La présence du sodium abaisse beaucoup le pouvoir bactéricide du composé : d'après Miquel, ce sel n'est plus que *modérément* antiseptique (équivalent : 10 grammes, c'est-à-dire *dix fois moins* que l'acide salicylique pur : 1 gramme). Les chiffres donnés par MM. Marcus et Pinet diffèrent peu des précédents : le salicylate de soude arrêterait la prolifération des bactéries de la putréfaction seulement à la dose de 2 p. 100, tandis que l'acide salicylique produit le même effet à la dose de 0,26 p. 100. Mais il ne faut pas oublier que le salicylate soluble est beaucoup plus facile à manier sans danger d'intoxication que l'acide salicylique, bien que celui-ci agisse à dose dix fois moindre.

Le *salicylate de lithine* serait supérieur au sel de soude dans le rhumatisme tendineux (VULPIAN).

Le *salicylate de bismuth*, qui est insoluble dans l'eau, est employé, à la place du sous-nitrate, pour l'antisepsie de l'intestin (1 à 4 grammes par jour), dans les dyspepsies, les entérites, la fièvre typhoïde, etc. A l'extérieur on l'emploie contre les affections eczémateuses, notamment contre l'impétigo des enfants.

Le *salicylate de quinine* sera traité avec les autres sels de quinine.

Acide oxynaphtoïque.

Cet acide ($C^{10}H^8O^3$), qui a deux isomères, serait plus antiseptique que l'acide salicylique (HELBIG et LUBBERT), mais il est (à 4 p. 100) très irritant. Les solutions alcalines de l'acide α seul usité, détruisent le *Staphylococcus pyogenes aureus* en deux ou trois heures.

Cet acide, très peu soluble dans l'eau (1/30,000), est plus soluble en présence des substances alcalines. Avec le borax ou le phosphate de soude qui ont une réaction alcaline, on obtient des solutions de 4 p. 100. Il est soluble à 16 p. 100 dans l'alcool.

En raison de l'irritation qu'il produit, on ne doit l'employer qu'à dose très diluée ou en capsules. On en a préparé une ouate antiseptique, une pommade et un collodion, mais jusqu'ici il est peu usité.

Composés aromatiques contenant CO : Coumarine.

Les composés de ce type, désignés sous les noms de *kétones*, *quinones*, etc., sont peu usités en médecine. Tels sont la *benzophénone*, le *diphényl*, etc. La *coumarine* est le seul qui doive nous arrêter ici.

La *coumarine*, retirée de la *fève tonka*, est une huile essentielle odorante, voisine par ses propriétés de l'acide benzoïque et insoluble dans l'eau. On s'en sert surtout pour masquer l'odeur de l'iodoforme, mais son prix élevé en restreint beaucoup l'usage. C'est d'ailleurs un bon antiseptique, analogue à l'acide benzoïque.

Composés aromatiques du groupe Naphtyl.
ou Naphtols.

Comme nous l'avons dit précédemment, les *naphtols*, ou phénols renfermant le groupe *naphtyl* ($C^{10}H^7$), sont les meilleurs antiseptiques de cette série. Leur pouvoir est environ *une fois* plus énergique que celui des phénols du groupe *phényl* (C^6H^5). L'expérience clinique est d'accord avec ces données théoriques, et les naphtols sont actuellement préférés aux phénols en thérapeutique.

Naphtaline.

La *naphtaline* ($C^{10}H^8$), hydrocarbure dérivé de la benzine, est comme elle un des produits de la distillation du goudron de houille. Pure, elle est en lames brillantes, fusibles à 79°, se sublimant à une température peu élevée et distillant avec la vapeur d'eau bouillante ; insoluble dans l'eau, assez soluble dans l'alcool, très soluble dans l'éther. Elle brûle avec une flamme fuligineuse.

La naphtaline est un bon antiseptique qui a l'avantage d'être peu toxique. On l'a employée avec succès pour l'antisepsie intestinale, mais on lui préfère aujourd'hui le naphtol et le bétol.

Ses propriétés donnent l'explication des bons effets obtenus, dans la coqueluche, par le traitement empirique consistant à faire séjourner les enfants atteints de cette affection dans les chambres d'épuration des usines à gaz, dont l'atmosphère est saturée de naphtaline. Ce mode de traitement a été remis en honneur par M. Garnier, qui, pour le rendre plus méthodique, substitue à ces inhalations, nécessitant le déplacement des jeunes malades, des inhalations faites à domicile et dans la chambre même où se tient l'enfant, au moyen de *trochisques* contenant de la naphtaline et que l'on brûle sur une assiette. On pourrait l'employer aussi sous forme de *spray*, mélangée à la vapeur d'eau, grâce à sa sublimation facile à une température voisine de 90°.

Naphtols.

Il existe deux dérivés isomères de la naphtaline, qui sous les noms de *naphtol* α et *naphtol* β, ont tous deux la formule : $C^{10}H^8O$, et sont les phénols de la naphtaline.

Le naphtol α est cristallisé, fusible à 94°, presque insoluble dans l'eau (0,20 p. 1000) soluble dans l'alcool, l'éther, la glycérine, la benzine, les huiles, l'eau boriquée. C'est un bon antiseptique, supérieur, d'après Maximovitch, à son isomère, bien que moins toxique. C'est cependant ce dernier qui, jusqu'à présent, a été presque seul utilisé en thérapeutique.

Le *naphtol* β est cristallisé en lames brillantes, parfois un peu rosées, inodores, fusibles à 112°, présentant la même solubilité que son isomère. C'est celui dont on se sert le plus habituellement à l'intérieur comme à l'extérieur.

C'est un antiseptique puissant préférable à la naphtaline parce qu'il n'a pas d'odeur et ne donne pas, comme celle-ci, des renvois odorants très désagréables pour les malades; en outre, il est moins toxique, comme l'indique le tableau suivant :

	Naphtol β	Naphtaline
Équivalent antiseptique. . . .	0,40	1,51
— toxique	3,80	3,40
— thérapeutique . . .	1,10	1,00

On emploie à l'intérieur la poudre de naphtol en cachets, afin d'éviter l'action irritante sur les premières voies, à la dose de 1 gr. 50 par jour dans la fièvre typhoïde (BOUCHARD). On peut aller jusqu'à 4 et 6 grammes sans accidents. Chaque cachet contient ordinairement 0 gr. 50 On peut aussi se servir d'eau naphtolée. — A l'extérieur on se sert d'alcool naphtolé (3 à 5 p. 100), de la poudre de naphtol, de la pommade naphtolée, d'huile naphtolée, etc.

Naphtol camphré et sulforiciné.

Les préparations désignées sous ce nom sont de simples mélanges qui facilitent l'emploi du naphtol, et non des composés définis. On les emploie pour le pansement des plaies et surtout dans le traitement de l'angine diphtéritique.

Les deux naphtols se mélangent facilement au camphre, comme nous l'avons indiqué ci-dessus.

Ce mélange s'obtient à une température peu élevée (40°).

Le *naphtol camphré* est un liquide huileux ou sirupeux que l'on emploie en badigeonnages sur la région malade.

Il donne d'excellents résultats dans l'angine diphtéritique; mais, comme l'application de ce topique est douloureuse, il est d'un emploi difficile, surtout chez des enfants. Pour éluder cet inconvénient, on ajoute un peu de cocaïne au mélange ou bien on badigeonne au préalable avec une solution de cocaïne à 2 p. 100. Ce topique a donné des résultats encore plus marqués dans la tuberculose buccale (FERNET), le coryza et la furonculose.

Le *naphtol sulforiciné* a sur le naphtol camphré l'avantage d'être presque indolore, parce que la présence de l'*acide sulforicinique* ou du *sulforicinate de soude* empêche l'action caustique du naphtol (BERLIOZ, GRANCHER). On se sert d'une solution de 10 grammes de naphtol pour 90 grammes de sulforicinate de soude. C'est un liquide sirupeux ou huileux très épais, jaune foncé, à odeur presque nulle, à saveur peu marquée d'huile de ricin, très adhérent à la peau et aux muqueuses. On l'applique en badigeonnages sur les fausses membranes, comme le naphtol camphré (Voir plus loin : *Acide sulforicinique*).

Bétol et Benzonaphtol.

Le *bétol* est un *salicylate* du *naphtol* β obtenu par l'action directe des deux composés : il est cristallisé, blanc, inodore, insipide, insoluble dans l'eau. Comme sa composition l'indique, son pouvoir antiseptique doit être supérieur à celui du naphtol.

C'est un bon antiseptique, qui paraît moins irritant que le naphtol, surtout à l'intérieur. On peut l'employer à la place du naphtol et aux mêmes doses, surtout dans les circonstances où il y a indication d'administrer l'acide salicylique. On le donne en cachets à la dose de 0 gr. 50.

Le *benzonaphtol*, ou *benzoate de naphtol*, peut lui être substitué, avec les indications spéciales de l'acide benzoïque et des benzoates.

Hydronaphtol.

Ce corps ($C^{10}H^9O^2$) est le résultat de l'oxydation du naphtol β, dont il diffère par l'incorporation du groupe OH. Il est plus insoluble que le naphtol et s'administre à dose plus faible.

A l'intérieur, on le donne à la dose de 0 gr. 10 à 0 gr. 30.

— A l'extérieur une solution dans l'alcool et la glycérine (1 p. 9 d'alcool absolu et 90 de glycérine) est diluée dans 3/4 d'eau et donne encore des effets antiseptiques énergiques dans le traitement des affections parasitaires de la peau.

Microcidine.

On désigne sous ce nom un mélange de naphtolate de soude et de composés naphtoliques et phénoliques qui présente l'avantage d'être soluble dans trois fois son poids d'eau. Les solutions concentrées sont brunâtres, les solutions faibles presque incolores (BERLIOZ).

Le pouvoir antiseptique de ce mélange est inférieur à celui du naphtol et à plus forte raison à celui du sublimé, mais dix fois supérieur à celui de l'acide phénique. Par contre, l'équivalent toxique est bien inférieur à celui du naphtol et surtout du sublimé.

La solution aqueuse à 3 p. 100 a été employée pour l'usage externe (POLAILLON), et à 4 p. 1000 en obstétrique (TARNIER) et pour le traitement des angines (LÉON DAVID).

Composés aromatiques sulfurés et iodés.

Dans ces composés organiques, l'action du soufre, et quelquefois de l'iode, s'ajoute à celle du composé hydrocarburé (phénol) pour augmenter l'énergie de l'antiseptique.

Tels sont l'*aseptol* (*acide sozolique*), le *sozoïodol*, le *sulfobenzoate de soude*, l'*ichthyol*, la *thiorésorcine*, l'*acide sulforicinique*, l'*essence de moutarde*, etc., composés qui ne sont pas tous bien définis et dont l'action thérapeutique n'a pas encore été suffisamment étudiée.

Aseptol.

L'*acide orthophényl sulfureux* ou *sozolique* ($C^6H^5O.SO^3H$) introduit dans la thérapeutique sous le nom d'*aseptol* par Serrant, est obtenu par l'action lente de l'acide sulfurique sur l'acide phénique. Il est cristallisé, déliquescent, soluble en toute proportion dans l'eau, l'alcool, la glycérine. Il est plus acide et moins caustique que l'acide phénique, donnant avec les bases des sels cristallisables.

D'après Serrant et Annesseux, c'est un antiseptique énergique, moins toxique que les acides phénique et salicylique. Son pouvoir antiseptique serait dû surtout à la propriété qu'il possède de saturer les bases ammoniacales. — Jusqu'ici il est peu usité.

Sozoïodol.

Ce composé à la fois sulfuré et iodé est l'*acide iodoparaphénylsulfurique* ($C^6H^4SO^4I^2$) des chimistes, qui se combine à la soude et à la potasse pour donner un sel soluble dans le premier cas, peu soluble dans le second; au mercure, au zinc, à l'aluminium, etc. C'est un bactéricide énergique que l'on a proposé de substituer à l'iodoforme comme moins toxique et n'ayant pas d'odeur désagréable (LANGAARD, STERN, LUBBERT).

On emploie les solutions d'acide libre ou de sels de sodium et d'aluminium à 2 ou 3 p. 100, le sozoïodol de zinc en poudre ou en solution glycérinée, la gaze et la ouate au sozoïodol, le sozoïodol de mercure, etc. — Ces préparations, bien que très variées, sont encore peu usitées.

Sulfobenzoate de soude.

Ce sel a été proposé par Ed. Heckel pour le pansement des plaies. Il s'emploie en poudre ou en solution aqueuse (4 à 8 grammes pour 1 litre).

Acide sulforicinique.

Cet acide est surtout employé, ainsi que ses sels (sulforicinates), comme dissolvant et excipient, sous le nom de *dissolvant universel, sulfoléine, acide sulfoléïque*, etc.

Il résulte de l'action de l'acide sulfurique sur l'huile de ricin; mais c'est le *sulforicinate de soude* qui est surtout employé. C'est un liquide sirupeux très épais, transparent, jaune foncé, donnant au toucher une sensation huileuse, et très adhérent à la peau. Son odeur est presque nulle; sa saveur peu marquée rappelle cependant l'huile de ricin, mais ne produit sur la langue aucune sensation désagréable ou piquante. Il donne avec l'eau des émulsions très stables et blanchâtres (BERLIOZ).

Il a surtout été employé pour dissoudre un grand nombre d'antiseptiques peu solubles dans l'eau, tels que l'acide phénique (phénol), la créosote et les crésols, le salol et le naphtol. Nous avons déjà signalé cette préparation. Ces solutions se font à chaud et deviennent transparentes au bout d'un certain temps, sauf celle du naphtol, qui reste trouble.

On mélange 40, 30 ou 20 grammes de phénol, 10 de naphtol, 15 de créozote ou de salol, avec 60, 90, 85 grammes de sulforicinate, de manière à obtenir 100 grammes de mélange que l'on applique en badigeonnages avec un pinceau de feutre, de charpie ou d'ouate. Ce topique présente, à froid, la consistance d'une pommade.

M. Grancher se loue beaucoup de la solution phéniquée sulforicinée (à 30 p. 100) qu'il emploie actuellement dans le traitement de la diphtérie et qui est presque incolore. Il est probable que le naphtol sulforiciné serait encore plus actif (voir ci-dessus *naphtols*).

Ichthyol.

On désigne sous ce nom une sorte de goudron minéral obtenu en distillant des schistes du Tyrol autrichien, qui renferment une grande quantité d'inclusions de poissons fossiles présentant encore des restes de matières organiques bitumineuses et contenant du soufre (15 p. 100). C'est donc un produit mal défini, et dont il est difficile d'apprécier la valeur comme antiseptique.

L'ichthyol du commerce est un liquide sirupeux noir-brun se mélangeant à l'eau et soluble dans l'alcool et l'éther additionnés de benzol. Outre l'ichthyol en nature, on distingue le sulfo-ichtyolate d'ammoniaque, qui est préféré pour l'usage thérapeutique.

Préconisé d'abord par Unna dans le traitement des maladies de la peau, ce médicament a été vanté par Freund comme d'un emploi excellent en gynécologie, spécialement dans le traitement des métrites et salpyngites chroniques. Cet auteur le prescrit à l'intérieur (en pilules) et à l'extérieur en badigeonnages et en tampons (dissous ou dilué dans la glycérine). — Koster l'a employé avec succès dans la blennorragie et la cystite qui accompagne cette affection; Gadde, dans la néphrite, le diabète, les maladies de la peau, etc.

D'autre part, Bouchareff le considère comme un antiseptique nul ou médiocre, donnant des renvois fort désagréables quand on le prend à l'intérieur. — Jusqu'à ce que ce produit soit mieux défini ou qu'on en ait extrait le principe actif, on devra donc être très réservé dans son emploi à l'intérieur, et le réserver pour l'antisepsie locale.

Thiorésorcine.

Ce produit sulfuré de la résorcine est d'un jaune pâle, presque insoluble dans l'eau, peu soluble dans l'alcool, mais ses sels se dissolvent bien dans l'eau. C'est un antiseptique jusqu'ici peu employé.

Composés aromatiques contenant AzO^2.

Ces composés sont tous antiseptiques, mais plus faiblement que ceux renfermant les groupes OH ou surtout COOH. Nous avons vu, en effet, que l'azote diminue beaucoup le pouvoir bactéricide que les deux O auraient donné à la substance. D'ailleurs le pouvoir antiseptique est en rapport avec le nombre des groupes AzO^2 que la substance renferme : ainsi la *nitrobenzine* ($C^6H^5AzO^2$) est moins antiseptique que l'acide *picrique* ($C^6H^3O.\,3\,AzO^2$) — (ROTTENSTEIN et BOURCART).

Nitrobenzine ou Essence de mirbane.

Ce composé ($C^6H^5AzO^2$) est un liquide jaunâtre, d'une saveur douce, d'une odeur agréable d'amandes amères, employé dans la parfumerie.

Miquel le classe parmi les substances *fortement* antiseptiques (équivalent : 2 gr. 60); mais il ne faut pas oublier qu'il est toxique, ce qui ne permet pas de l'employer à l'intérieur.

Essence d'amandes amères.

On désigne sous ce nom une combinaison peu stable d'aldéhyde benzoïque et d'acide cyanhydrique, qui est usitée en médecine (surtout sous forme d'*eau distillée* d'amandes amères ou d'huile essentielle), à l'intérieur et à l'extérieur. Son pouvoir antiseptique est moindre que celui de l'essence de mirbane (équivalent : 3 grammes). Elle est également toxique : à l'intérieur on ne peut dépasser la dose de 1 à 5 centigrammes d'huile purifiée, ou 1 à 10 grammes d'eau distillée.

Acide picrique.

Cet acide (C^6H^3O. $3AzO^2$), appelé aussi *trinitrophénol*, possède une saveur acide et amère prononcée, est peu soluble dans l'eau à froid (1/80) soluble dans l'alcool et l'éther. Il cristallise en aiguilles jaune citron. Par la chaleur il détonne, et ses sels (picrates) détonnent également, ce qui restreint beaucoup ses usages en médecine.

C'est un antiseptique inférieur à l'acide benzoïque (son équivalent est 1 gr. 30, d'après Miquel). Il est inusité.

Acide benzoïlamidophénylacétique.

Cet acide, cristallisé, blanc, donne des sels alcalins solubles. Il a été préconisé pour l'antisepsie intestinale aux mêmes doses que le naphtol, sur lequel il a l'avantage de la solubilité. Il n'est pas toxique.

Sulfaminol.

Ce corps est une poudre jaune, inodore, insoluble, que l'on a essayé de substituer à l'iodoforme. C'est un mauvais médicament, actuellement inusité.

Essence de moutarde.

Cette essence est du *sulfocyanate d'allyle* (C^3H^5CSAz). Elle a été préconisée par Koch comme un antiseptique puissant, tuant les bacilles et leurs spores quand elle est à l'état de vapeurs. Si l'on met une goutte d'essence de moutarde dans le fond d'une cloche qui couvre une culture de bacilles du choléra, ceux-ci ne se développent plus et sont tués en vingt-quatre heures (BABES). D'après Jalan de la Croix, son pouvoir antiseptique est supérieur à celui de l'acide benzoïque.

Aseptine, Antifébrine ou Acétanilide, Exalgine, etc.

L'*acétanilide* ($C^8 H^9 AzO$), ou *antifébrine* des pharmacies, et l'*exalgine* ou *méthyl-acétanilide* doivent également être considérés comme antiseptiques.

L'*aseptine*, ou *monobromacétanilide*, est un bactéricide énergique qui n'entraverait pas l'action des ferments non figurés.

L'*acide aseptinique*, liquide, soluble dans l'eau, serait, d'après Linde, un antiseptique non toxique supérieur à l'iodoforme. On s'en sert en solution à 5 p. 100 pour le pansement des plaies et on en prépare une gaze aseptique.

§ 3. — ALCALOÏDES

Nous traiterons ici de l'*antipyrine* et de la *quinine*, qui sont les seuls alcaloïdes qui nous intéressent au point de vue de l'antisepsie. Rappelons que beaucoup de ces composés paraissent dériver d'un noyau basique appelé *pyridine* ($C^5 H^5 Az$).

Antipyrine ou Analgésine.

Le corps qu'on désigne sous ce nom est la *dioxyméthyl-quinizine* ($C^{11} H^{12} Az^2$) des chimistes, employée surtout en médecine comme hypnotique (analgésique) et eusthénique (hypothermique). Cependant ses propriétés antiseptiques sont incontestables et ont été mises récemment en lumière par M. F. Visbecq[1] d'après la pratique de l'école

I. J. VISBECQ, *Recherches expérimentales sur l'action anti-fermentescible et microbicide de l'antipyrine* (Thèse de Lyon, 1892). Voyez aussi *Nouvelles médicales*, février 1892, p. 217.

de Lyon. L'antipyrine présenterait cette particularité remarquable d'*agir surtout sur les toxines* sécrétées par les microbes végétaux. Elle n'agirait pas dans les fièvres de marais. — L'antipyrine présente l'avantage d'être bien soluble dans l'eau. Elle a été préconisée récemment par M. Vianna, d'après des expériences de laboratoire, comme un antiseptique à opposer au bacille diphtéritique.

Quinine.

La quinine ($C^{20}H^{24}Az^2O^2$) est, comme on sait, le principe actif du quinquina. Ses sels sont surtout employés en médecine pour combattre les fièvres de marais, *malaria,* ou fièvres intermittentes ; mais on sait qu'ils réussissent également contre beaucoup d'autres affections à forme intermittente et même contre les affections rhumatismales.

On sait que la *malaria* est causée par la présence dans le sang d'un microorganisme qui n'est pas une bactérie, mais un protozoaire de la classe des *Sporozoaires* et du groupe des *Coccidies*. Bien que les sels de quinine soient presque exclusivement employés pour combattre ce parasite, il est bien probable que beaucoup d'autres antiseptiques, parmi ceux que nous avons étudiés précédemment, réussiraient également dans le traitement des fièvres de marais. Mais on n'a pas encore fait d'expériences décisives pour résoudre ce point de thérapeutique.

Par contre, on sait d'une façon certaine que les préparations de quinine sont également des bactéricides d'une certaine valeur. D'après Miquel, le bromhydrate de quinine doit être classé parmi les substances *modérément* antiseptiques (équivalent : 5 gr. 50). — D'après Marcus et Pinet, le chlorhydrate de quinine à la dose de 0 gr. 45 s'oppose au développement des bactéries de la putréfaction ; à la dose de 4 gr. 50 seulement, il arrête leur prolifération. — La quinine est probablement plus active sur les microbes du groupe des protozoaires, mais on n'a pas encore fait d'expériences précises à ce sujet, par la raison que l'on n'a pas encore obtenu de culture artificielle du microbe de la malaria.

D'après ce que nous savons maintenant de l'action antiseptique des divers acides, il n'est pas indifférent de se servir du sulfate, du chlorhydrate, du bromhydrate ou du salicylate de quinine. Ce dernier doit être le plus actif, en raison de l'équivalent élevé de l'acide salicylique.

Le *salicylate de quinine* présente l'avantage d'être soluble dans 900 parties d'eau. Le salicylate basique renferme 68, 79 p. 100 de quinine. Le salicylate neutre contient 54 p. 100 du même alcaloïde.

Le *lactate basique de quinine*, soluble dans 12 parties d'eau, contient 72,6 p. 100 de quinine, et le sel neutre, soluble dans 3 d'eau, 60 p. 100 d'alcaloïde.

Le *citrate*, le *ferrocyanhydrate*, l'*arséniate* et l'*iodure d'iodhydrate de quinine* sont assez rarement employés.

Le *bromhydrate de quinine* basique est soluble dans 60 parties d'eau et contient 85,5; — le sel neutre est soluble dans 7 parties d'eau et contient 75 p. 100 de quinine. Après le salicylate, c'est probablement le plus actif des sels de quinine comme antiseptique.

Le *chlorhydrate de quinine* basique, soluble dans 25 parties d'eau, contient 83,6 p. 100 d'alcaloïde. Il est donc plus actif que le sulfate et préférable (DUJARDIN-BEAUMETZ).

Le *sulfate de quinine basique*, très peu soluble dans l'eau (dans 6,80 parties) contient 74,3 p. 100 de quinine. — Le *sulfate neutre*, au contraire, est soluble dans 11 parties d'eau, mais ne contient que 59,12 p. 100 de quinine ; on devra cependant le préférer toutes les fois qu'il s'agira de solutions qui ne peuvent s'obtenir avec le sel basique que par l'addition d'acide sulfurique ou d'eau de Rabel.

Cinchonine, Antiseptol.

Les sels de cinchonine sont des succédanés des sels de quinine, mais ont une action plus faible. Nous mentionnerons seulement le suivant, qui est un antiseptique.

L'*antiseptol* ou *iodosulfate de cinchonine* est une poudre impalpable de couleur brun-rouge comme le kermès, inodore, insoluble dans l'eau, soluble dans le chloroforme et l'alcool. On peut le préparer extemporanément en versant une solution d'iodure de potassium ioduré dans une solution de sulfate de cinchonine, lavant puis faisant sécher le précipité (Yvon).

Cette poudre pourrait remplacer l'iodoforme et serait aussi active que lui : cette action paraît justifiée par la composition de ce corps, qui renferme 50 pour 100 d'iode. — Il y aura lieu d'étudier comparativement l'antiseptol et les aristols (ou iodothymols).

Résumé et Conclusions : appréciation critique de la valeur relative des antiseptiques.

Après avoir passé rapidement en revue les nombreux antiseptiques que nous fournit actuellement l'arsenal thérapeutique, il convient de faire un choix parmi ces médicaments. Chacun d'eux peut présenter des avantages suivant les indications de la maladie et les propriétés particulières de l'antiseptique (solubilité ou insolubilité, etc.).

Pour l'*antisepsie externe*, le pansement des plaies et des cavités naturelles, le *sublimé* et les autres préparations mercurielles occupent le premier rang et le conserveront, probablement, longtemps encore. Près du sublimé vient se placer le *nitrate d'argent*, généralement préféré pour le traitement des maladies des yeux. — L'*acide phénique*, après avoir joui d'une grande vogue, est presque abandonné aujourd'hui, et personne ne le regrettera. — Après le sublimé, l'*iodoforme* est la substance la plus usitée pour le pansement des plaies et des surfaces en suppuration, et c'est en effet un excellent médicament qui n'a contre lui que son odeur, singulièrement désagréable, pénétrante et tenace. Réservant l'iodoforme pour les cas les plus graves, le médecin pourra dans la plupart des cas lui substituer l'*iodol*, l'*aristol*, le *dermatol*, l'*antiseptol* et surtout le *salol*, qui convient parfaitement toutes les fois que l'on peut obtenir la réunion par première intention. — La *créosote* rendra enfin des services dans le pansement des plaies de mauvaise nature.

Pour l'*antisepsie locale*, notamment dans la bouche et la gorge, le sublimé ne doit être employé qu'avec la plus grande réserve. On pourra se servir du *bromol* et surtout du *naphtol camphré* ou mieux *sulforiciné*, qui paraît être actuellement le corps le plus recommandable pour le traitement des angines infectieuses et pseudo-membraneuses.

L'*antisepsie du canal intestinal* dans les dyspepsies, les entérites et dans la fièvre typhoïde, s'obtient d'une manière suffisante à l'aide d'antiseptiques insolubles ou peu solubles administrés en poudre : le *naphtol*, le *bétol* et le *benzonapthol* associés ou non au *salicylate de bismuth* sont ceux que l'on préfère aujourd'hui.

L'*antisepsie générale* ou *interne* est moins avancée que l'antisepsie locale. Cependant le *salol*, plus puissant que l'acide salicylique, a déjà été utilisé dans le traitement du rhumatisme et des affections analogues. L'*antipyrine* agit de la même manière, mais c'est un antiseptique plus faible. Les sels de *quinine* (*bromhydrate* et *salicylate*) conviennent pour le traitement des infections malariques. Le *naphtol* et le *bétol* ont aussi une action générale en outre de leur action locale sur le tube digestif, et présentent l'avantage d'être très peu toxiques : ainsi « 1000 grammes de matière vivante peuvent supporter 0 gr. 13 de naphtol α qui stérilisent 1084 grammes ? » (Bouchard). Les injections hypodermiques ou parenchymateuses de substances antiseptiques sont encore peu employées, bien qu'on puisse prévoir les services qu'on en devra retirer par la suite. Cependant la *créosote* en injections sous-cutanées a donné des résultats remarquables dans le traitement de la tuberculose. Ce médicament doit probablement ses effets curatifs à la propriété qu'il possède d'être éliminé, sous forme gazeuse, par les poumons, plutôt qu'à une action réellement *spécifique* sur le bacille de la tuberculose.

Les *essences*, qui sont des antiseptiques puissants et très diffusibles, n'ont pas encore trouvé, en clinique, les applications qu'il est permis d'en attendre, surtout pour l'antisepsie générale.

Il en est de même des mélanges de plusieurs substances antiseptiques qui, conformément à la loi de Bouchard, *n'augmentent pas leur pouvoir toxique, tout en additionnant leur pouvoir antiseptique*. Nous avons déjà vu le parti que l'on a tiré du *naphtol sulforiciné* : c'est par des artifices de ce genre que l'on rendra l'emploi de certains antiseptiques de plus en plus pratique.

En résumé, les antiseptiques simples empruntés à la chimie minérale, ou les antiseptiques mixtes tels que l'iodoforme, conviennent ou suffisent pour l'antisepsie externe ou locale. Les antiseptiques complexes, empruntés à la chimie organique, conviennent au contraire beaucoup mieux pour l'antisepsie interne : nous avons vu que ces composés sont peu toxiques et d'autant plus anti-septiques que leur mollécule (toutes choses égales d'ailleurs) est plus compliquée. C'est à cette complication même qu'ils doivent, suivant l'expression de M. Bouchard, d'être, comme le naphtol, « plus nuisibles pour la cellule végétale parasitaire que pour la cellule animale ». C'est parmi ces composés de la série aromatique et surtout parmi les essences, qu'il convient de chercher de nouveaux antiseptiques propres à réaliser l'antisepsie générale sans danger pour l'organisme.

DEUXIÈME PARTIE

TRAITEMENT ANTISEPTIQUE DES MALADIES
QUI SONT DU RESSORT DE LA PATHOLOGIE INTERNE

Plan et Division.

Dans cette seconde partie, nous avons l'intention d'indiquer, en traitant de chaque maladie en particulier, les méthodes de traitement et les formules qui se rattachent à la thérapeutique antiseptique de ces maladies. Passant légèrement sur les méthodes aujourd'hui abandonnées ou qui ne paraissent donner que des résultats incertains, nous nous attacherons surtout à faire connaître les procédés qui donnent les meilleurs résultats, et particulièrement ceux qui sont actuellement préférés par nos maîtres des hôpitaux de Paris et ceux qu'ils emploient dans leur pratique journalière.

Il va sans dire, — et ceci est sous-entendu une fois pour toutes, — que le *traitement antiseptique* doit être corroboré, suivant les indications, par le *traitement eusthénique* et par le *traitement hypnotique*, conformément à la division des médicaments en trois grandes classes que nous avons précédemment indiquée. En règle générale, nous ne nous occuperons ici que du traitement antiseptique proprement dit.

Nous étudierons les maladies dans l'ordre suivant:

1º Appareil respiratoire (bouche, pharynx, larynx, bronches, poumon, plèvre);

2º Appareil digestif (estomac, intestin, foie, péritoine);
3º Appareil circulatoire (péricarde, endocarde, myocarde, vaisseaux sanguins);
4º Appareil urinaire et génital de l'homme et de la femme;
5º Appareil locomoteur et système nerveux;
6º Maladies générales;
7º Maladies de la peau.

Bien qu'il n'entre pas dans le plan de cet ouvrage de traiter de l'antisepsie chirurgicale, nous indiquerons brièvement les principaux traitements antiseptiques applicables aux maladies suivantes:

8º Maladies des yeux;
9º Maladies du nez, de la gorge et des oreilles;
10º Antisepsie des accouchements et gynécologie en général

CHAPITRE PREMIER

TRAITEMENT ANTISEPTIQUE DES MALADIES DE L'APPAREIL RESPIRATOIRE

Stomatites.

On rattache généralement les *stomatites* aux maladies de l'appareil digestif; mais l'antisepsie de la bouche est d'une telle importance au point de vue des maladies de l'appareil respiratoire (angines, laryngites, bronchites, pneumonie), et celles-ci se compliquent si souvent de stomatites, qu'il nous a paru utile de placer le traitement de ces affections au début de cette étude.

On sait qu'un très grand nombre de microbes vivent, en plus ou moins grande abondance, dans la bouche de l'homme même jouissant de la santé la plus parfaite[1]. En 1883, Rasmussen signalait déjà treize espèces dans la salive de l'homme sain; plusieurs (*Leptothrix*, *Penicillium*, *Mucor*) ne sont pas de véritables bactéries, mais des champignons inférieurs. M. Vignal, en 1886, signale pour la première fois des microbes pathogènes tels que ceux du pus (*Staphylococcus pyogenes aureus*), ceux de la pneumonie, etc. En un mot, on y trouve, tout au moins à l'état d'échantillons plus ou moins rares suivant les circonstances, tous les microbes producteurs de maladies, depuis celui de la diphtérie jusqu'à celui de la fièvre typhoïde[2]. A cette liste

1. TH. DAVID, *Les microbes de la Bouche*, Paris, 1890.
2. Voyez à ce sujet un résumé de M. NETTER dans la *Revue d'hygiène*, 1889, p. 501.

déjà longue, il faut ajouter les microbes de la *carie dentaire* : pour ces derniers et pour les maladies qu'ils produisent, nous renvoyons à la monographie de M. David précédemment indiquée.

Quant aux soins prophylactiques que réclame un tel état de choses, nous en traiterons dans la troisième partie (*Hygiène antiseptique*). Il ne sera question ici que des stomatites proprement dites.

Au point de vue du diagnostic étiologique de ces stomatites, il importe tout d'abord de savoir si la salive est *acide* ou *alcaline*, car la constatation de ce fait donne des indications précieuses pour le choix d'un antiseptique. On sait que la salive mixte (formée par le mélange des liquides fournis par les trois paires de glandes) est normalement *légèrement alcaline* (A. GAUTIER). Lorsqu'elle séjourne trop longtemps dans la bouche, comme c'est le cas dans la plupart des maladies fébriles, où le malade se nourrit mal, elle subit, surtout sous l'influence de l'hyperthermie de l'organisme, la décomposition ammoniacale. Au contraire, elle devient acide lorsqu'elle contient en excès des cellules d'épithélium (GAUTIER).

On sait, d'autre part, que les champignons inférieurs (*Saccharomyces albicans*, muguet), se développent dans un milieu acide ; les bactéries, au contraire, ou microbes proprement dits, ne peuvent prospérer que dans un milieu alcalin.

Le traitement devra donc être bien différent suivant que l'on a affaire à une stomatite causée par le *muguet* ou par des bactéries. Dans le premier cas, les eaux alcalines conviendront ; — dans le second, au contraire, les acides seront indiqués.

Il est toujours facile de s'assurer du plus ou moins d'alcalinité de la salive d'un malade en se servant du papier de tournesol, et faisant, pour plus de certitude, une expérience comparative sur sa propre salive considérée comme normale. Au besoin, l'examen microscopique de la salive du malade servira de contrôle en donnant des indications plus précises.

Muguet. — Affection produite, comme nous venons de le dire, par le *Saccharomyces albicans* et qui s'accompagne toujours d'une abondante desquamation d'épithélium. La salive est acide.

Les *eaux de Vichy (Célestins)*, qui sont alcalines, suffisent dans les cas légers, employées en gargarisme et en boisson. Dans les cas plus graves, on emploiera un des collutoires suivants :

Borax.	**4 gr.**
Sirop de mûres.	**30 gr.**

Pour toucher avec un pinceau (HANOT).

Amidon	} àà **4 gr.**
Borax.	
Glycérine pure.	**20 gr.**

Même mode d'emploi (G. SÉE).

Acide borique.	**10 gr.**
Glycérine.	**50 gr.**

Pour badigeonnages (DESCROIZILLES).

L'emploi de l'acide borique, qui peut paraître paradoxal dans ce cas, s'explique par ce fait que ce composé est un acide très faible, ne donnant au tournesol que la réaction *rouge vineux*[1].

Chlorure de zinc.	**1 gr.**
Eau alcoolisée.	**1 litre.**

La dose de l'antiseptique pourra être portée chez l'adulte à 4 grammes (J. SIMON). — On peut employer le sublimé sous forme de *solution de Van Swieten* (VIDAL), appliquée avec un pinceau sur les points malades.

Dans toutes les stomatites, on se trouve bien d'irrigations fréquentes (toutes les 2 heures) avec de l'*eau oxygénée* ou de l'eau additionnée d'un liquide aromatique (Eau

---

1. M. AUDRY a montré (*Revue de Médecine*, juillet 1887) que le *Saccharomyces* se développe également dans un milieu (artificiel) *neutre* ou *alcalin*, mais le parasite rend le milieu acide en s'y multipliant.

de Botot, etc.), suivant la méthode que nous indiquerons en parlant des angines diphtéritiques.

Stomatite symptomatique des fièvres graves. — Dans la fièvre typhoïde et les autres fièvres de longue durée qui s'accompagnent d'un état fuligineux de la bouche, des lèvres et des dents, on pourra se servir du collutoire suivant :

> Acide borique. . . . .   1 gr.
> Chlorate de potasse.. . . . .   0 gr. 75
> Jus de citron.. . . . .   15 gr.
> Glycérine.. . . . .   10 gr.

(Indiqué par *Brit. Med. Journal*).

Stomatite aphteuse. — Cette affection est considérée comme produite par le même microbe que la *fièvre aphteuse épizootique* de l'espèce bovine (TH. DAVID), bactérie décrite sous le nom de *Streptococcus aphticola* (TRÉVISAN).

M. Hirtz, tout en n'admettant pas la nature microbienne de l'affection, l'a traitée par le *salicylate de soude* employé en solution concentrée (20 p. 100), pour faire des badigeonnages de la bouche et du larynx que l'on renouvellera toutes les deux heures, surtout après les repas. On calmera les douleurs excessives de la période ulcéreuse en interposant entre les muqueuses gingivale et buccale de petits tampons d'ouate hydrophile, imbibés du mélange suivant :

> Salicylate de soude. . . . .   1 gr.
> Chlorhydrate de cocaïne . . . .   2 gr.
> Eau distillée. . . . .   100 gr.

A l'intérieur on pratiquera l'antisepsie intestinale avec :

> Salicylate de bismuth. . . . . }
> Naphtol. . . . . } ââ 2 gr.

A prendre en 24 heures (en 4 cachets).

Stomatite ulcéro-membraneuse. — M. Bergeron, qui a montré que cette affection était spécifique, épidémique et contagieuse, considère le *chlorate de potasse* ou *de soude* comme le meilleur remède à lui appliquer.

La formule suivante a été donnée par M. Jaccoud :

Chlorate de potasse....................	6 gr.
Alcoolature de cochléaria	30 gr.
Sirop de quinquina	60 gr.
Décoction de quinquina...............	250 gr.

Pour gargarisme.

Les applications de *chlorure de chaux sec* (Hutinel), de *sulfate de zinc* (1 p. 20 d'eau), de *sulfate de cuivre* (0,50 p. 20) dans les cas rebelles (Henoch), et les irrigations au *permanganate de potasse* et à l'*acide salicylique* étendus sont employées par ce dernier lorsque l'affection prend une forme nécrosique.

Dans la *forme simplement ulcéreuse*, M. J. Simon prescrit :

Alcoolature de cochléaria	10 gr.
Teinture de quinquina..............	8 gr.
— de cachou.	4 gr.
— de benjoin	2 gr.
Eau de Botot	200 gr.

Une à deux cuillerées à bouche dans un verre d'eau
pour gargarisme.

On peut encore employer la formule suivante, d'après M. Comby :

Borax (ou chlor. de potasse).	2 gr.
Sirop de mûres (ou miel rosat) . .	} aa 10 gr.
Glycérine	

Pour collutoire.

Barié indique la formule suivante :

Acide salicylique................	2 gr.
Glycérine.	20 gr.

En collutoire pour toucher les ulcérations.

Stomatite mercurielle. — On suspend le traitement mercuriel, et l'on donne le chlorate de potasse ou le dentifrice suivant (Panas) comme antiseptique astringent :

Tanin	2 gr.
Alun......................	1 gr.
Essence de menthe.............	q. s.
Poudre de cachou.	} aa 15 gr.
— de quinquina jaune.	

Dans les cas plus graves, RICORD prescrivait des attouchements légers des gencives avec l'*acide chlorhydrique* plus ou moins dilué. Enfin, quelque paradoxal que cela paraisse, le sublimé en collutoire réussit très bien suivant la formule suivante (DE RIENZI ERRICO) :

Sublimé . . . .   0 gr. 25 centigr.
Eau distillée . . . .   1000 gr.
Pour collutoire à employer en 48 heures.

La fétidité de l'haleine disparaît rapidement et les symptômes inflammatoires s'amendent de telle sorte que la guérison est obtenue en cinq jours environ

Gangrène de la bouche ou Noma. — Cette affection parasitaire (causée par le *Streptococcus nomæ*, Trévisan, d'après Cornil et Babes) doit être combattue par l'antisepsie la plus énergique. La cautérisation avec le thermo-cautère, qui détruit le foyer microbien, est aujourd'hui préférée. On s'est servi d'une pâte épaisse de camphre. Après la chute de l'eschare, Henoch applique un tampon de ouate imbibée de vin camphré. Le *naphtol sulforiciné* pourrait être employé. Enfin on fera des irrigations avec les acides salicylique ou thymique en solution dans l'eau.

Amygdalites et Angines non diphtéritiques.

La nature microbienne, infectieuse et contagieuse de l'amygdalite (angine tonsillaire) et de la plupart des angines simples est généralement admise aujourd'hui. Les alternatives de chaud et de froid, invoquées autrefois comme causes exclusives de ces maladies, n'agissent probablement que comme causes *déterminantes*, en influençant les microbes qui se trouvent dans la bouche, ou leurs germes, *de la même manière que la succession des saisons agit sur les semences enfouies dans la terre*, c'est-à-dire en leur donnant le *coup de fouet* qui réveille leur activité, et créant en même temps dans l'organisme ce qu'on appelle l'*opportunité morbide. L'état hygrométrique de l'air* doit avoir une grande influence sur le développement des bactéries de la bouche et de la gorge, car l'on sait, depuis longtemps, combien ces microorganismes sont sensibles aux moindres variations d'humidité. Nous avons constaté récemment à Paris (février-mars 1892) qu'*un vent d'Est sec et froid soulevant beaucoup de poussière*, coïncidait avec une véritable épidémie d'amygdalites et de laryngites, d'ailleurs généralement bénignes. En effet, la nature microbienne de ces affections n'exclut pas leur évolution *cyclique*, qui s'effectue ordinairement avec les seules ressources de l'organisme. Il n'en est pas moins vrai qu'une angine simple peut, très rapidement, et d'une façon insidieuse, devenir grave par l'extension locale du parasite et du processus inflammatoire qu'il produit, lorsque le traitement antiseptique n'est pas institué dès le début.

Les microbes, probablement d'espèces multiples, qui peuvent évoluer dans l'amygdalite n'ont pas encore été complètement étudiés. Dans un cas d'amygdalite phlegmoneuse, M. Bouchard a trouvé le pus sortant de l'abcès rempli d'une énorme quantité de bacilles courts et très minces. M. Hanot a signalé le *Streptococcus septo-pyœmicus* (Biondi) dans une angine grave compliquée de pleurésie purulente.

Dans les cas semblables, l'affection peut prendre très rapidement l'allure d'une infection générale avec frissons, fièvre intense, engorgement des ganglions sous-maxillaires, urines rouges, troubles et albumineuses, arthropathies pseudo-rhumatismales, etc., ou se compliquer d'œdème de la gorge (Henrot).

Amygdalite simple. — En face d'une amygdalite simple, M. Bouchard prescrit le gargarisme suivant :

Borate de soude..	6 gr.
Teinture de benjoin	10 gr.
Infusion de feuilles de ronce	250 gr.

On peut aussi prescrire :

Acide borique..	2 à 4 gr.
Sirop de mûres	50 gr.
Eau distillée.	100 gr.

En badigeonnage, ou mélangé avec moitié eau tiède ayant bouilli, pour se gargariser toutes les deux heures.

M. Ch. Eloy[1] a donné les formules suivantes. Pour le traitement local on peut employer :

```
Salol. . . . . . . . . . . . . . . . . .   2 gr.
Alcool. . . . . . . . . . . q. s. pour dissoudre
Glycérine. . . . . . . . . . . . .   40 gr.
```

Ou mieux, le salol sulforiciné, qui séjourne plus long-temps sur les parties malades :

```
Salol. . . . . . . . . . . . . . .    5 à 10 gr.
Sulforicinate de soude. . . . . .  95 ou 90 gr.
```

Ce topique sera appliqué au moyen d'une pince entortillée d'ouate hydrophile (il a la consistance d'une pommade).

En gargarisme on emploiera l'acide salicylique (1 p. 300 d'eau), l'eau naptholée, l'eau créolinée :

```
Solution de créoline au 100e. . . ⎫
Eau chaude. . . . . . . . . . . ⎭  ââ 1 partie
```

suivie d'un gargarisme à l'eau tiède (aromatisée *ad libitum*) pour enlever la sensation de brûlure que produit la créoline.

En irrigation, l'eau salolée obtenue en ajoutant au moment même, dans un litre d'eau tiède ayant bouilli, la solution suivante :

```
Salol. . . . . . . . . . . . . . . . . . .   1 gr.
Alcool . . . . . . . . . . . . . . . . . .  50 gr.
```

Le salol, médiocrement toxique, convient bien chez les enfants.

M. Léon David[2] a préconisé récemment, dans le traitement des angines, la microcidine (*naphtolate de soude*), qui est très peu toxique et présente sur la plupart des topiques précédents l'avantage d'être soluble dans l'eau sans addition d'alcool (solution à 8 p. 1000, que l'on dédouble par addition d'eau chaude ; au besoin, solutions plus fortes, à 3 p. 1000).

1. *Revue de clinique et de thérapeutique*, et *Moniteur Thérapeutique* 4 janvier 1892, p. 3 et seq.
2. Thèse 1892 et *Journal de médecine et chirurgie pratique*, 1832, p. 264.

Les badigeonnages de teinture d'iode ou de glycérine iodée sont peu douloureux et sont considérés comme pouvant juguler la maladie (COUPARD) :

Glycérine iodée.

Iode métallique. . . . . . .   0 gr. 25 à 0 gr. 50
Iodure de potassium. . . .   3 gr.
Glycérine. . . . .   25 gr. à 30 gr.

Si l'application est douloureuse, on peut diluer en doublant la proportion de glycérine.

Comme traitement général, **M.** Gouguenheim donne le *salol* (2 à 4 grammes en 4 à 8 cachets), à prendre dans la journée, comme calmant et hypothermique. M. Dubousquet-Laborderie préconise la *quinine* et la *résorcine*; M. Bouchard, le *napthol* comme antiseptique général. Dans les cas graves on prescrira un traitement analogue à celui de la diphtérie.

Amygdalite herpétique. — Cette affection doit être également considérée comme infectieuse, et le traitement antiseptique sus-indiqué doit lui être appliqué, d'autant mieux qu'elle s'accompagne quelquefois de phlegmon amygdalien.

Angines pseudo-membraneuses diphtéroïdes. — Ces angines, qui ne diffèrent en réalité de l'angine diphtéritique que par leur bénignité relative, ont été considérées comme des formes atténuées de la diphtérie (LE GENDRE). Il est plus problable qu'elles sont dues à des microbes différents, mais provoquant pareillement la formation de fausses membranes que l'examen à l'œil nu ne permet pas, dans l'état actuel de la science, de distinguer sûrement du véritable exsudat diphtéritique. La nature moins virulente des toxines secrétées explique la bénignité relative de ces affections, mais le traitement antiseptique local de l'angine diphtéritique doit leur être appliqué avec la même rigueur, surtout chez les enfants où les symptômes locaux ont une si grande importance.

L'une tout au moins de ces angines (l'*angine à pneumocoques*) a pu être étudiée d'une façon assez complète.

Angines à pneumocoques. — Nous disons *angines* au pluriel, parce que, d'après M. Netter, le *Klebsiella salivaris*, Trévisan, ou microbe de Fränkel, désigné sous le nom vulgaire de pneumocoque[1], et considéré comme le microbe spécifique de la pneumonie fibrineuse, peut produire les quatre formes d'angine suivantes : 1° amygdalite suppurée; 2° angine pseudo-membraneuse; 3° amygdalite folliculaire; 4° angine simple et angine herpétique[2].

L'*angine pseudo-membraneuse à pneumocoques* est la plus importante, en raison de sa ressemblance clinique avec l'angine diphtéritique et de sa gravité, surtout chez les enfants. Elle a été décrite par M. JACCOUD en 1891. Les fausses membranes ne renfermaient que le pneumocoque, sans aucun mélange de bacille de Lœffler. Dans un cas observé par M. Netter, chez un enfant de trois ans, l'extension des fausses membranes au larynx a nécessité la trachéotomie.

J'ai moi-même observé une angine grave de cette nature chez un enfant de sept ans qui avait eu une pneumonie *trois mois* auparavant.

Le traitement antiseptique se confond avec celui de la diphtérie tel que nous l'exposerons plus loin : les attouchements avec le naphtol camphré ou sulforiciné, etc., et surtout les irrigations d'eau boriquée renouvelées toutes les deux heures donnent des résultats excellents.

Le fait que ces angines succèdent souvent à la pneumonie indique la nécessité de faire avec soin l'antisepsie de la bouche pendant toute la durée et même pendant la convalescence de cette dernière maladie, et de la continuer longtemps après.

1. Fränkel, en désignant cet organisme sous le nom de *Pneumoniekokkus* ou *Pneumococcus* (Congrès de médecine interne, 1884), n'a nullement voulu créer un genre à part sous ce nom, mais seulement un nom composé vulgaire et commode pour lequel la langue allemande veut la terminaison latine. En français, on doit donc toujours dire *Pneumocoque* ou se servir du nom systématique de *Klebsiella salivaris*.

2. *Semaine médicale*, 13 mai 1891, p. 195.

Angine diphtéritique, Croup.

Angine diphtéritique. — Cette affection, causée comme
on sait par le bacille de Lœftler (*Pacinia Lœffleri*, Trévisan), et désignée sous le nom de *croup* lorsque les
fausses membranes se sont propagées au larynx, tire sa
gravité à la fois de l'obstruction causée par l'exsudat dans
les voies aériennes, surtout chez les jeunes enfants, qui
ont la trachée très étroite, et de l'empoisonnement du sang
par la toxine propre à cette espèce microbienne.

On doit donc se hâter d'agir, dès le début, par un traitement local énergique, de manière à détruire dans le
pharynx les fausses membranes qui renferment le bacille
spécifique, le traitement ayant beaucoup moins de chances
de réussite lorsque l'affection s'est propagée à la trachée
et qu'il existe des symptômes d'intoxication générale.

Nous signalerons rapidement les divers traitements
antiseptiques successivement proposés, en nous arrêtant
seulement à ceux qui sont actuellement en usage.

Les *mercuriaux* occupent toujours le premier rang parmi
les antiseptiques à opposer aux maladies les plus graves.
Le *sublimé* administré à l'intérieur et en badigeonnages et
le *calomel* sont encore préconisés par les médecins anglais
et américains. Les frictions d'*onguent mercuriel* sur le cou
jusqu'à salivation ont également été employées. Le *cyanure
de mercure* a été vanté par Erichsen, Annuschat et plus récemment DE RUELLE, dont voici la formule :

Cyanure de mercure. . . . .   5 centigr.
Alcool à 80°. . . . .   8 gr.
Eau distillée. . . . .   192 gr.

par cuillerées à café d'heure en heure avant que la maladie se soit généralisée. Mais ces médicaments très actifs
sont peu usités en France, à cause de leur action toxique
que l'on doit redouter surtout chez les enfants.

L'iodoforme en badigeonnages, à l'aide d'un mélange
d'éther, baume de tolu et iodoforme, ou les insufflations
de poudre mélangées à du sucre, ont été employées

avec succès par Leichtenstern, Korach et Jesemann.

L'*iodure de potassium* est préconisé par Stepp à l'intérieur, la dose variant de 2 à 4 p. 100 d'eau, suivant l'âge du malade, par cuillerées à soupe d'heure en heure.

Le *brome*, sous forme d'eau bromée, a été préconisé anciennement par Ozanam. On se sert plus souvent des bromures à l'intérieur, en badigeonnages et en inhalations. M. Sevestre prescrit :

> Brome pur.. . . . .   iv gouttes
> Bromure de potassium. . . . . .   0 gr. 50
> Sirop. . . . .   30 gr.
> Eau distillée . . . .   125 gr.
>
> (A prendre par cuillérées en 24 heures.)

Il y aurait avantage à se servir du bromoforme et surtout du bromol dont nous avons déjà parlé (voyez la première partie). Le bromol dissous dans la glycérine (1 p. 25 ou 50) peut servir à toucher les fausses membranes à la place de l'iode et de l'iodoforme.

Le *soufre* et les *sulfures* ont été employés sous forme d'insufflation de fleur de soufre ou d'émulsion dans l'huile d'amandes douces (Barboza, de Lisbonne), et le *sulfure de calcium* sous forme de granules à 1 centigrammes, espacés de manière à faire prendre 20 à 30 centigrammes et plus dans les 24 heures. Le sulfure est décomposé et il y a dégagement d'hydrogène sulfuré : l'haleine des malades en est fortement chargée.

Dans la diphtérie nasale, M. J. Simon prescrit :

> Soufre sublimé . . . .   4 gr.
> Axonge. . . . .   30 gr.

Le *perchlorure de fer* a joui longtemps d'une certaine vogue, administré à l'intérieur et en badigeonnages. M. J. Simon prescrit encore la formule suivante lorsque les membranes sont épaisses et adhérentes :

> Perchlorure de fer . . . . ⎫
> Glycérine. . . . . ⎬ āā 10 gr.
>
> Pour toucher, avec un pinceau, 2 à 4 fois par jour.

M. L. Forain préconise le collutoire suivant, qui a la consistance de la gelée de groseille :

Chlorure de zinc (en solution saturée). . . . . . } āā 10 gr.
Poudre de quinquina jaune. . . . . }
Miel. . . . . q. s.

(Une pâte à consistance de gelée, pour usage externe.)

Ce mélange est porté sur les fausses membranes à l'aide d'un pinceau de charpie. On renouvelle ce badigeonnage toutes les 2 ou les 4 heures. Cette application est peu douloureuse, et employée dès le début arrête le développement de l'affection.

L'*acide borique*, en solution plus ou moins concentrée (2 à 4 p. 100) dans l'eau additionnée ou non de glycérine, est très employé pour les irrigations en raison de son innocuité absolue. On le préfère aujourd'hui à l'eau de chaux, précédemment employée, ou bien on fait un mélange des deux solutions.

Les antiseptiques empruntés à la chimie organique sont généralement préférés aujourd'hui, en France, pour le traitement local de la diphtérie. L'acide lactique, l'acide oxalique, le chloral, l'acide phénique associé ou non au camphre, le baume de copahu, la résorcine, l'acide salicylique, la créosote, le naphtol, etc., ont été tour à tour utilisés; nous ne retiendrons ici que les traitements qui sont actuellement en usage dans les hôpitaux de Paris.

M. J. Simon emploie l'*acide salicylique* suivant la formule suivante :

Acide salicylique. . . . .   0,50 à 1 gr.
Alcool. . . . .   q. suff. p. diss.
Glycérine. . . . .   0,40 gr.
Infusion d'eucalyptus . . . .   0,60 gr.

En badigeonnages à l'aide d'une pince entortillée de ouate hydrophile et promenée avec une certaine force, mais sans raclage, toutes les heures pendant le jour et trois fois pendant la nuit.

M. J. Simon se sert également de *jus de citron* et d'*acide* *acétique dilué* dont il alterne l'usage avec celui de l'acide salicylique.

M. BERGERON emploie également ce dernier acide suivant la formule suivante :

<pre>
Acide salicylique.. . . . .   1 gr.
Glycérine. . . . . 30 gr.
</pre>

Le *phénol* et le *naphtol camphrés*, qui ont rendu des services, sont un peu délaissés depuis que l'on connaît le phénol et le naphtol sulforicinés. Les applications des deux premiers topiques ont le défaut d'être douloureuses dès qu'on emploie des solutions un peu concentrées.

Cependant M. GAUCHER emploie encore la mixture suivante :

<pre>
Camphre . . . . 20 gr.
Huile de ricin . . . . 15 —
Alcool à 90°.. . . . . 10 —
Phénol absolu . . . .   5 —
Acide tartrique. . . . .   1 —
</pre>

On applique ce liquide caustique à l'aide d'une pince dont les mors sont enveloppés de ouate hydrophile : pour enlever les fausses membranes à demi détachées, M. GAUCHER se sert des pinceaux molletonés de M. de Crésantigues.

Dans la formule précédente, le *naphtol* peut être substitué avec avantage au phénol : la dose est la même. On peut également se servir du *naphtol camphré* (1 p. 2 de camphre) dissous dans la glycérine, en badigeonnant au préalable le fond de la gorge avec une solution de cocaïne à 2 p. 100.

M. COMBY prescrit la formule suivante :

<pre>
Naphtol. . . . . 10 gr.
Camphre . . . . 20 gr.
Glycérine. . . . . 30 gr.
</pre>

(Pour faire des frictions assez rudes trois fois par jour.)

Il y ajoute des pulvérisations d'une durée de 5 à 10 minutes à l'aide d'une solution boriquée à 4 p. 100, ou salicylée à 2 p. 100.

Les *phénol* et *naphtol sulforicinés* sont les deux antiseptiques qui paraissent devoir être actuellement préférés pour la cautérisation des fausses membranes diphtéritiques, en raison de leur innocuité relative, et surtout parce qu'ils sont d'une application beaucoup moins douloureuse, ce qui est à considérer chez les enfants.

Le *phénol sulforiciné* ou *sulforicinate d'orthophénol* d'YVON est le topique dont se servent actuellement MM. GRANCHER, HUTINEL, SEVESTRE, D'HEILLY, LEGROUX et d'autres, suivant la formule suivante plus ou moins modifiée :

Sulforicinate de soude . . . . 70 gr.
Acide phénique (pur).. . . . . 30 gr.
(F. dissoudre à froid en agitant.)

Même sans addition d'eau, ce mélange n'est pas caustique : on peut porter la dose de phénol à 40 p. 100. On badigeonne avec une pince dont les mors sont recouverts d'ouate antiseptique. La muqueuse blanchit sous l'influence du topique : il est bon d'être prévenu de ce fait pour ne pas confondre cet enduit avec une fausse membrane.

Si l'on préfère le naphtol, on emploiera la formule suivante :

Sulforicinate de soude . . . . 90 gr.
Naphtol β . . . . 10 gr.
(Mêlez à froid ou en chauffant légèrement.)

Le *salol* et la *créosote* peuvent également être employés en se servant comme excipient du sulforicinate de soude. — M. MUNK emploie la *créoline*, qui présente l'avantage d'être soluble dans l'eau (1 à 2 p. 100).

La *créosote*, associée au rhum et à la glycérine, est administrée à l'intérieur par M. LEGROUX, pour combattre les infections secondaires (bronchites et broncho-pneumonies) qui peuvent compliquer l'angine diphtéritique. Il y joint la *limonade chlorhydrique* à 4 p. 1000, dans le but d'atténuer l'action des toxines sécrétées par le microbe diphtéritique.

M. Sevestre, concurremment avec le traitement local, fait de l'antisepsie intestinale et générale en administrant le *bétol* ou mieux encore le *benzonaphtol*[1]. En outre le *benzoate de soude* (2 à 5 grammes par jour en potion) est administré dans le but d'assurer les fonctions du rein, si importantes au point de vue de l'élimination des toxines[2].

Appréciation critique. — Au milieu des nombreuses formules que nous venons de passer en revue, il est nécessaire de faire un choix. Voici la pratique que l'on peut suivre en toute sécurité :

1° Pour cautériser les fausses membranes trois fois par jour, on choisira de préférence le phénol ou le naphtol sulforicinés. En appliquant ce topique à l'aide d'une pince dont les mors sont enveloppés d'ouate hydrophile, on évitera avec le plus grand soin de faire saigner la muqueuse sous-jacente.

2° Les irrigations ont une importance au moins égale à celle des cautérisations. Ces irrigations devront être plus fréquentes que les cautérisations (elles seront faites toutes les deux heures), et c'est surtout sur elles que l'on devra compter pour détacher et entraîner les fausses membranes. Le liquide avec lequel elles seront faites importe moins : eau stérilisée par l'ébullition et additionnée d'eau de Botot, eau boriquée, eau de chaux, eau oxygénée, eau salicylée (1 p. 1000), eau chloralée (1 p. 100), employées tièdes en général, pourront être utilisées avec un égal succès. Ces irrigations seront moins fréquentes la nuit, afin de respecter le sommeil du malade : on se règle en général sur le bruit de la respiration, qui est un excellent guide : si cette respiration devient bruyante et stertoreuse, il y a urgence

---

1. Le bétol étant le *salicylate de naphtol*, le benzonaphtol est le *benzoate de naphtol* (où l'acide benzoïque remplace l'acide salicylique).
2. Pour plus de détails sur le traitement de la diphtérie dans les hôpitaux de Paris, voyez *Semaine Médicale*, 2 décembre 1891, p. CCXXX.

de faire une irrigation, qui rendra, pour une heure ou deux, la respiration plus libre. S'il y a des fausses membranes dans le nez, on irriguera également cet organe. Comme le médecin ne peut toujours être présent, et surtout lorsqu'il s'agit d'enfants indociles, comme c'est généralement le cas, on fera comprendre aux parents l'*utilité* et la *nécessité absolue* de ces irrigations et de leur renouvellement périodique. La nature de l'irrigateur importe peu : appareil Eguisier, *Bock*, irrigateur-siphon, simple seringue, etc., conviennent également, pourvu que le jet ait une certaine force. Au besoin, et si l'enfant refuse d'ouvrir la bouche, on place un bouchon entre ses dents. Il va sans dire que tous les instruments seront aseptisés avec soin (la canule de l'irrigateur restera plongée dans une solution de sublimé à 1 p. 1000 tout le temps que l'on ne s'en servira pas). S'il y a crainte ou danger d'extension au larynx, on emploiera les mêmes liquides en pulvérisations.

3° Pour rendre l'atmosphère de la chambre aseptique, on emploiera des pulvérisations et des évaporations d'eau créosotée, de solutions chargées de thymol et d'essence d'eucalyptus, de goudron (goudronnière), et d'autres essences, et l'on rejettera l'acide phénique, dont l'odeur déplaît aux malades.

4° L'antisepsie du canal intestinal et l'antisepsie générale seront faites à l'aide du bétol ou du benzonaphtol, et l'on emploiera au besoin les inhalations d'oxygène, indépendamment de la ventilation de la chambre, qui doit être maintenue à 16 ou 17°. On nourrira le malade autant que son appétit le permettra, et l'on soutiendra ses forces à l'aide de toniques (vin de quinquina, etc.). Enfin, on assurera les fonctions du rein et du système circulatoire à l'aide du benzoate de soude et de la caféine.

Laryngites.

Le traitement antiseptique des laryngites est jusqu'ici fort peu avancé en raison de la difficulté d'appliquer le traitement local. Les pulvérisations de liquides antiseptiques ne pénètrent que d'une manière très incomplète dans le croup comme dans les autres affections laryngiennes de nature infectieuse.

Dans la *laryngite typhoïde*, M. RENAUT a employé avec succès un *spray* de sublimé (liqueur de Van Swieten), projeté dans la bouche largement ouverte trois ou quatre fois le jour pendant dix minutes. La guérison fut obtenue en cinq ou six jours.

Dans la *laryngite tuberculeuse*, M. RUAULT s'est bien trouvé de pulvérisations de vapeurs chargées d'*acide phénique* ou de *résorcine*. Les pulvérisations phéniquées à 1/2000 agissent lentement, mais sont mieux supportées que les doses plus fortes. Les solutions de résorcine, à dose variable suivant la gravité de la lésion, ne provoquent aucune irritation et produisent une amélioration notable.

La *créosote* dissoute dans l'huile, employée en attouchements, est également employée par MM. CADIER et RUAULT. — ROSENBERG emploie une solution huileuse de *menthol*, qui est à la fois anesthésique et antiseptique. Les pulvérisations et inhalations d'eaux sulfureuses combattent efficacement les laryngites tuberculeuses et syphilitiques.

Dans ce dernier cas, M. RUAULT emploie le *nitrate d'argent* en solution à 5 et 10 p. 100, dont les attouchements sont bien tolérés.

La plupart des antiseptiques que nous avons signalés dans le traitement des angines peuvent être employés en pulvérisations dans celui des laryngites.

M. TISSIER a donné les indications suivantes sur le traitement antiseptique des *laryngites chroniques* (non tuberculeuses) avec ou sans grattage ou curettage.

Dans les lésions épithéliales, le *naphtol camphré* donne de bons résultats employé pur suivant la formule connue :

> Naphtol β. . . . . 1 partie
> Camphre. 2   —

(Triturez à sec.)

On applique ce topique à l'aide d'une tige porte-ouate

à pansement laryngé, en s'aidant du miroir laryngoscopique. Le tampon d'ouate doit être assez volumineux pour frictionner énergiquement la muqueuse. L'attouchement est peu douloureux (sensation de chaleur). Ces attouchements sont renouvelés deux fois par semaine. Vers la fin on peut substituer la solution de *chlorure de zinc* à 1 p. 10.

Le *salol camphré* est moins efficace que le naphtol, mais présente des indications dans la laryngite subaiguë :

```
Salol.. . . . . . . . . . . . .  3 grammes.
Camphre. . . . . . . . . . . . .  2    —
```
        (Triturez et filtrez le mélange liquéfié.)

Dans les cas plus graves on opère le grattage ou le curettage des parties malades.

Nous pensons que le naphtol sulforiciné pourrait être employé ici à la place du naphtol camphré.

A l'intérieur, notamment dans le traitement du croup, on a signalé les bons effets du *benzoate de soude*. Nous reviendrons sur ce médicament, et nous indiquerons son mode d'emploi en traitant des bronchites.

Bronchites.

Dans les sécrétions bronchiques des malades atteints d'affections de cette nature, on trouve en général une grande multiplicité d'espèces bactériennes, se présentant presque toujours sous forme d'*associations microbiennes*, c'est-à-dire qu'il est difficile de décider si le processus, morbide a été provoqué par l'une plutôt que par l'autre. Les espèces les plus fréquentes sont : *Streptococcus pyogenes Staphylococcus aureus, Klebsiella Friedlaenderi*, des *Protei* et des bactéries mycogènes encore mal étudiées, etc. Les streptocoques notamment pénètrent assez profondément dans les couches du tissu conjonctif des bronches atteint de nécrobiose et dont l'épithélium protecteur est desquamé ; ce tissu est infiltré de cellules leucocytiques (phagocytes). Dans les bronchites chroniques, l'épithelium est souvent conservé, mais modifié (CORNIL et BABES).

La plupart des médicaments employés comme *expectorants* ou *modificateurs* des sécrétions bronchiques sont, en même temps, des antiseptiques. Tels sont les baumes de tolu et du Pérou, la terpine, le terpinol, la térébenthine, la créosote, l'eucalyptus, l'iode et les iodures, etc.

M. Ruault se loue beaucoup du *benzoate de soude* dans toutes les formes de bronchite, depuis le coryza et le rhume jusqu'aux bronchites catarrhales aiguës et chroniques. Voici ses conclusions :

1º Le *benzoate de soude* paraît avoir sur les muqueuses des premières voies une élection analogue à celle que d'autres balsamiques, comme la terpine, ont sur la muqueuse bronchique, la térébenthine et le baume de copahu sur la muqueuse des voies urinaires.

2º Son emploi est indiqué surtout dans le rhume vulgaire, le coryza, les angines simples, les poussées congestives liées à l'angine granuleuse.

3º On doit l'employer chez l'adulte aux doses de 4 à 5 grammes au moins, souvent 6 à 8 grammes, données pendant 6 à 12 jours consécutifs.

4º On évitera d'en prolonger l'usage, sans intervalle de repos, afin d'éviter les troubles digestifs surtout chez les dyspeptiques.

Dès l'apparition du coryza ou du rhume, M. Ruault donne 3 ou 4 fois par jour, dans une tasse de *tisane de bourgeons de sapin*, une cuillerée à soupe du sirop suivant :

P. Benzoate de soude . . . . .   40 grammes.

Faites dissoudre dans :

Eau. . . . .   80 grammes.

Ajoutez :

Sirop d'écorces d'oranges amères.   280 grammes.

Agitez.

N. B. Le benzoate doit être préparé avec l'acide benzoïque tiré du benjoin.

Sous l'influence de ce traitement, la guérison survient souvent en trois à cinq jours.

La *terpine* est souvent prescrite comme modificateur des sécrétions bronchiques. Voici la formule que donne M. Dujardin-Beaumetz :

POTION :

Terpine.	0 gr. 50 centigr.
Sirop de cachou.	30 gr.
Alcool	30 gr.
Eau..	100 gr.

(A prendre par cuillerées à bouche dans les 24 heures.)

Ou bien, on peut associer la terpine au benzoate de soude, comme dans la formule suivante :

POTION :

Terpine.	0 gr. 50
Benzoate de soude.	1 à 3 gr.
Sirop de tolu	} àà 25 gr.
— de gomme	
Eau distillée	100 gr.

Agitez avant de vous en servir.
(A prendre par cuillerées à bouche d'heure en heure.)

(Dans cette potion la terpine est simplement en suspension dans le liquide.)

Le *terpinol* se prescrit généralement en capsules de 10 centigr. ou en pilules suivant la formule suivante :

Terpinol.	} àà 10 centigr.
Benzoate de soude	
Sucre	q. s.

(Pour 1 pilule. — En prendre de 6 à 12 par jour.)

L'essence de térébenthine et la *créosote* sont employées en potions ou en capsules et sont surtout efficaces dans les bronchites catarrhales et chroniques.

M. Dujardin-Beaumetz prescrit le vin suivant :

> Créosote de hêtre.. . . . .   3 gr.
> Alcool. . . . .   100 gr.
> Vin de Bagnols.. . . . .   300 gr.
> Sirop simple. . . . .   100 gr.

(A prendre par cuillerées); ou bien le mélange :

> Créosote végétale.. . . . .   3 gr.
> Glycérine neutre. . . . .   400 gr.

(Prendre 1 à 2 cuillerées à bouche, matin et soir, dans un verre d'eau sucrée avec du sirop de groseille.)

Des capsules renfermant parties égales de *créosote*, *essence de térébenthine* et *baume de tolu*, de manière à ce que chaque capsule représente *1 gramme* du mélange, m'ont donné de bons résultats dans tous les cas où la sécrétion bronchique se prolonge au-delà du temps fixé pour l'évolution cyclique d'une bronchite simple, et où, par conséquent, l'affection menace de passer à l'état chronique. La sécrétion muco-purulente est rapidement tarie : en outre, ces capsules prises au moment des repas (4 à 6 par jour) sont bien supportées par l'estomac et ne donnent pas de renvois désagréables.

Dans la *bronchite fétide*, M. Lancereaux emploie l'*hyposulfite de soude*, à la dose de 4 à 5 grammes, dans une potion à prendre en 24 heures. L'action favorable ne se montre pas avant une semaine ou plus.

Dans les *broncho-pneumonies*, qui compliquent d'autres maladies, surtout chez les enfants, M. Sevestre s'est bien trouvé de l'emploi du *calomel*.

Grippe ou Influenza.

Le bacille de l'*influenza*, déjà vu et photographié par Cornil et Babes en 1890, vient d'être décrit d'une façon plus complète par Pfeiffer et Canon (de Berlin). Il se présenterait sous forme de très petits bâtonnets, souvent placés bout à bout en chaînette. Colorés par le bleu de méthylène, ils ont l'aspect d'un diplocoque, comme on le voit dans la photographie de Babes (1), et leur disposition bout à bout les a fait prendre souvent pour des streptocoques (d'où le nom de *Streptococcus Seiferti*, imposé par Trévisan à cette bactériacée). Ce bacille devra être classé dans le *G. Bacillus*, et placé près du *Bacillus insidiosus* (Trévisan) ou *Bacillus murisepticus* (Fluegge), sous le nom de *Bacillus Seiferti*.

Un très grand nombre de traitements antiseptiques ont été proposés pour combattre cette affection, et l'on peut dire que toutes les substances qui composent l'arsenal de la thérapeutique ont été essayées tour à tour.

Le sulfate de quinine, l'antipyrine, les acétate et chlorhydrate d'ammoniaque, le salol, le bétol, le naphtol, l'exalgine, la phénédine, la phénacétine, la créoline, etc., sont les principaux médicaments usités.

M. Dujardin-Beaumetz emploie, suivant les indications, dans la forme douloureuse, l'*antipyrine* (céphalalgie) ou l'*exalgine* (rachialgie).

L'*antipyrine* est administrée dans un grog ou du thé au rhum (2 à 3 grammes par jour).

, L'*exalgine* est donnée dans la potion suivante :

Exalgine	2 gr. 50
Alcoolat de menthe	10 gr.
Eau de tilleul.	120 gr.
Sirop de fleur d'oranger.	30 gr.

(Une cuillerée à soupe, matin et soir.)

La *phénacétine* est donnée en cachets de 1 gramme matin et soir (elle est moins active que l'exalgine).

Dans la forme catarrhale, le même prescrit :

Chlorhydrate de quinine.	0 gr. 25
Antipyrine	1 gr.

(Pour 1 cachet. — En donner 2 par jour : 1 le matin, 1 le soir.)

On soutiendra les forces du malade en faisant au besoin des injections hypodermiques de caféine dissoute dans

---

1. Cornil et Babes, *les Bactéries*, 3ᵉ édit., t. II. pl. IX, fig. 6.

l'eau bouillie additionnée de benzoate de soude (2 grammes des deux pour 6 grammes d'eau).

Les médecins anglais ont préconisé la potion composée suivante :

Acide salicylique.	7 gr. 50 [1]
Carbonate d'ammoniaque.	q. s. pour neutraliser.
Glycérine	30 gr.
Bromure d'ammonium	
Chlorhydrate d'ammoniaque	āā 7 gr. 50
Benzoate d'ammoniaque.	
Acétate d'ammoniaque liq.	60 gr.
Eau de menthe poivrée.	q. s. pour f. 180 gr.

(A prendre par cuillerées à soupe dans du lait chaud ou de l'eau toutes les deux heures, jusqu'à défervescence.)

Le *benzol* est recommandé par M. W. Robertson (de Newcastle-on-Tyne).

Dans les cas graves, on fera l'antisepsie intestinale et générale à l'aide du naphtol, du bétol ou du benzonaphtol.

Coqueluche.

Bien que la nature infectieuse et contagieuse de cette affection soit généralement admise, on n'a pas encore suffisamment étudié son microbe producteur, qui est probablement le bacille vu par Affanassjew en 1887 (*Bacillus Affanassieffi*, Trévisan; *B. tussis convulsivæ*, Affanassjew).

L'*acide phénique* a d'abord été préconisé contre cette maladie. Ortille fait placer devant la bouche, au moment de l'inspiration sifflante qui suit la quinte, un flacon à large ouverture contenant une solution phéniquée. Une assiette remplie d'un mélange d'acide phénique, pétrole et benjoin, est placée dans la chambre.

On a employé également des pulvérisations avec la vapeur d'une solution phéniquée (1 gr. 50 p. 100), trois fois le jour, à 10 centimètres de la bouche (Gerhardt et Burchardt). — On a porté la solution à 4 et 5 p. 100 (Goldsch-

---

1. Cette dose parait exagérée, et si on la prescrivait on devrait tout au moins en surveiller les effets.

MIDT), en cherchant à maintenir le malade dans une atmosphère fortement chargée de phénol.

On a également introduit l'acide phénique par la voie gastrique (OLTRAMARE) :

POTION :

Acide phénique. . . . .   1 gr.
Sirop de menthe. . . . .   40 gr.
Eau . . . .   80 gr.

Le *pétrole*, en inhalations dans des assiettes, est conseillé par HILDEBRANDT.

Le *chlorhydrate*, le *tanate* et le *sulfate de quinine*, en insufflations ou pulvérisations, quelquefois associés au *carbonate d'ammoniaque*, ont été essayés par divers cliniciens.

Le *benzoate de soude*, en potion (6 grammes), a été donné comme dans le croup (TORDEUS).

Le *thymol* est employé par M. POULET et M. BOUCHUT, qui font évaporer le mélange suivant :

Thymol. . . . .   10 gr.
Alcool. . . . .   250 gr.
Eau. . . . .   750 gr.

L'*acide salicylique* et le *salicylate de soude*, la *résorcine*, ont été employés en attouchements pratiqués le plus profondément possible, et l'*essence de térébenthine* en inhalations.

KOLOVER a obtenu des succès en injectant au fond du pharynx une solution de sulfate de quinine ainsi formulée :

Sulfate de quinine. . . . .   4 gr.
Acide sulfurique. . . . .   2 gr.
Eau distillée. . . . .   190 gr.

On abaisse la langue et on fait prononcer la lettre A en projetant le liquide à l'aide d'une seringue, d'abord toutes les deux heures, puis toutes les trois heures, quand les quintes diminuent de fréquence.

Les *insufflations de poudres dans le nez* ont été employées par MICHAEL (quinine, benjoin, acides borique et salicylique, iodoforme, tanin, associés à des poudres plus ou moins inertes : sucre, talc, poudre de marbre, etc.).

M. GUERDER emploie la *poudre de café* bien desséchée et mélangée d'*acide borique;* — M. MOIZARD, la poudre suivante :

Benjoin pulvérisé. . . . . }	ââ 5 gr.
Salicylate de bismuth. . . . . }	
Sulfate de quinine.	1 gr.

C'est le traitement antispasmodique qui prévaut encore actuellement dans les hôpitaux de Paris : aux *bromures*, aux préparations de belladone et de valériane, on associe la *teinture de Drosera* et l'*extrait fluide de Grindelia robusta* donnés par gouttes. Ce dernier, qui est une résine, a probablement une certaine action antiseptique.

Récemment, M. F. GARNIER a de nouveau appelé l'attention sur l'ancien procédé populaire ou empirique consistant à mener les enfants passer une heure ou deux dans les salles d'épuration des usines à gaz. On avait renoncé à cette pratique, parce que l'atmosphère de ces salles contient un gaz toxique (le sulfhydrate d'ammoniaque), à côté de l'acide phénique et des principes du goudron auxquels sont dus les effets thérapeutiques, et que les enfants y contractaient souvent des broncho-pneumonies.

Ayant remarqué que la *naphtaline* est le principe actif qui agit dans le goudron, M. Garnier propose de faire faire aux malades des inhalations à domicile en brûlant dans une assiette des *trochisques* formés de *naphtaline* et de poudre de charbon, additionnée au besoin d'une petite quantité d'azotate de potasse pour en faciliter la combustion.

En se basant sur cette théorie, il y aurait lieu d'essayer également le *naphtol* en attouchements ou pulvérisations (comme dans les laryngites), et de le donner à l'intérieur.

L'antipyrine peut également rendre des services dans le traitement de la coqueluche.

Pneumonie.

La pneumonie fibrineuse est provoquée par la présence dans les vésicules pulmonaires du *pneumocoque* de Fränkel et de Talamon qui ne diffère pas du *microbe lancéolé de la salive* (Pasteur) *Diplococcus pneumoniæ* (Fränkel), ou *Streptococcus lanceolatus Pasteuri* (Gamaleïa). C'est le *Klebsiella salivaris* de Trévisan. A la période de suppuration, on trouve en outre dans les crachats le *Streptococcus pyogenes* et les autres microbes du pus.

M. Charrin explique l'évolution cyclique de la pneumonie en admettant que dans cette affection c'est une *vaccination accidentelle* qui se produit dans le poumon. La terminaison dépend de l'intensité et de la résistance plus ou moins grande de l'organisme, qui se défend à l'aide des cellules *phagocytes* des vésicules pulmonaires. Si l'inoculation a été trop active et se complique de suppuration, la mort peut survenir. Dans le cas contraire, la guérison apparaît quand les cellules épithéliales des vésicules pulmonaires et l'*organisme lui-même* sont vaccinés, car les crachats à pneumocoques persistent encore longtemps après la guérison (CHARRIN).

Si cette vaccination de l'organisme tout entier est réelle, et si l'évolution cyclique de la pneumonie ne tient pas simplement à la vie courte du microbe et à sa sensibilité à une température élevée, il est certain que l'influence vaccinale n'est pas de longue durée, puisque nous avons vu des *angines à pneumocoques* survenir trois mois, ou même seulement *quelques jours* après la défervescence d'une pneumonie. Il semble plus logique, dans tous les cas, d'admettre une vaccination purement locale. D'après Tchistovitch, la terminaison favorable serait en rapport avec l'abondance de la phagocytose pulmonaire.

Quoi qu'il en soit, la nature microbienne de la pneumonie étant admise, son traitement antiseptique s'impose de la façon la plus formelle, non seulement à la période de suppuration, mais dès le début de l'affection. Ce traitement, néanmoins, est très peu avancé, à part les soins d'hygiène antiseptique qui préoccupent aujourd'hui le médecin dans toutes les maladies graves, beaucoup plus qu'autrefois. Dans les hôpitaux de Paris, le traitement dit *expectorant* (kermès, etc.), le traitement eusthénique (caféine, etc.), et le traitement révulsif (ventouses, vésicatoires, etc.), paraissent suffire aux indications de la maladie.

Le traitement par l'alcool (potion de Todd), qui a joui il y a quinze ou vingt ans d'une grande vogue, paraît abandonné ou réservé pour des cas particuliers.

Il ne semble pas possible d'agir, dans cette maladie, sur l'élément microbien par des inhalations ou pulvérisations, bien que l'*oxygène* puisse rendre des services lorsqu'il y a menace d'asphyxie. Aussi a-t-on cherché à faire pénétrer l'antiseptique jusque dans le parenchyme même du poumon.

M. Lépine (de Lyon) s'est beaucoup occupé de cette question. S'appuyant sur l'innocuité des injections intra-pulmonaires quand elles sont faites avec une solution convenablement diluée (Gouguenheim), il a injecté aux pneumoniques, à l'aide de longues aiguilles de Pravaz enfoncées à 2 ou 3 centimètres à travers un espace intercostal, et de manière à pénétrer au centre de la région hépatisée, des solutions de benzoate de soude, d'*iodure de potassium* concentré et de *sublimé* au quarante-millième. Ces deux dernières lui ont donné d'excellents résultats. Cependant de nouvelles recherches sont nécessaires avant que ce procédé puisse se généraliser dans la pratique.

En attendant, on ne négligera pas de faire chez les pneumoniques de l'antisepsie générale à l'aide du *napthol,* du *bétol* et du *benzonaphtol.* Il y aurait lieu également d'essayer les préparations de *créosote,* qui réussissent dans la bronchite, la broncho-pneumonie et la tuberculose, afin de diminuer la sécrétion purulente qui constitue un des principaux dangers dans la pneumonie.

Tuberculose pulmonaire.

Cette affection, causée par le *Bacillus tuberculosis* (Koch),
est une des plus difficiles à guérir en raison de son évolution ordinairement lente et insidieuse et de la localisation des tubercules dans le parenchyme du poumon (tissu
conjonctif). Il est d'une grande importance de la diagnos-
tiquer dès le début, avant que le malade soit affaibli et
que la lésion ait pris de l'étendue : aussi, dans les cas où
l'auscultation ne donne pas une certitude complète, est-il
indispensable de procéder à l'examen microscopique des
crachats, qui lèvera tous les doutes en décelant la présence
du bacille spécifique, et permettra d'instituer un traitement énergique.

Un très grand nombre d'antiseptiques ont été proposés
ou essayés contre la tuberculose. Nous passerons rapidement sur les traitements actuellement abandonnés ou peu
suivis, pour nous arrêter à ceux qui sont considérés comme
les plus efficaces.

L'*iode* et les *iodures* étaient déjà employés anciennement
contre la phtisie (Trousseau, Pidoux, Piorry). L'*huile de
foie de morue*, qui est encore très employée, doit en grande
partie ses effets à l'iode qu'elle renferme (elle contient en
outre du chlore, du brome, du phosphore), à moins qu'on
ne veuille la considérer simplement comme un aliment
d'épargne, à la fois très facilement assimilable et fournis-
sant des matériaux respiratoires, et comme un reconstituant des éléments histologiques.

Quoi qu'il en soit, M. Jaccoud estime que ce médicament
ne peut agir qu'à très haute dose, 100, 200 et même
300 grammes par jour quand le malade la supporte bien :
dans ce but on l'associe à l'eau-de-vie, au rhum, au kirsh,
à l'éther, ou bien à 1 milligramme de strychnine par dose
d'huile.

Contre la fièvre, M. Jaccoud donne l'*acide salicylique* à la
dose de 2 grammes le premier jour, puis diminuant les
jours suivants (1 gr. 50, puis 1 gramme) et reprenant au

besoin la dose primitive. Quand le malade doit prendre des doses plus rapprochées, on prescrit la potion suivante :

Acide salicylique.	2 gr.
Salicylate de soude	5 gr.
Rhum ou cognac.	50 gr.
Eau distillée.	5 gr.
Vin cordial	120 gr.

Si ce mélange est mal supporté, on fait des injections hypodermiques d'une solution à parties égales d'eau et de salicylate de soude.

L'*iodoforme*, seul ou associé à la *créosote* (sur laquelle nous reviendrons plus loin), est administré par M. LEGROUX suivant l'une des formules suivantes :

Iodoforme	} āā 3 gr.
Terpine.	
Térébenthine	2 gr.
Poudre de guimauve.	1 gr. 50
Acide benzoïque	2 gr.
Magnésie.	1 gr. 50

(Pour 60 pilules : 4 à 10 p. jour.)

Créosote.	}
Iodoforme.	} āā 5 gr.
Terpine.	}
Acide benzoïque.	}
Térébenthine de mélèze.	} āā 2 gr.
Poudre de guimauve.	}
Magnésie	} āā 6 gr.

(Pour 100 pilules : 4 à 10 p. jour.)
On peut varier cette formule en supprimant la terpine.

Les *inhalations d'acide fluorhydrique* employées par M. HÉRARD se font en amenant dans une cabine *ad hoc* l'air qui a barboté dans un vase en gutta-percha rempli à moitié d'une solution suivant la formule :

Acide fluorhydrique	150 gr.
Eau.	300 gr.

L'air est mis en mouvement à l'aide d'un soufflet manœuvré avec le pied. L'air qui a barboté dans cette solution et s'est chargé de vapeurs fluorhydriques se purifie dans un flacon laveur des restes d'acide sulfurique ou d'hydrogène sulfuré que peut contenir l'acide fluorhydrique. Le malade reste une heure dans la cabine, et tous les quarts d'heure on renouvelle la provision d'air chargé d'acide.

L'*aérothérapie* est un des plus simples et des meilleurs traitements de la tuberculose pulmonaire. Lorsque les malades peuvent quitter la localité qu'ils habitent, on les envoie passer tout au moins l'hiver dans des stations à climat peu variable et dont la température moyenne permet de vivre presque constamment au grand air (Madère, Alger, Nice, Menton, Hyères, Cannes, etc.), ou bien dans des localités élevées où l'air se renouvelle souvent et présente une grande pureté (Falkenstein et Gobersdorf, dans les Alpes). Un établissement du même genre, pour la cure à l'air libre, existe actuellement en France, à Vernet, sous la direction du Dr Sabourin. — Lorsque l'on ne peut déplacer les malades, on peut encore faire de l'aérothérapie à domicile.

M. Debove a récemment appliqué dans son service le *traitement par les fenêtres ouvertes*, et en a obtenu les meilleurs résultats. Les malades, placés dans des chambres dont les fenêtres sont retirées, ont très bien supporté les froids les plus durs des derniers hivers. Il est toujours possible d'ailleurs de maintenir à une température supportable (12 à 14° par exemple), la partie de la chambre où se tient le malade, sans nuire à la ventilation de la pièce et sans faire perdre au patient le bénéfice de sa cure d'air.

M. Tapret, à l'hôpital Saint-Antoine, emploie l'air comprimé et chargé de vapeurs de créosote. Il se sert de la cloche métallique inventée par Paul Bert pour ses expériences sur l'anesthésie. Les malades y séjournent quatre heures. On comprime lentement, au moyen d'une pompe dont l'air passe à travers des copeaux imbibés de créosote. En moyenne, cet air contient 1 milligramme de créosote par litre. Au bout d'une demi-heure la pression atteint une atmosphère et demie : on maintient cette pression pendant trois heures, puis on met une demi-heure à décomprimer avec la même lenteur. Le malade inspire ainsi environ 4 grammes de créosote. On renouvelle ces séances tous les jours. L'amélioration est sensible après quelques séances : elle est surtout marquée au bout de plusieurs mois.

Nous nous contenterons d'indiquer d'autres procédés peu usités, notamment les *injections rectales gazeuses* d'hydrogène sulfuré, de sulfure de carbone et d'acide carbonique (BERGERON), le traitement par les phosphates et l'huile phosphorée, qui agit surtout sur la nutrition, comme l'huile de morue, et qui peut être employé concurremment avec le traitement antiseptique.

Le *tanin* donne de bons résultats dans la tuberculose pulmonaire. MM. RAIMOND et ARTHAUD, qui s'en sont plus particulièrement servis, en rendent compte dans les termes suivants :

« Le tanin, administré à la dose de 1 à 5 grammes par jour, jouit, surtout dans le traitement des formes et des poussées aiguës de tuberculose, d'une efficacité bien supérieure à celle de l'iodoforme et du sulfure de carbone... Chez presque tous les malades, on a vu, dès les premiers jours, la toux devenir moins fréquente, l'expectoration moins abondante, les sueurs s'arrêter, la faiblesse générale diminuer, et au bout de quinze jours, il a été presque constant d'observer, chez tous les malades qui n'avaient pas de lésions trop considérables ou d'obstacle absolu à la nutrition, une légère augmentation de poids qui se poursuivait pendant toute la durée du traitement. » .

J'ai eu moi-même l'occasion d'employer le tanin, et j'ai constaté qu'il était bien supporté, même en prolongeant son administration pendant plusieurs mois, et qu'il avait une influence favorable sur la sécrétion bronchique. On le donne en cachets à prendre au commencement des repas.

C'est la *créosote* qui paraît devoir actuellement occuper

le premier rang, comme antiseptique, dans le traitement
de la tuberculose pulmonaire.

D'après les expériences faites par Coze et Simon à Nancy
en 1884, en injectant sous la peau de cobayes des crachats
bacillifères mélangés pendant 48 heures à une substance
antiseptique, la *créosote seule* entraverait le développement
du *Bacillus tuberculosis*. Les autres antiseptiques essayés de
la même manière (sublimé, eucalyptol, hydrogène sulfuré,
hélénine, thymol) n'ont pas donné de résultats.

MM. Bouchard et Gimbert, en 1877, ont remis en honneur
le traitement par la créosote, en insistant sur la nécessité
de se servir de la véritable créosote de hêtre (Reichenbach),
obtenue par la distillation du goudron de cet arbre. Administrée à des doses élevées (jusqu'à 3 gr. 60), la créosote
produit, dans les cas favorables, la diminution de l'expectoration puis de la toux, l'amélioration des signes physiques, et comme conséquence l'apaisement de la fièvre, le
relèvement des forces, plus tardivement la suppression des
sueurs, l'arrêt de la consomption et le retour à l'embonpoint.

On peut administrer la créosote par l'estomac. Voici la
formule dont se sert M. Dujardin-Beaumetz :

ELIXIR :

```
Créosote de goudron de hêtre . . . .      3   gr.
Alcool. . . . . . . . . . . . . . . . .  100  gr.
Sirop de sucre. . . . . . . . . . . . .  100  gr.
Vin de Bagnols. . . . . . . . . . . . .  300  gr.
```

Une cuillerée à bouche matin et soir dans un verre d'eau
sucrée avec du sirop de groseille. — On y joint l'usage
d'un vin phosphaté dont voici la formule :

VIN :

```
Phosphate de soude . . . . . . . . . .   6 gr.
   —       de potasse. . . . . . . . .   3 gr.
Sirop d'oranges amères. . . . . . . . .  60 gr.
Vin de Bagnols. . . . . . . . . . . . . 200 gr.
```

Un verre à bordeaux à chaque repas comme tonique dans
l'estomac.

On peut également employer l'huile créosotée :

Huile de foie de morue. . . . .   150 gr.
Créosote pure de goudron 'de bois.. . . . . .   1 à 2 gr.

ou les pilules suivantes :

Créosote pure de goudron de hêtre. . . . . $\Big\}$ àà 4 gr.
Iodoforme. . . . .
Poudre de réglisse. . . . .   6 gr.
Miel. . . . .   q. s.

(Pour 80 pilules : en prendre 8 par jour.)

M. BOUCHARD emploie le *vin créosoté* suivant :

Créosote pure de goudron de bois. .   13 gr. 50
Teinture de gentiane. . . . .   20 gr.
Alcool de Montpellier. . . . .   250 gr.
Vin de Malaga. . . . .   q. s. pour 1 litre

(Deux à quatre cuillerées à bouche par 24 heures, prises chacune dans un verre d'eau, pour éviter l'action irritante de la
créosote.)

M. BOUCHARD injecte également la créosote dans le tissu
cellulaire. Pour cela, il dissout le médicament dans l'huile,
qui ne mouille pas les tissus et permet cependant l'absorption graduelle. Il a pu élever la concentration de la
solution jusqu'à 50 p. 100, sans produire d'accidents locaux : on arrive ainsi à introduire dans l'organisme
25 centigrammes de créosote par kilogramme du poids du
corps, sans aucun phénomène d'intoxication, tandis que
la dose de 70 centigrammes par kilogramme serait mortelle.
— En général on ne donne que 3 grammes de créosote
par jour, bien que d'après les chiffres précédents on puisse
porter cette dose à 15 grammes. La solution est à 1 partie
de créosote pour 3 parties d'huile. Cette injection doit être
poussée avec une extrême lenteur.

M. BURLUREAUX, dans son service à l'hôpital militaire du
Val-de-Grâce, a employé sur un très grand nombre de
malades les injections sous-cutanées de créosote et a per-
fectionné la technique de ces injections, en se servant de
l'appareil de GIMBERT (de Cannes), modifié de manière à le

rendre plus pratique. Ces appareils sont essentiellement à *injection lente*.

L'appareil de MM. Burlureaux et Guerder, construit par M. Lamy, a deux modèles. Le n° 1 est un flacon de 300 c.c., à trois tubulures, deux en haut, une en bas sur le côté, fermées par des bouchons en caoutchouc. En haut sont adaptés le tube aérifère et le manomètre ; en bas, le tube injecteur muni d'un robinet. L'air, poussé à l'aide d'une poire en caoutchouc, n'arrive dans le flacon qu'après avoir traversé de l'ouate qui le filtre. Le tube injecteur se termine par un embout d'aluminium sur lequel s'adapte une aiguille creuse en platine irridié ou en or. Le flacon est gradué de manière que chaque division représente 5 grammes d'huile. — L'appareil n° 2 ne diffère de celui-ci que par sa construction plus parfaite et plus compliquée : la poire en caoutchouc est remplacée par une pompe à piston.

Après s'être assuré que l'appareil est d'une propreté irréprochable et que l'aiguille est stérilisée, on emplit le flacon aux deux tiers et on rebouche soigneusement : on chasse l'air dans le flacon en pressant la poire et refermant immédiatement le robinet dont est muni le tube aérifère. On fait une seconde chasse d'air en surveillant le manomètre, ce qui suffit généralement. On voit l'huile monter dans le manomètre : quand son niveau atteint le point indiqué D, la pression est suffisante. On ouvre alors le robinet du tube injecteur pour s'assurer que l'aiguille n'est pas bouchée et que l'écoulement du liquide se fait lentement, c'est-à-dire à raison de 40 gouttes par minute, ce qui représente 20 grammes par heure. On procède alors à l'injection.

Après avoir lavé la peau avec une solution antiseptique, on enfonce profondément l'aiguille dans le tissu cellulaire et on ouvre le robinet : l'écoulement commence immédiatement. On surveille pendant les cinq premières minutes pour s'assurer qu'il n'y a pas d'accident (piqûre de veine, etc.), ce qui est très rare (1 fois sur 10 000). On peut alors laisser le malade lui-même ou un garde-malade quelconque surveiller le manomètre, dont la pression doit être maintenue au même niveau. Quand la dose prescrite a été injectée, on ferme le robinet, puis on fait tomber la pression; enfin on retire l'aiguille en appliquant sur la piqûre un petit tampon d'ouate hydrophile maintenu avec la main pendant quelques minutes. On prescrit généralement le repos après l'injection; mais certains malades ont reçu progressivement de 10 à 150 grammes (en augmentant chaque jour de 10 grammes), en venant de loin et s'en retournant immédiatement après. La dose moyenne est de 50 grammes d'huile par jour; la dose maxima a été de 200 ou 220 grammes en une seule fois, ce qui représente 14 grammes de créosote.

Le liquide injecté est composé de créosote rectifiée, parfaitement pure d'acide phénique et mélangée à de l'huile d'amandes douces ou de l'huile d'olives lavées à l'alcool, dans la proportion de 1 gramme de créosote pour 14 grammes d'huile. L'injection est peu douloureuse, à condition de se faire lentement (de 2 h. et demie à 8 et 9 heures suivant la dose). On la fait de préférence à la région fessière, ou bien au dos, aux cuisses. Le malade couché, ou assis, peut lire et même manger ou se livrer à toute autre occupation exigeant peu de mouvement, pendant que l'injection se fait[1].

M. Picot (de Bordeaux), se basant sur ce fait que le *gaïacol* est considéré comme le principe actif de la créosote et sur les recherches de Sahli et de Fræntzel, qui lui ont substitué le gaïacol, emploie ce dernier associé à l'iodoforme. Il l'administre en capsules renfermant chacune 5 centigrammes de gaïacol et de 1 à 3 centigrammes d'iodoforme. On en donne de 2 à 4 ou 6 par jour à la fin des repas. Ce traitement est bien supporté et améliore toujours l'état du malade avec d'autant plus de chances de succès que l'on est plus près du début de l'affection.

---

1. Pour plus de détails sur ce sujet, voyez *Journal de Médecine et de Chirurgie pratiques*, t. LXII, 1892, p. 49, art. 15020.

M. Picot se sert également de gaïacol iodoformé dissous dans l'huile d'olive stérilisée pour faire des injections dans la fosse sus-épineuse (5 centigrammes de gaïacol et 1 centigramme d'iodoforme par centimètre cube de solution). Les résultats ont été des meilleurs, surtout dans la pleurésie tuberculeuse.

A Paris, M. A. WEILL (de l'hôpital Rothschild) a employé le mélange suivant en injection hypodermique :

> Gaïacol pur.. . . . .   2 gr.
> Huile de vaseline. . . . .   100 gr.

Ces injections étaient faites à l'abdomen ou à la cuisse. L'absorption est très rapide, car les malades sentent la saveur du gaïacol *quelques secondes* après l'injection. L'amélioration est généralement très sensible, au moins chez les tuberculeux qui ne sont pas trop compromis. Quelques-uns mêmes ont paru guéris.

Tout récemment, M. E. MAIN a entrepris à l'hôpital Cochin, dans le service de M. DUJARDIN-BEAUMETZ, une série de recherches comparatives afin de savoir s'il y avait lieu de substituer à la créosote le gaïacol ou tout autre de ses composants[1]. D'après des recherches faites sur les animaux, l'auteur établit dans l'ordre suivant la gradation de toxicité des éléments de la créosote, le premier sur la liste étant le plus toxique :

> 1° Paracrésylol,
> 2° Phlorol,
> 3° Gaïacol,
> 4° Créosote (officinale),
> 5° Créosol.

Pour tous ces corps, d'ailleurs, la toxicité est faible, et le créosol n'est pas thérapeutiquement plus actif que la créosote.

Les conclusions de l'auteur sont qu'il y a lieu de s'en

---

1. *Bulletin général de thérapeutique*, 15 mars 1892, p. 305. (Thèse de Paris, 1892.)

tenir à la créosote, qui est d'un emploi plus facile et moins toxique que le gaïacol.

Cependant C. Kohos vient de proposer un nouveau mélange pour injection hypodermique, formé de *créoline*[1] et d'huile de foie de morue, suivant la formule suivante :

Huile de foie de morue. . . . . 100 gr.
Créoline de Jeyes . . . .   2 gr.
Éther sulfurique. . . . .   1 gr.

On injecte 1 à 5 centimètres cubes de cette solution tous les deux jours dans la fosse sous-épineuse. Ce traitement donnerait de bons résultats.

En résumé, et jusqu'à nouvel ordre, c'est la créosote, en solution dans l'huile stérilisée que l'on doit considérer comme le meilleur antiseptique à opposer à la tuberculose pulmonaire traitée par la voie hypodermique, et, suivant l'expression de M. Dujardin-Beaumetz, le traitement de cette maladie peut se résumer en deux mots : « Hygiène et créosote. »

Pleurésie.

Les exsudats de la pleurésie sont tantôt séro-fibrineux, tantôt purulents. Dans le premier cas, on n'y trouve généralement pas de bactéries; dans le second, on trouve les mêmes microbes que dans le poumon (pneumocoque, bacille de la tuberculose, streptocoques, etc.).

La pleurésie séro-fibrineuse n'est pas ordinairement justiciable du traitement antiseptique. Strizover (d'Odessa) la traite par le *salicylate de soude* (1 gramme donné 3 fois le jour, après les repas). Le malade prend ensuite un peu de vin fort. D'après l'auteur, non seulement ce traitement est suivi d'une guérison rapide, mais encore il servirait à *poser le diagnostic*; en d'autres termes, toute pleurésie qui ne guérit pas en quelques jours sous l'in-

---

1. Nous avons vu que la créoline est un corps mal défini, qui doit ses propriétés au *crésylol*, de même que le *lysol*, qui présente sur elle l'avantage d'être mieux défini et qu'on pourrait lui substituer.

fluence du salicylate doit être considérée comme purulente, c'est-à-dire infectieuse.

Toute pleurésie purulente doit être traitée par la thoracentèse (*pleurotomie*), faite, comme toute opération sanglante, par les procédés aseptiques, et suivie ou non d'une injection de liquide antiseptique.

Nous n'avons pas à décrire ici le manuel opératoire de la thoracentèse. Nous nous contenterons d'indiquer les principaux liquides antiseptiques qui sont actuellement employés. Les injections doivent toujours être tièdes.

L'*eau bouillie* pure (stérilisée) et salée, l'*acide borique* en solution à 4 p. 100, l'*acide salicylique*, l'*acétate d'alumine* à 5 p. 100, le *chlorure de zinc*, de 1 à 5 et 8 p. 100, servent à faire le lavage de la plèvre jusqu'à ce que le liquide ressorte absolument clair. L'acide phénique a produit des accidents mortels, et l'on doit y renoncer, surtout chez les enfants. Ces injections sont renouvelées s'il y a lieu, et le drain que l'on a placé dans la plaie permet de surveiller l'état de la plèvre. Le pansement antiseptique qui recouvre ce drain et la plaie devra être fait avec le plus grand soin, et on le renouvellera le plus rarement possible [1].

1. Pour plus de détails sur ce sujet, voy. DEBOVE ET COURTOIS-SUFFIT, *Traitement des pleurésies purulentes* (Bibl. Méd. Charcot-Debove), 1892.

CHAPITRE II

TRAITEMENT ANTISEPTIQUE DES MALADIES DE L'APPAREIL DIGESTIF

Ayant traité des stomatites dans le chapitre précédent, nous y renverrons le lecteur, et nous passerons immédiatement aux maladies de l'estomac et de l'intestin.

Microbes du tube digestif. — Un très grand nombre de microbes vivent habituellement, on pourrait dire normalement, dans le tube digestif. On y trouve d'abord tous ceux que nous avons déjà signalés dans la bouche, et d'autres qui sont propres au canal intestinal : leur présence est ordinairement indifférente ou même utile (Duclaux) comme aidant à la digestion des aliments. Dans tous les cas, elle est compatible avec la santé la plus parfaite.

« Les conditions physiques et chimiques qui règnent dans le tube digestif réalisent admirablement celles que l'expérience nous a montré être favorables à la culture des micro-organismes (température constante de 38°, humidité, stagnation relative, arrivée périodique de matière fermentescible); le tube digestif est le paradis des microbes. Aussi, dans ce monde microbien, vivent côte à côte des espèces indifférentes, des espèces utiles et des espèces nuisibles. Les espèces qui sont habituellement indifférentes, quand elles ne prennent pas un trop grand développement, peuvent devenir nuisibles si elles viennent à pulluler avec excès. Quant aux espèces vraiment pathogènes, leur arrivée n'est probablement qu'intermittente. » (LEGENDRE [1]).

L'estomac, placé à l'entrée du canal digestif, constitue une véritable barrière à l'invasion de ces microbes pathogènes, et cela grâce au *suc gastrique* que sécrète sa muqueuse, et qui, par son principe acide, est un excellent antiseptique neutralisant l'action nuisible de beaucoup de bactéries. Plus loin, le suc intestinal et la bile exercent aussi leur action protectrice, en balayant ces microbes et les poussant avec les matières fécales jusqu'à l'anus. — Mais, si le suc gastrique est altéré ou ne contient pas sa proportion normale d'acide chlorhydrique ; si la bile cesse d'être déversée dans le duodénum, par suite d'une obstruction du canal cholédoque ou de toute autre cause, il se produit immédiatement des troubles digestifs auxquels il devient nécessaire de remédier par une intervention thérapeutique raisonnée, où les antiseptiques occuperont le premier rang. La digestion incomplète des aliments produit, en effet, des putréfactions gastro-intestinales, qui sont la source d'intoxications diverses, par suite de l'introduction dans le sang de substances qui sont normalement éliminées avec les matières fécales (indol, scatol, etc.) ; ces putréfactions favorisent en même temps le développement anormal des microbes. Le danger est encore plus grand lorsque des bactéries essentiellement pathogènes, comme celles de la fièvre typhoïde ou du choléra, sont introduites accidentellement par les boissons, les aliments, ou de toute autre manière.

Dyspepsies stomacales ; Dilatation de l'estomac.

Quelle que soit la nature de la dyspepsie, il est souvent utile d'administrer des antiseptiques, mais c'est surtout dans les formes dites *atonique, putride, catarrhale* et *flatulente* que ces médicaments deviennent indispensables. Le

1. *Traité pratique d'antisepsie*, I, p. 331.

lavage de l'estomac[1], employé surtout lorsqu'il y a dilatation, n'agit qu'en entraînant les résidus alimentaires qui ne peuvent passer dans l'intestin.

La *poudre de charbon* (charbon de Belloc) est le plus ancien de tous les antiseptiques que l'on ait employés comme désinfectants des matières alimentaires incomplètement digérées et qui séjournent dans l'estomac.

Avant que les antiseptiques modernes tels que le naphtol eussent été introduits dans la pratique, M. Dujardin-Beaumetz employait des solutions faibles d'*acide borique* (1 à 2 p. 100), ou mieux la solution désignée sous le nom d'*eau sulfo-carbonée*, obtenue en agitant du *sulfure de carbone* parfaitement pur avec de l'eau et ayant soin de décanter le mélange. Voici la formule de cette préparation :

    Sulfure de carbone pur . . . .   25 gr.
    Eau. . . . .   500 gr.
    Essence de menthe. . . . . . .   xxx gouttes.

Placer ce mélange dans un compotier d'une contenance de 700 cc., agiter et laisser déposer. Ajouter de l'eau à mesure que l'on en prend, de manière que le liquide ait toujours le même niveau et qu'on ne puisse toucher au sulfure qui se dépose au fond du vase.

On donne de cinq à dix cuillerées à soupe de cette eau par jour, dans du lait ou de l'eau *rougie*.

Dans les cas moins graves et lorsqu'il s'agit d'une dyspepsie acide, pituiteuse ou flatulente on peut administrer les cachets suivants (Dujardin-Beaumetz) :

    Salicylate de bismuth.. . . . . . . }
    Magnésie anglaise. . . . . } ââ 10 gr.
    Bicarbonate de soude . . . . }

Divisez en 30 cachets médicamenteux. En prendre un avant chaque repas. Dans cette formule le *salicylate* a remplacé le *sous-nitrate de bismuth* anciennement prescrit

---

1. Debove et Rémond, *Lavage de l'estomac* (Bibl. Charcot-Debove), 1892.

et sur lequel il a l'avantage comme antiseptique plus efficace.

L'*iodoforme* a été employé dans le même but, mais a dû être abandonné comme irritant l'estomac.

L'introduction en thérapeutique de la naphtaline, du naphtol et des composés de même nature nous donne toute une série d'antiseptiques beaucoup plus faciles à administrer à l'intérieur.

La *naphtaline* elle-même a dû être abandonnée en raison de son odeur désagréable et des renvois qu'elle provoque.

Le *naphtol*, au contraire, ne présente aucun de ces inconvénients et peut être employé avec avantage étant peu toxique (3 gr. 80 représente la dose toxique pour 1 kilogr. de l'animal). On l'associe généralement au salicylate de bismuth, comme dans la formule suivante (Bouchard) :

Naphtol β précipité. . . . .)
Salicylate de bismuth . . . . } àà 10 gr.
Magnésie (*ou* rhubarbe) . . . . . .)

Pour 30 cachets. — En prendre 2 à 4 et plus par jour, suivant les indications. D'après M. Bouchard, le *naphtol α* pourrait être substitué au *naphtol β* comme un antiseptique plus énergique et moins toxique (3 fois moins). Mais ce dernier est celui que l'on trouve ordinairement dans les pharmacies, et l'usage a consacré son emploi.

Le *bétol*, ou *salicylate de naphtol* β, paraît moins irritant que le naphtol et peut lui être substitué avec avantage et aux mêmes doses ; on prescrira donc :

Bétol. . . . . ; . . . .)
Salicylate de bismuth . . . . } àà 10 gr.
Magnésie. . . . .)

Pour 30 cachets. — Deux et plus par jour, autant que possible avant les repas. — On peut varier cette formule, suivant les indications, par l'adjonction de *bicarbonate de soude,* de *charbon,* de *craie préparée,* etc., de manière à faire des cachets contenant en moyenne 1 gramme du mélange de poudres antiseptiques.

L'emploi du bétol est contre-indiqué, en raison de l'acide salicylique qu'il renferme, toutes les fois que les fonctions du rein sont lésées, notamment lorsqu'il y a de l'albuminurie.

Si l'on préfère employer ces divers antiseptiques purs et sans adjonction d'autres poudres, on les donnera en cachets à la dose de 50 centigrammes par cachets.

Dyspepsies intestinales, Diarrhée, Constipation, Embarras gastrique, Empoisonnement par les viandes faisandées, Entérites, etc.

Tous les antiseptiques dont nous avons indiqué l'usage dans le traitement des dyspepsies gastriques conviennent également dans les dyspepsies intestinales ; on peut même dire que la plupart de ces antiseptiques, étant insolubles dans l'eau, peu solubles ou lentement solubles dans les liquides secrétés par l'estomac et l'intestin, n'agissent sur les substances alimentaires que dans cette partie du canal digestif, ou y continuent leur action commencée dans l'estomac. Nous verrons d'ailleurs qu'il y a des distinctions à faire dans le choix de ces divers antiseptiques, suivant la nature de la lésion.

Les purgatifs et de préférence les *purgatifs salins* (sulfate de soude, sulfate de magnésie, eaux purgatives naturelles), remplacent ici le lavage de l'estomac, et agissent en entraînant rapidement les substances alimentaires mal digérées et contenant des toxines.

Le *charbon en poudre*, déjà employé par Trousseau et Belloc, a longtemps servi à M. Bouchard pour réaliser l'antisepsie intestinale. Avec une dose de 100 grammes par jour il obtenait la désodoration et la décoloration des matières fécales et même celles des urines en s'opposant à la résorption de la bilirubine dans l'intestin. Mais le charbon n'agit guère que comme absorbant : on possède aujourd'hui des médicaments plus actifs.

Vulpian le premier a employé le *salicylate de bismuth* et l'*iodoforme*. D'autres se sont servis du *calomel*, qui se transforme dans l'estomac en bichlorure et dans l'intestin en sulfure de mercure.

M. Bouchard a montré que ces substances, généralement *insolubles*, devaient être à l'état de poudre impalpable, de manière que leurs particules puissent se mettre en contact, de la façon la plus intime, avec le revêtement épithélial de l'intestin, et qu'il convenait de les administrer par petites doses souvent répétées, pour ne pas laisser aux microbes producteurs de toxines et de fermentations putrides le temps de se multiplier.

La *naphtaline* a été employée par M. Bouchard à l'état pur et très divisée : on obtient ce résultat en la précipitant de sa solution alcoolique par l'eau. On peut en donner 5 grammes par jour suivant la formule suivante :

Naphtaline . . . . } àà 5 gr.
Sucre en poudre . . . . }
Essence de bergamote. . . . . deux gouttes.

(Divisez en 20 paquets. — En prendre un toutes les heures.)

La naphtaline a l'inconvénient de provoquer des éruptions polymorphes accompagnées d'un prurit très gênant pour le malade : aussi lui préfère-t-on actuellement le naphtol, qui est beaucoup mieux supporté.

Le *naphtol* β est celui dont se sert M. Bouchard pour l'antisepsie intestinale. L'équivalent de toxicité de ce corps n'est que de 1 gr. 60 par kilogramme du poids du corps, et bien qu'on le considère en général comme insoluble, l'expérience prouve qu'il est légèrement soluble, par agitation prolongée, dans l'eau (0 gr. 20 pour 100). En additionnant l'eau d'alcool (1 gramme), un litre en dissout 0 gr. 33. L'*eau naphtolée* ainsi préparée jouit déjà d'un pouvoir antiseptique incontestable.

On peut administrer le *naphtol* ou le *bétol* suivant les formules que nous avons indiquées plus haut en traitant de la dyspepsie gastrique, ou bien sous forme de granules (BOUCHARD), d'après la formule suivante :

Charbon. . . . .   50 gr.
Naphtol.. . . . . } ââ 2 gr. 50
Salicylate de bismuth. . . . . . }
Sucre.. . . . .   q. s. pour granuler.

(F. s. a. des granules de la taille ordinaire, que l'on administrera par cuillerées à café dans un peu d'eau).

Mais le médicament qui paraît le mieux convenir pour l'antisepsie intestinale, d'après les recherches les plus récentes, est le benzonaphtol.

Le *benzonaphtol*, ou *benzoate de naphtol* β, est, d'après M. GILBERT, l'antiseptique de choix pour l'intestin, attendu que c'est là seulement qu'il agit, tandis que le naphtol lui-même est un antiseptique *gastro-intestinal* dont l'action commence déjà dans l'estomac.

Le benzonaphtol arrive dans l'intestin sans être modifié par le suc gastrique, et c'est alors seulement qu'il se dédouble en *naphtol* β et *acide benzoïque*. C'est, par conséquent, un antiseptique exclusivement *intestinal*.

La faible solubilité du benzonaphtol dans l'eau et le suc gastrique restreint donc le champ de son action. Mais ce dernier médicament a l'avantage de ne pas troubler le chimisme stomacal lorsque celui-ci est normal. C'est un avantage qu'il présente d'ailleurs en commun avec le *bétol*.

Le benzonaphtol présente sur le bétol l'avantage d'avoir un pouvoir antiseptique supérieur, conséquence de la substitution de l'acide benzoïque à l'acide salicylique. En outre, toutes les fois que le rein est malade, notamment chez les albuminuriques, alors que l'acide salicylique est dangereux même à faible dose, il y a lieu d'employer exclusivement le benzonaphtol, dont la toxicité est d'ailleurs très faible. Dans les maladies du foie et les néphrites, il y a donc indication de faire usage exclusivement de ce dernier médicament.

On l'administre à la dose de 2 à 5 grammes par jour, en cachets de 0 gr. 50 régulièrement espacés.

En résumé, d'après M. Gilbert, l'*antisepsie gastrique* est surtout justiciable du lavage. L'*antisepsie gastro-intestinale* doit être faite à l'aide du naphtol β (BOUCHARD), et l'*antisepsie* exclusivement *intestinale*, à l'aide du benzonaphtol.

Il y aura donc lieu d'employer ce médicament de préférence au sulfure de carbone et au naphtol additionné ou non de salicylate de bismuth (BOUCHARD, LEGROUX), dans la fièvre typhoïde, les diarrhées de nature microbienne, la dysenterie, les entérites, typhlites et colites, quelle qu'en soit la cause.

Les *lavements simples* ou *antiseptiques* constituent une médication d'une application facile et qui trouve ses indications non seulement dans les rectites d'origine infectieuse, mais dans toutes les affections du gros intestin. Les solutions d'*acide borique*, de *tanin*, d'*acétate de plomb*, de *perchlorure de fer*, d'*iode ioduré*, de *nitrate d'argent*, de *sublimé*, etc., ont été employées avec succès. Les lavements jouent ici le même rôle antiseptique que le lavage de l'estomac et les purgatifs salins dans les autres parties du tube digestif.

Furonculose.

Le *furoncle* doit être considéré comme la manifestation cutanée d'une affection générale qui s'accompagne toujours de production de toxines dans l'intestin. Il est donc nécessaire de joindre au traitement local des furoncles un traitement général dont la base est l'antisepsie intestinale jointe à une hygiène raisonnée.

M. BOUCHARD a montré qu'une éruption furonculeuse pouvait être arrêtée par l'antisepsie intestinale. On connaît d'ailleurs, depuis longtemps, les rapports étroits qui existent entre les fonctions de l'intestin et celles de la peau. Dans la furonculose, outre l'infection locale, qui se produit par la dissémination des germes microbiens à la surface cutanée, il y a lieu de tenir compte de la prédisposition qui résulte d'une intoxication d'origine intestinale et de l'irritation consécutive qui, jointe au frottement et au grattage, favorise l'inflammation des follicules sébacés, voie d'entrée des microbes pyogènes (*Staphylococcus pyogenes aureus*, Rosenbach).

Au traitement local, consistant en lotions à l'eau boriquée ou au sublimé, applications de rondelles d'*emplâtre de Vigo cum mercurio* (LEGENDRE) sur chaque bouton suppurant ou non, on devra donc joindre l'antisepsie intestinale. M. BOUCHARD ordonne les cachets suivants :

Naphtol β précipité. . . . .   15 gr.
Salicylate de bismuth. . . . .   7 gr. 50

(Pour 30 cachets; — 3 par jour jusqu'à apparition des selles vertes).

M. GINGEOT badigeonne le furoncle à la *teinture d'iode* et fait des lotions générales boriquées, sulfureuses ou au sublimé, tout en administrant à l'intérieur la poudre suivante :

Sulfure de sodium. . . . .
Bicarbonate de soude.. . . . .
Sulfate de potasse. . . . . } ââ 10 gr.
Acide tartrique . . . .
Gomme arabique.. . . . .

(De 0 gr. 50 à 4 grammes par jour, en 8 ou 10 prises, dans de l'eau ou du lait.)

Antisepsie dans les maladies du foie.

On sait que le foie, traversé continuellement par le sang venant de l'intestin, a pour fonction d'arrêter les toxines qui, fabriquées dans le canal alimentaire par les microbes, lui sont apportées par les veines-portes, et de les éliminer par le rein. On suppose que cette neutralisation des toxines du sang est en rapport avec la fonction glycogénique du foie (G.-H. ROGER).

Mais toutes les fois que la glande hépatique est malade, cette faculté d'arrêter ou de neutraliser les toxines est altérée ou suspendue. C'est ce que l'on observe dans les ictères simples (jaunisse), dans l'ictère grave, l'hépatite et la cirrhose, et même dans les engorgements passagers du foie qui accompagnent presque toujours les affections intestinales, les fièvres, etc. Dans toutes ces maladies, l'antisepsie intestinale s'impose avec d'autant plus de rigueur, que le rein est également menacé par suite de la présence dans le sang de la bilirubine, produit d'excrétion du foie ordinairement déversé dans l'intestin, et qui colore anormalement l'urine et tous les liquides de l'économie.

Toutes les fois qu'il y a obstruction du canal cholédoque, et quelle qu'en soit la cause, l'ictère apparaît, et, la bile cessant d'être déversée dans le duodénum, les matières fécales sont expulsées décolorées et exhalent une odeur putride repoussante. La bile est en effet un agent antiputride énergique qui s'oppose aux fermentations microbiennes qui pourraient s'effectuer dans l'intestin lorsque le résidu des substances alimentaires y séjourne plus ou moins longtemps. M. Dujardin-Beaumetz a insisté sur la nécessité de combattre cette putridité intestinale, à laquelle il attribue en grande partie les symptômes nerveux qui se produisent dans les ictères prolongés, par suite de la pénétration dans l'économie de toxines absorbées à la surface de l'intestin.

Les antiseptiques qui conviennent le mieux dans ces cas sont le *calomel*, dont on peut utiliser l'action purgative en l'associant ou non à l'*évonymin*, la poudre de charbon, et surtout le *benzonaphtol*, conformément aux indications que nous avons formulées plus haut.

Traitement antiseptique de la Péritonite.

L'inflammation du péritoine est tantôt primitive (?), tantôt consécutive à l'inflammation des divers organes contenus dans l'abdomen (intestins, reins, utérus, etc.). Lors même que cette inflammation ne serait pas primitivement de nature septique, elle le devient presque toujours à un moment donné, soit par suite de perforation de l'un des organes sus-indiqués, soit par suite du processus inflammatoire lui-même, qui rend possible la migration des leucocytes et des microbes qu'ils entraînent à leur suite, à travers les parois enflammées des viscères abdominaux devenues friables et perméables aux organismes microscopiques qui les traversent par *diapédèse*.

Les microbes que l'on rencontre dans l'épanchement péritonéal sont d'espèces variées suivant l'affection primitive, dont la péritonite doit être considérée comme une complication. Les plus communs sont le *Staphylococcus aureus*, le *Streptococcus pyogenes*, le pneumocoque (*Klebsiella salivaris*), enfin le *Bacillus tuberculosis* : ce dernier est le microbe ordinaire de la péritonite des enfants.

D'après MM. Cornil et Babes [1], « la péritonite est constamment secondaire à une lésion qui prend son point de départ dans une inflammation des organes contenus dans la cavité abdominale, ou bien dans la généralisation de certains microbes qui ont un effet spécial sur les séreuses... », comme ceux qui sont cités plus haut. — On peut dire qu'il existe des microbes dans toute péritonite aiguë fibrineuse ou puriforme (Cornil et Babes).

La première indication, dans toute péritonite, est donc de réaliser l'antisepsie interne aussi complète que possible par les procédés déjà connus : le calomel, et surtout le naphtol et le benzonaphtol, seront administrés suivant les formules précédemment indiquées et en tenant compte du plus ou moins de tolérance de l'estomac. On y joindra, au besoin, les sels de quinine.

La péritonite étant toujours, à son début, locale, et la gravité de l'affection dépendant essentiellement de sa généralisation qui la rend rapidement mortelle, tous les efforts du médecin doivent tendre vers ce but : empêcher la généralisation, surtout lorsqu'il s'agit d'une inflammation primitivement septique.

« L'extension d'une péritonite, dit M. Bouchard, consiste en une succession d'inoculations résultant des mouvements de l'intestin, qui brassent les matières septiques

1. Cornil et Babes, *les Bactéries*, 3ᵉ édit., II, p. 40.

épanchées entre les circonvolutions, ou l'exsudat liquide sécrété par la séreuse et contenant les agents pathogènes. Ce sont les intestins qui transportent eux-mêmes les organismes septiques et les disséminent. On doit donc se proposer d'empêcher ce transport en immobilisant l'intestin, afin que la péritonite reste circonscrite : c'est là de l'antisepsie indirecte [1]. »

On arrive à ce résultat à la fois par le traitement interne et par le traitement externe.

A l'intérieur on évitera tout d'abord les purgatifs, « qui ont justement pour effet de généraliser la péritonite qu'ils prétendent enrayer (BOUCHARD) ». Ainsi, même lorsqu'on donnera le calomel, comme le fait M. DESCROIZILLES chez les enfants, on l'associera à l'opium suivant la formule suivante :

Calomel	1 gr.
Extrait d'opium	0 gr. 20
Poudre de Dower.	0 gr. 80

(En 20 paquets, 4 à 6 par jour.)

L'opium est sous ce rapport un médicament héroïque, qui calme les douleurs en immobilisant l'intestin. On l'emploie sous forme d'extrait (pilules de 10 à 20 centigrammes), de gouttes noires, de laudanum Rousseau (deux fois plus fort que celui de Sydenham), d'injections hypodermiques de morphine, qui sont toujours très bien tolérées et conviennent surtout lorsque l'estomac rejette tous les médicaments ; on pourra additionner l'injection d'une faible dose d'atropine (1/2 à 1 milligramme). La constipation, même prolongée pendant quinze jours, est beaucoup moins dangereuse que les mouvements de l'intestin provoqués par l'introduction intempestive et forcée des aliments, suivie de vomissements qui secouent le contenu de l'abdomen (BOUCHARD). On se contentera de donner des liquides (eau glacée par petites doses), et si l'on croit devoir nourrir le malade, on le fera par le rectum (lavements de

1. BOUCHARD, *Thérapeutique des maladies infectieuses*, p. 305.

150 grammes additionnés ou non de peptones avec un peu d'opium). Ces liquides sont seuls indispensables pour assurer le fonctionnement de l'émonctoire urinaire (400 à 500 grammes d'eau par jour suffisent).

Le traitement externe consiste dans l'immobilisation des parois de l'abdomen par divers moyens : couches de ouate maintenues par un bandage ; enduit de collodion riciné ; glace sur le ventre, en ayant soin d'interposer entre la vessie de glace et l'abdomen une flanelle épaisse (SIREDEY).

M. DEBOVE, afin d'éviter le traitement chirurgical avec tout l'appareil de la laparotomie, fait, dans la péritonite tuberculeuse, une ponction suivie de lavages avec 2 litres de solution saturée d'acide borique ou d'eau stérilisée à l'autoclave à 120°.

Les applications topiques sur l'abdomen peuvent être elles-mêmes antiseptiques : onctions d'onguent mercuriel ou d'autres substances du même genre. Récemment on a préconisé l'*ichthyol* appliqué sur l'abdomen en badigeonnages de manière à former un enduit épais que l'on recouvre de taffetas gommé ; le tout est maintenu par un bandage. Ces divers topiques donnent des résultats bien supérieurs aux vésicatoires, qui sont en général mal supportés. L'antisepsie des organes génitaux est de rigueur chez les femmes, surtout lorsque la péritonite est d'origine utérine. On l'obtiendra au moyen d'injections appropriées.

Dans tous les cas, on n'oubliera pas que l'antisepsie intestinale interne rend possible et inoffensive l'immobilisation de l'intestin poussée jusqu'à la constipation (BOUCHARD), car celle-ci n'est dangereuse que par la putréfaction des matières retenues dans l'intestin, et les antiseptiques empêchent cette putréfaction.

CHAPITRE III

ANTISEPSIE DANS LES MALADIES
DE L'APPAREIL CIRCULATOIRE

Endorcardite, Myocardite, Péricardite, Maladies des vaisseaux sanguins.

L'endocardite doit être considérée comme une maladie secondaire survenant à la suite du rhumatisme articulaire aigu, de la pneumonie, de la fièvre typhoïde, d'une infection puerpérale ou dans le cours des autres pyémies et septicémies consécutives aux plaies. Or, toutes ces maladies, notamment la pneumonie, le rhumatisme aigu, la fièvre typhoïde, etc., « sont liées à la présence de micro-organismes et sont en réalité des maladies infectieuses; en sorte que nous pouvons considérer l'endocardite comme étant également en relation avec les bactéries qui circulent dans le sang » (Cornil et Babes). C'est à Rokitansky (1855) que l'on doit la première mention de bactéries dans l'endocardite ulcéreuse, bien que cet observateur n'ait pas indiqué la nature microbienne des granulations dont il donne une excellente description.

Dans la myocardite et la péricardite on observe également des bactéries. Ces deux affections se présentent ordinairement comme complications de l'endocardite valvulaire ulcéreuse. La péricardite peut cependant précéder l'endocardite et provoquer celle-ci : elle est alors provoquée par la pyémie et notamment par un phlegmon du médiastin.

Des infarctus métastatiques et des abcès viennent souvent compliquer l'endocardite par suite du transport, par la circulation générale, de fragments fibrineux remplis de microbes. L'*endartérite* s'observe aussi primitivement ou à la suite d'endocardite.

Les principaux microbes facteurs de ces lésions du système circulatoire sont d'abord ceux du pus (*Staphylococcus pyogenes aureus* et ses variétés *albus* et *cereus albus*, *Bacillus pyogenes fœtidus* de Passet, *Streptococcus pyogenes*), puis le pneumocoque ou diplocoque lancéolé (*Klebsiella salivaris*), le *Bacillus tuberculosis*, des bacilles saprogènes, etc.

Le traitement antiseptique des maladies de l'appareil circulatoire est beaucoup moins avancé que celui des maladies de l'appareil digestif, en raison de la difficulté d'instituer un traitement local. Il s'agit en effet ici de réaliser l'antisepsie du milieu intérieur et d'atteindre les microbes qui circulent dans le sang et sont transportés par lui dans le cœur et dans les vaisseaux. Ce résultat ne peut être obtenu que par l'*antisepsie générale*, antisepsie beaucoup plus difficile à pratiquer par les moyens qui sont actuellement en notre pouvoir, puisque l'expérience clinique n'a pas encore sanctionné les injections intraveineuses d'antiseptiques solubles qui semblent indiquées par la théorie.

Quant aux antiseptiques insolubles ou peu solubles, tels que le naphtol, administrés par la voie intestinale, ils agissent peut-être aussi dans une certaine mesure comme antiseptiques généraux par la minime portion qui est absorbée. Mais ces médicaments sont forcés de passer par le foie, qui diminue le pouvoir antiseptique des substances qui le traversent (Bouchard) comme il diminue la toxicité des substances septiques qui suivent le même chemin. Cependant ces antiseptiques trouveront leur emploi, si limité qu'il soit, particulièrement dans le traitement de la maladie locale, cause première des lésions circulatoires qui nous occupent ici, et dans l'antisepsie intestinale, que l'on se gardera bien de négliger, surtout en vue des complications qui peuvent se produire du côté de l'émonctoire rénal.

Les antiseptiques solubles, absorbables par la voie gastrique, tels que le *salicylate de soude*, trouvent leur emploi notamment dans le traitement de l'endocardite rhumatismale. Les sels de *quinine*, qui rentrent dans la même catégorie, seront indiqués dans les affections cardiaques consécutives à la pyohémie et même dans le rhumatisme (BUCQUOY).

Pour l'antisepsie à la fois intestinale et générale, on donnera la préférence au *benzonaphtol* en raison de son action favorable sur le fonctionnement du rein, et on l'administrera concurremment avec les diurétiques et la diète lactée.

Parmi les médicaments encore usités dans le traitement de la péricardite et de l'endocardite et qui se rattachent de près ou de loin à la classe des antiseptiques, il convient de signaler le *tartre stibié* donné à hautes doses (JACCOUD) et les *iodures*. Ces derniers sont indiqués dans la plupart des maladies de cœur (G. SÉE), ainsi que les *bromures*. Les premiers agissent en même temps comme toniques, les seconds comme hypnotiques.

Dans l'endocardite, M. JACCOUD prescrit une potion contenant 48 centigrammes de tartre stibié pour un adulte (36 centigrammes seulement chez les femmes), à prendre par cuillerées à bouche toutes les heures pendant deux heures environ, plus ou moins, suivant la tolérance. Au besoin on renouvellera cette potion après un repos de vingt-quatre heures. Ce traitement est toujours bien supporté chez les sujets vigoureux dans l'endocardite rhumatismale, et amène une amélioration rapide des symptômes stéthoscopiques.

CHAPITRE IV

TRAITEMENT ANTISEPTIQUE DES MALADIES DE L'APPAREIL URINAIRE ET GÉNITAL DE L'HOMME ET DE LA FEMME

Nous traiterons ici des maladies du rein, de la vessie et des organes génitaux externes, renvoyant à un chapitre spécial pour ce qui a rapport aux accouchements et aux organes génitaux internes de la femme (gynécologie proprement dite).

Néphrites infectieuses.

L'inflammation du rein, d'origine microbienne, peut être ou primitive ou consécutive à une maladie générale infectieuse (septicémie traumatique, érysipèle, ostéomyélite, diphtérie, scarlatine, etc.). Un très grand nombre d'espèces bactériennes peuvent donc se montrer dans le rein et, par suite, dans l'urine. Cependant, certains de ces microbes circulant dans le sang sans produire de lésions du parenchyme rénal (septicémie de la souris et du lapin, d'après Koch), l'examen de l'urine au microscope ne montre pas, dans ces cas, de bactéries (Cornil et Babes). On sait, d'ailleurs, que l'urine normale n'en contient pas, mais elle en renferme habituellement dès que le sang qui traverse le rein en charrie des quantités notables.

Les espèces de microbes que l'on trouve dans l'urine

sont généralement celles de la maladie initiale, mais souvent aussi se rattachent à une suppuration ou à une gangrène consécutives à cette maladie.

Les expériences faites par MM. Cornil et Berlioz, à l'aide des bacilles du jéquirity[1] prouvent que le rein est une des principales voies d'élimination des microbes du sang; cette élimination est rapide, et peut se faire sans inflammation appréciable des tubes urinifères. Dans l'empoisonnement par le jéquirity, qui est rapidement mortel chez la grenouille, « les coupes du rein montrent une quantité colossale de bacilles dans tous les vaisseaux et quelques-uns de ces organismes, soit dans la cavité des glomérules, soit dans la lumière des tubes urinifères. L'urine recueillie dans la vessie contient aussi des bactéries. Cependant, bien que la présence dans le sang et l'élimination de ces organismes par l'urine aient duré pendant plusieurs jours, les cellules des tubes urinifères paraissent normales ; la cavité des tubes n'est pas dilatée et ne renferme pas de produits de sécrétion pathologique. Si l'on injecte une grande quantité (2 ou 3 centimètres cubes) de l'infusion de jéquirity, dans une veine apparente de l'oreille d'un lapin... les bactéries apparaissent dans la vessie une heure et demie après l'injection » (Cornil et Babes).

La constatation expérimentale de ces faits est très importante au point de vue de la thérapeutique des maladies infectieuses. Elle prouve que, *tant que le rein est intact,* ou à peu près, et accomplit normalement ses fonctions de filtre du sang, et de « filtre intelligent, ou de *filtre sélecteur,* » suivant l'expression de M. Dujardin-Beaumetz, l'élimination des microbes par cette voie est possible. Elle explique aussi le danger des maladies infectieuses chez les personnes atteintes de maladies du rein (albuminuriques et brightiques). Il en ressort, en outre, cette indication, qu'il importe beaucoup, dans toutes les maladies

1. On sait que ce bacille, qui ne diffère probablement pas du *Bacillus subtilis,* n'a pas les propriétés pathogènes qu'on lui a attribuées et qui sont dues à l'*Abrine,* principe vénéneux soluble du jéquirity.

microbiennes de favoriser la fonction du rein par des diurétiques appropriés, de manière à empêcher le séjour et
l'accumulation, dans les tubes urinifères, des microbes
qui finiraient par les enflammer au contact de leurs toxines, s'ils n'étaient pas rapidement entraînés au dehors.

On désigne sous le nom de *néphrites ascendantes* celles
où les microbes, au lieu d'être amenés dans le rein par la
circulation générale, remontent, au contraire, de la vessie
atteinte de cystite purulente, en passant par les uretères,
les bassinets, et arrivent enfin aux tubes urinifères. Cette
forme se présente dans la cystite calculeuse, la compression des uretères par des tumeurs ovariennes, des cancers du col utérin, etc. Elle peut être consécutive au
simple cathétérisme, lorsqu'il n'est pas aseptique. Les
microbes que l'on rencontre dans ces cas ont été étudiés
par Clado (Thèse de Paris, 1887), et renferment une dou-
zaine d'espèces variées, dont une qu'il a décrite sous le
nom de *bactérie septique de la vessie*, et qui semble spéciale
à cette forme de cystite et de néphrite. C'est la *bactérie
pyogène* d'Albaran et Hallé (1888). Beaucoup plus rarement on observe des néphrites suites de blennoragie et
provoquées par le *Micrococcus* (*Neisseria*) *gonorrheæ* (Trevisan d'après Neisser). D'autres microcoques encore ont été
décrits par Doyen (1889) dans l'urine de malades atteints
de cystite et de pyélo-néphrite.

Malgré ce qui a été dit précédemment, d'après des expériences faites sur les animaux, du passage possible des
bactéries à travers les reins sans trace appréciable d'inflammation locale, les autopsies faites chez l'homme à la
suite de néphrites infectieuses semblent indiquer que les
bactéries ne passent en grand nombre dans l'urine qu'à
la faveur de lésions rénales manifestes (inflammation,
ruptures vasculaires, ecchymoses). Dans tous les cas, l'action locale des microbes et de leur toxine est beaucoup
plus intense lorsqu'il existe déjà dans le rein un trouble
quelconque de nutrition (CORNIL et BABES). Les urines albumineuses contiennent presque toujours des leucocytes

et des bactéries en plus ou moins grand nombre. Le danger est beaucoup plus grand lorsque cette albuminurie est chronique.

Thérapeutique antiseptique des néphrites. — Les diurétiques employés empiriquement de toute antiquité remplissent ici le même rôle *d'irrigation* que le lavage de l'estomac et les purgatifs salins dans les affections du tube digestif. Les urines étant rares et épaisses, il y a indication de les rendre plus abondantes et de délayer les substances salines qu'elles renferment, de manière à diminuer l'obstruction mécanique du filtre rénal.

Les *purgatifs*, les *bains de vapeur*, employés concurremment, ont pour but de suppléer à la fonction rénale en éliminant par l'intestin, ou par la peau, l'urée et les autres produits d'excrétion qui sont normalement éliminés par l'urine, ainsi que les toxines qui peuvent se trouver retenues dans le sang par suite de l'insuffisance rénale.

Le lait, dans le *régime lacté exclusif*, agit à la fois comme diurétique et comme aliment complet : il a l'avantage sur tous les autres aliments d'être bien toléré, de modifier l'albumine du sang, et de rétablir les fonctions de nutrition (DUJARDIN-BEAUMETZ) en introduisant dans l'estomac et l'intestin l'aliment qui réclame le moins de travail digestif possible, et qui, par suite, pénètre le plus rapidement dans l'économie, offrant ainsi beaucoup moins de matériaux aux fermentations putrides qui peuvent se produire dans l'intestin. — Toutes les fois que cela sera possible, on prescrira le lait frais, cru et non cuit, de façon à se rapprocher le plus possible des conditions que la nature elle-même a pris soin d'indiquer en préparant cet aliment pour l'enfant nouveau-né. On le prescrira à la dose de 1 à trois litres par jour, pur ou additionné d'eau de Vichy (Saint-Yorre) ou d'eau de Vals (Saint-Jean), — une cuillerée à bouche par verre de lait, — ce qui le fait tolérer aux estomacs irrités, surtout lorsqu'il y a excès d'acidité du suc gastrique.

A la place du lait de vache, M. LANCEREAUX prescrit le

lait d'ânesse, ou à son défaut le lait de vache trait depuis 12 heures et bien écrémé, en y ajoutant, par litre, 4 à 10 grammes de *chlorure de sodium*. Ce régime ne doit pas être continué plus de huit jours s'il n'y a pas d'amélioration.

Les *diurétiques végétaux* (digitale, uva-ursi, raifort, sommités de genêts, grateron, scille, queues de cerises, etc.), sont employés en tisanes, seuls ou concurremment avec le *tartrate de potasse*, acide ou non.

Le *sucre de lait* ou *lactose* est aussi un excellent diurétique préconisé par M. G. Sée à la dose de 100 grammes par jour, dans les cas surtout où le lait lui-même est mal toléré. MM. Dujardin-Beaumetz et Dastre ont montré que la *glucose* produisait les mêmes effets, mais à dose plus élevée (200 grammes en tisane). Ce dernier médicament est généralement mieux toléré, en raison de son goût qui se rapproche davantage de celui du sucre ordinaire.

L'*acide benzoïque* est l'antiseptique diurétique par excellence. On l'emploie pur ou sous forme de *benzoate de soude* et de *benzonaphtol*.

M. Laboulbène prescrit, comme tisane, la potion suivante :

Acide benzoïque.	1 à 2 gr.
Sucre.	100 gr.
Eau distillée.	950 gr.

(Par tasses.)

On pourrait substituer la glucose au sucre ordinaire, si l'on voulait utiliser les propriétés diurétiques du sucre de raisin, comme nous l'avons dit ci-dessus.

Le *benzoate de soude* présente sur l'acide benzoïque l'avantage d'être bien soluble dans l'eau (tandis que 1 gramme d'acide exige 400 grammes d'eau). On emploie le benzoate dans les mêmes circonstances que ce dernier, à la dose de 1 à 3 grammes dans une potion de 150 grammes à prendre par cuillerées. Il rend surtout des services dans la diathèse urique.

On peut le prescrire sous forme de solution (Dujardin-Beaumetz) :

Benzoate de soude. . . . . 10 gr.
Eau de fleur d'oranger. . . . . 20 gr.
Eau distillée. . . . . 270 gr.

Cette solution contient 0^{gr},50 de benzoate par cuillerée à soupe. On peut ajouter 10 grammes de bicarbonate de soude.

Le *sirop dialytique* de Bonjean contient :

Benzoate de soude. . . . . 30 gr.
Silicate de soude . . . . 50 gr.
Sirop de gomme . . . . 1000 gr.
(Une à 2 cuillerées par jour.)

Le *tanin* en nature, ou sous forme de vins rouges riches en tanin, a été également employé contre l'albuminurie.

La *fuchsine* est aujourd'hui plus en faveur. Chez l'enfant M. Bouchut prescrit la potion suivante, concurremment avec le régime lacté et les sudorifiques (maillot de laine) :

Fuchsine. . . . . 0 gr. 15
Essence de menthe. . . . . . . deux gouttes.
Julep gommeux . . . . 100 gr.
(Par cuillerées à café dans les 24 heures.)

Ce médicament a l'inconvénient de colorer en rouge les lèvres et les dents : il est donc préférable de l'administrer en cachets toutes les fois que cela est possible et particulièrement chez l'adulte.

M. Dujardin-Beaumetz prescrit, concurremment avec des injections de *pilocarpine* (sudorifique), les cachets suivants :

Fuchsine. . . . . 0 gr. 50
(En 2 cachets, à prendre dans les 24 heures.)

L'antisepsie intestinale sera réalisée par le *benzonaphtol* seul ou associé à la magnésie, au bicarbonate de soude, etc., à la dose de 0 gr. 25 à 0 gr. 50 de cet antiseptique par cachet pris aux repas.

L'oxygène en inhalations est un des meilleurs traitements à employer dans les néphrites albumineuses (DUJARDIN-BEAUMETZ), surtout lorsqu'il s'agit de combattre rapidement les accidents dus à l'intoxication du sang.

Cystites infectieuses.

Les indications de la cystite se rapprochent beaucoup de celles de la néphrite. On combattra d'abord l'inflammation de la vessie, et l'on diluera les urines chargées de principes toxiques à l'aide de boissons émollientes chaudes, d'eaux minérales bicarbonatées sulfatées, telles que celles de Contrexéville, Vittel, Vichy, ou lithinées et on prescrira le régime lacté. Au besoin on fera des injections modificatrices et antiseptiques, surtout si les urines sont purulentes et que la vessie se vide d'une façon incomplète. On pourra faire ces injections avec une *solution boriquée tiède*, mais elles sont contre-indiquées dans la cystite aiguë.

Le *benzoate de soude* et le *benzoate de lithine*, seuls ou associés, peuvent être administrés en potion suivant la formule suivante :

```
Benzoate de soude . . . . . . . . |
   —      de lithine. . . . . . . |  āā 1 gr. 50
Sirop de tolu. . . . . . . . . .      50 gr.
Eau distillée . . . . . . . . . .    100 gr.
```
(Par cuillerées à bouche dans les 24 heures.)

On donnera en outre quelques capsules de *térébenthine* ou d'*essence de santal* pour modifier les urines et empêcher leur putréfaction ammoniacale (BOUILLY). Les purgatifs agiront comme dérivatifs vers l'intestin.

Dans les cas aigus, M. GUYON emploie les instillations de *nitrate d'argent* porté jusqu'au bas-fond de la vessie.

Pour cela, on fera uriner le malade avant l'opération, et l'on évitera tout lavage boriqué avant ou après. On se servira d'un instillateur n° 13 ou 14. Une fois la portion membraneuse dépassée, on ramène le talon vers le sphincter de la vessie. Pour être sûr de ne pas s'être trop avancé, on commence l'instillation dans la portion prostatique (GUYON). La dose est de 20 à 30 gouttes d'une solution de nitrate d'argent à 1 p. 50. Après quelques jours on pourra porter la solution à 1 p. 40 et même 1 p. 20.

Dans la cystite chronique, M. GUYON prescrit des injections avec la solution suivante :

    Nitrate d'argent.. . . . .   1 gr.
    Eau distillée. . . . .   500 gr.

dont on introduit une faible quantité à la fois (50 à 80 grammes au plus) : on s'arrête quand le liquide ressort limpide.

En même temps on donne les pilules balsamiques suivantes :

    Térébenthine de Venise. . . . . ⎫
    Extrait de quinquina . . . . . ⎬ àà 10 centigr.
    Magnésie calcinée. . . . .   q. s.
        (Pour 1 pilule : 4 à 6 par jour.)

En même temps que les balsamiques en capsules ou en pilules, M. BOUILLY prescrit la potion suivante :

    Acide benzoïque. . . . .   2 à 6 gr.
    Glycérine neutre. . . . .   4 à 6 gr.
    Julep gommeux.. . . . .   120 gr.
        (Par cuillerées, contre l'alcalinité des urines.)

Les *injections intra-vésicales* sont indiquées toutes les fois que l'urine stagne dans la vessie. On les fera en prenant les précautions suivantes : se servir d'une seringue avec sonde-béquille à calibre intérieur large et munie d'yeux très larges, et on les poussera doucement. Le liquide, injecté par petits coups, sera à la température de 37 degrés à 38 degrés, et on n'introduira à la fois que 40 à 50 grammes, que l'on laissera ressortir avant de pousser une nouvelle dose. Si la muqueuse est très sensible on ne prolongera pas ces lavages (BOUILLY).

Les liquides à injecter sont : *l'acide borique* à 3 ou 4 p. 100; le *sulfate de cuivre* à 1 ou 2 p. 100; le *tanin* à la même dose (indiqué en cas d'hémorragie); l'*acide phénique* à 1 p. 100 et le *nitrate d'argent* à 1 p. 500.

Dans l'uréthro-cystite blennorragique chronique, on instillera 10 à 25 gouttes de solution de nitrate d'argent à un cinquantième dans la région prostatique de l'urèthre.

Blennorragie chez l'homme et chez la femme.

La blennorragie est produite par l'inoculation dans le canal de l'urèthre du *Micrococcus* ou *Neisseria gonorrheæ* (Trévisan), découvert par Neisser. Cette affection très rebelle, et qui se complique souvent de cystite, présente une grande tendance à devenir chronique. Le traitement antiseptique le plus énergique est donc formellement indiqué dès le début de l'affection, si l'on veut empêcher l'inflammation de la muqueuse urèthrale de se propager jusqu'à la vessie. En outre, on devra veiller à ce que le traitement, et notamment les injections *ascendantes*, ne contribuent pas à la propagation de l'infection microbienne primitivement localisée dans la partie antérieure du canal de l'urèthre. Pour éviter cette propagation, on se servira de la *seringue à jet rétrograde* de Langlebert, dont la canule devra toujours être soigneusement stérilisée.

D'après M. Mauriac, il convient de commencer par les *balsamiques*, qui peuvent à eux seuls donner une guérison définitive. En effet le traitement antiseptique dit *abortif* n'a chance de réussir que pendant les premières heures qui suivent l'infection : or le médecin n'est presque jamais consulté à ce moment. Plus tard, c'est-à-dire dans les périodes d'augment et d'état, ce traitement est dangereux et nuisible.

On donnera donc les balsamiques suivant la formule suivante (Vidal) :

Baume de gurjun. . . . .   4 gr.
Gomme arabique en poudre.. . . . . . .   4 gr.
Sirop de cachou. . . . . 30 gr.
Infusion d'anis étoilé . . . . 40 gr.

(Pour prendre par cuillerées à soupe au moment des repas.)

Ou bien :

| Baume de gurjun. . . . . | 10 gr. |
| Magnésie calcinée. . . . . | 40 gr. |

(Pour 50 bols : 3 avant chaque repas.)

Le *baume de Gurjun* ou de *Gurgum* (*Wood-oil* des Anglais) est un succédané du copahu, qui s'emploie aux mêmes doses et dans les mêmes circonstances.

En injections, on emploiera le *sulfate de zinc*, déjà préconisé par Ricord.

M. Dujardin-Beaumetz prescrit :

Baume de copahu.	25 gr.
Poivre cubèbe pulvérisé.	50 gr.
Essence de menthe..	1 gr.

(Pour 40 bols, à prendre 10 par jour.)

Les injections seront faites avec la solution suivante :

Sulfate de zinc	1 gr.
Acétate de plomb cristallisé.	} àà 0 gr. 50
Sulfate d'alumine et potasse cristallisé.	
Camphre pulvérisé	0 gr. 10
Gomme arabique pulvérisée.	0 gr. 20
Eau de roses.	125 gr.

M.

ou bien :

Extrait de saturne	4 gr.
Sulfate de zinc	} àà 0 gr. 40
Laudanum de Sydenham..	
Eau distillée.	200 gr.

M.

ou bien :

Acide tannique.. . . . . }	1 gr.
Alun. . . . . }	àà
Vin de Roussillon. . . . . }	100 gr.
Eau de roses . . . . }	àà

M.

ou bien :

| Tanin . . . . | 6 gr. |
| Glycérine neutre. . . . . | 200 gr. |

M.

ou encore :

Chloral.. . . . . 1 gr.
Eau de roses. . . . . 120 gr.
                M.

Un grand nombre d'autres antiseptiques ont été prescrits en injections. Parmi les principaux, nous signalerons : le *permanganate de potasse*, *l'eau de chaux*, le *sublimé* (à 2 p. 100), le *salicylate de mercure*, la *résorcine*, la *pyridine*, etc.

Les injections de poudres en suspension dans l'eau se font avec le *salicylate de bismuth* seul ou associé à la *résorcine* et à l'*iodol* comme dans la formule suivante (L. Julien) :

Salicylate de bismuth. . . . . . . 5 à 10 gr.
Résorcine.. . . . .   3 gr.
Iodol. . . . .   1 gr.
Vascline liquide. . . . . 150 gr.
        (Une injection matin et soir.)

Parmi les anciennes injections remises en honneur par M. du Castel, signalons les suivantes :

INJECTION DE RICORD :

Eau distillée.. . . . . 200 gr.
Sulfate de zinc . . . .   1 gr.
Acétate de plomb. . . . .   2 gr.
Laudanum Sydenham. . . . . ⎫ ââ
Teinture de cachou.. . . . . ⎭   4 gr.

INJECTION DE DIDAY :

Eau distillée. . . . . 200 gr.
Sulfate de zinc . . . . ⎫ ââ
Tanin . . . . ⎭   2 gr.

INJECTION AUX TROIS SULFATES :

Sulfate de zinc.. . . . . ⎫
   —   de cuivre.. . . . . ⎬   1 gr.
   —   de fer. . . . . ⎭   ââ
Eau distillée . . . . 250 gr.
Mucilage. . . . . 10 gr.
        M.

M. Dreyfous prescrit le *salol* à l'intérieur comme le meilleur antiseptique des organes urinaires, parce qu'il porte toute son action sur ces organes. Le salol se dédouble dans l'intestin en acide phénique et acide salicylique, qui sont tous deux éliminés par l'urine, le premier à l'état de phényl-sulfate, le second en nature ; le salol aurait ici une action analgésiante analogue à celle du salicylate dans le rhumatisme.

On prescrit le salol à la dose de 5 à 8 grammes par jour seul ou associé aux balsamiques. Ce médicament serait contre-indiqué s'il y avait une néphrite albumineuse aiguë ou chronique.

Récemment M. Vigier a préconisé le *rétinol*, qui est d'un emploi facile. Dans la blennorragie, il agit sur l'écoulement plus rapidement que les autres antiseptiques et amène une prompte amélioration. Il agit à la fois comme antiseptique et comme isolant, sans causer de douleur et paraît toujours bien supporté.

La blennorragie chez la femme se traite de la même manière que chez l'homme. L'affection est moins rebelle et cède plus facilement aux injections faites avec le *sulfate de zinc*, le *sulfate de cuivre*, le *sublimé*, etc. On devra surtout veiller à prévenir les complications du côté de l'utérus et de ses annexes par les injections au sublimé, les onctions mercurielles belladonées, etc. Lorsque ces complications existent, le traitement se confond avec celui de la péritonite. Quant au traitement antiseptique local de la *leucorrhée*, il ne diffère pas de celui de la *blennorrhée*.

Le traitement de la *blennorragie chronique* est analogue à celui de la cystite et basé sur l'emploi du *nitrate d'argent* (Guyon). Le mode opératoire est ici d'une grande importance : aussi croyons-nous devoir y revenir, malgré ce que nous en avons dit au traitement de la cystite.

On introduit un explorateur en gomme flexible, à bout olivaire, creux dans toute sa longueur et portant au sommet de l'olive un trou filiforme. Une seringue de Pravaz d'une contenance de 3 centimètres cubes et à canule conique, est adaptée à cette sonde. Il faut amorcer avant de s'en servir. Pour cela, la seringue étant chargée et fixée à la sonde, on tourne le piston jusqu'à ce qu'une goutte apparaisse par le trou de l'olive.

Pour l'urèthre postérieur, il faut, après avoir franchi le sphincter membraneux, tourner le piston de manière à faire sortir de 10 à 20 gouttes.

Pour l'urèthre antérieur, après avoir buté contre l'entrée du sphincter membraneux, on retire de 2 à 3 centimètres l'olive et l'on instille seulement 3 à 6 gouttes, en laissant l'instrument en place quelques minutes. On a eu soin de faire uriner le malade avant l'opération. On répète les instillations tous les deux jours. La solution dont on se sert est à 1 p. 50, rarement à 1 p. 25 ou 30.

Vaginite.

Contre cette affection, qui s'accompagne souvent de *vaginisme*, les antiseptiques locaux sont indiqués. On les applique généralement à l'aide d'un tampon imbibé du médicament et que l'on laisse en place douze ou vingt-quatre heures.

M. Dujardin-Beaumetz prescrit :

Baume de gurjun. . . . . 1 partie.
Eau de chaux. . . . . 2 parties.

(Imbiber un tampon de ouate à laisser en place 24 heures.)

On fera des injections avec :

Chloral . . . . 20 gr.
Eau. . . . . 200 gr.

ou bien :

Permanganate de potasse. . . . . 0 gr. 15
Eau distillée . . . . 500 gr.

ou bien :

Teinture d'iode . . . . 20 à 40 gr.
Iodure de potassium. . . . . . . q. s.
Eau distillée. . . . . 1000 gr.

ou bien :

Acide salicylique.	1 gr.
Alcool à 90°.	10 gr.
Eau distillée.	100 gr.

Une cuillerée à bouche dans un litre d'eau froide pour injections. — On peut encore se servir de sulfate de fer (10 grammes pour un demi-litre d'eau).

Le *rétinol,* dont on imbibe un tampon à laisser en place douze ou vingt-quatre heures, réussit très bien et ne cause aucune douleur (Balzer).

Balanite.

Si les lotions émollientes et à l'*eau boriquée* ne suffisent pas dans cette affection, on fera un pansement avec la poudre d'*oxyde de zinc* à sec ou en suspension dans le *rétinol*. On peut également se servir de poudre de *calomel* ou d'une solution d'*acétate de plomb* dont on imbibe le linge de pansement.

Dans les cas plus graves, les attouchements au nitrate d'argent (solution au 50°) sont quelquefois nécessaires. — La plupart des antiseptiques ont d'ailleurs été employés dans ce cas.

Le traitement général et local de la *syphilis* sera indiqué au chapitre des Maladies générales.

CHAPITRE V

Maladies de l'appareil locomoteur.

Bien qu'un certain nombre de maladies, que l'on réunit sous le titre de *maladies de l'appareil locomoteur*[1] soient manifestement consécutives à des maladies générales d'origine microbienne, le traitement antiseptique de ces maladies est encore trop peu avancé pour qu'il soit possible d'en traiter méthodiquement pour chacune d'entre elles.

Dans ces affections on se contentera de faire de l'antisepsie intestinale et de l'antisepsie générale, et l'on traitera les complications secondaires conformément aux règles précédemment formulées.

Le *rhumatisme* est ordinairement considéré comme une maladie générale. Nous en traiterons cependant ici, parce que les recherches les plus récentes semblent indiquer que l'on confond cliniquement, sous le nom de rhumatisme, des affections de nature infectieuse dues à la présence dans le sang de microbes d'espèces variées. Cependant, dans l'état actuel de nos connaissances à ce sujet, il

---

1. La paralysie musculaire progressive, par exemple, et l'atrophie musculaire progressive (myopathie atrophique).

n'est pas possible de séparer les divers traitements antiseptiques applicables aux différentes formes du rhumatisme.

Rhumatisme.

On sait que certains états manifestement infectieux (suppurations locales, puerpéralité, blennorragie, scarlatine, oreillons, dysenterie) sont accompagnés ou suivis de déterminations morbides sur les articulations et les séreuses qui se rapprochent cliniquement du rhumatisme articulaire aigu à forme franche, c'est-à-dire dû à l'influence du froid humide (*rhumatisme secondaire* ou *pseudorhumatismes*, DIEULAFOY).

De là à admettre que le rhumatisme idiopathique lui-même est une maladie microbienne il n'y a qu'un pas, et ce pas est bien près d'être franchi.

Dans deux cas de rhumatisme articulaire aigu ou subaigu terminés tous deux par une néphrite mortelle, MM. Cornil et Babes[1] ont trouvé le rein rempli de bactéries, cause évidente et de la polyarthrite et de la néphrite. Les observations de ce genre deviennent chaque jour plus nombreuses depuis que l'examen histologique et bactériologique est devenu le complément obligé des autopsies.

Sans nier l'influence du froid humide, — qui agit évidemment ici comme cause déterminante en paralysant l'émonctoire cutané et produisant la rétention dans le sang de substances qui sont habituellement éliminées par la sueur et les urines (acides urique et lactique, sels de chaux), — il est probable que, dans beaucoup de cas, et particulièrement dans les cas les plus graves et qui résistent au traitement rationnel ou se terminent par une issue fatale, il y a lieu d'invoquer la présence d'un microbe qui transforme une simple dyscrasie en maladie infectieuse. M. Bouchard estime que le *rhumatisme déformant* est une affection justiciable de la thérapeutique antiseptique « et qui comprend des maladies multiples dont la genèse est

---

1. *Les Bactéries*, 3ᵉ édit., I, p. 530.

différente ». Le traitement est ici la pierre de touche du diagnostic et les bons effets de l'antisepsie intestinale ou générale sont la preuve de la nature microbienne de l'affection (BOUCHARD).

Traitement antiseptique du rhumatisme. — Le médicament héroïque, on pourrait presque dire spécifique, du rhumatisme articulaire aigu, est le *salicylate de soude*, que l'on administre en solution suivant la formule suivante (DUJARDIN-BEAUMETZ) :

> Salicylate de soude. . . . .   15 gr.
> Eau distillée. . . . .   250 gr.

Une cuillérée contient environ 1 gramme de salicylate. On en donnera 4 à 6 par jour en moyenne. Une fois les douleurs disparues, on en donne seulement 2 à 3 grammes pendant une quinzaine de jours.

M. BOUCHARD joint au salicylate le *bicarbonate de soude* à la dose de 10 grammes par jour.

On doit toujours examiner les urines au point de vue de la présence de l'albumine, qui contre-indiquerait le salicylate de soude, et l'on surveille de près l'état cérébral, de manière à éviter toute chance d'intoxication par ce médicament. La grossesse s'oppose également à son emploi.

Lorsque le salicylate est contre-indiqué, c'est-à-dire s'il y a de l'albuminurie, M. BUCQUOY le remplace par le *sulfate de quinine*, l'*antipyrine*, la *poudre de Dower*.

Dans les mêmes circonstances, M. DUJARDIN-BEAUMETZ donne l'*exalgine* et la *phénacétine*. Il expérimente en ce moment le *naphtol β* conjugué au *mono-sulfate de calcium*, ce qui le rend très soluble. A la dose de 25 centigrammes par jour, ce naphtol conjugué donne de bons résultats dans le rhumatisme.

Même chez l'enfant au-dessus de dix ans, il est nécessaire de donner d'emblée de fortes doses de salicylate (6 grammes dans les vingt-quatre heures), par doses de 1 gramme, en cachets au besoin ou dans un grog. Les doses de 2 à 3 grammes sont absolument sans effet. L'eau de

Vichy aide à faire tolérer le médicament (en cachets), lorsque l'estomac le supporte mal. — Au-dessous de dix ans, on donne 3 à 4 grammes, et au-dessous de six ans, 2 à 3 grammes.

M. CHAUFFARD donne actuellement la préférence à l'*anti-pyrine* à la dose de 4 à 8 grammes par jour. Ce médicament ne donne jamais lieu aux effets cérébraux si pénibles dans la médication salicylée.

Pour modérer la diaphorèse produite par l'antipyrine, on donne quelques granules de *sulfate neutre d'atropine*. On y ajoutera la diète lactée et des boissons diurétiques.

Lorsque le salicylate est contre-indiqué (néphrites, grossesse, cardiopathies), M. BARTH donne le *sulfate de quinine* et l'*antipyrine* associés suivant la formule suivante :

$$\text{Sulfate de quinine} \ldots \ldots \ldots 0 \text{ gr. } 50$$
$$\text{Antipyrine} \ldots \ldots \ldots \ldots 0 \text{ gr. } 50$$

(Pour un cachet. — 3 par jour.)

Pour M. FAISANS, l'efficacité du salicylate dans le véritable rhumatisme idiopathique est la pierre de touche du diagnostic. Lorsque cette médication reste sans succès, c'est qu'il s'agit d'une infection spécifique ou pyohémique localisée sur les articulations et non d'un rhumatisme vrai.

Dans le rhumatisme blennorragique, M. BESNIER prescrit l'*iodure de potassium* dès que l'écoulement a disparu. Il est indispensable d'immobiliser les articulations malades, ce qui est d'ailleurs la règle, surtout dans le rhumatisme secondaire. Au besoin, et surtout lorsque l'affection est fixée sur une ou plusieurs articulations, on appliquera des révulsifs (teinture d'iode, pointes de feu).

L'*iodure de potassium* ou le *sirop d'iodure de fer* (une cuillerée à dessert au milieu du repas, deux fois le jour pendant quinze jours) sont administrés par J. SIMON dans le rhumatisme chronique des enfants.

L'*iodure de lithium* est prescrit par M. HUCHARD à la dose de 25 à 50 centigrammes par jour dans la goutte, maladie que d'autres traitent aussi par le salicylate.

Nous parlerons du *tétanos* au chapitre des MALADIES GÉNÉRALES.

Maladies du système nerveux.

Nous pouvons répéter ici ce que nous avons dit au sujet des affections de l'appareil locomoteur : le traitement antiseptique de ces maladies se réduit, en général, au traitement des complications multiples qui se produisent du côté des organes digestifs, des appareils circulatoires et respiratoires, etc., au cours de ces maladies.

C'est ainsi que, dans les *névroses* et plus particulièrement dans la *neurasthénie*, on aura souvent à pratiquer l'antisepsie intestinale conformément aux règles que nous avons formulées plus haut en traitant des dyspepsies et de la dilatation de l'estomac.

La *méningite* devant être considérée comme une affection microbienne qui peut être produite par des microbes différents, il y a lieu d'en traiter ici, c'est-à-dire au chapitre des affections cérébrales, de même que nous avons traité de la pleurésie au chapitre des affections de l'appareil respiratoire, et de la péritonite à celui des maladies de l'appareil digestif.

Méningite.

On réunit sous ce nom collectif les diverses inflammations des méninges (pie-mère et arachnoïde) qui se produisent surtout chez les enfants, sous l'influence de causes diverses. On désigne plus particulièrement sous le nom de *méningite aiguë* ou *méningite franche* l'inflammation causée par un traumatisme, l'insolation, des excès de travail intellectuel, etc. On dit la *méningite secondaire* lorsqu'elle est consécutive à une suppuration locale ou générale, otorrhée, otite, carie des os du crâne, érysipèle de la face, rhumatisme, syphilis, pyohémie, endocardite, pneumonie (méningite à pneumocoques), fièvres éruptives, fièvre typhoïde. Enfin la *méningite tuberculeuse* est la plus grave de ces affections d'origine microbienne. La distinction clinique de ces différentes formes est difficile à faire dès le début de l'affection, malgré l'importance de ce diagnostic au point de vue du pronostic. On sait, en effet, que si la méningite tuberculeuse est presque fatalement mortelle, la guérison des autres formes, notamment de celles produites par des microbes autres que le *Bacillus tuberculosis*, n'est nullement impossible. En l'absence de l'examen bactériologique, on se basera surtout sur les antécédents et les commémoratifs pour établir ce diagnostic. D'ailleurs le traitement des diverses formes (tuberculeuses ou non) est à peu de choses près identique, et, dans cette affection comme dans la pleurésie, le succès peut être considéré comme la pierre de touche du diagnostic : en d'autres termes, les *méningites non tuberculeuses sont les seules qui guérissent.*

Nous examinerons successivement le traitement général et le traitement local.

Traitement général de la méningite. — La constipation opiniâtre est un des symptômes qu'il y a lieu de combattre par des moyens énergiques. Le *calomel* agit ici à la fois comme purgatif et comme antiseptique.

M. Descroizilles prescrit :

> Calomel. . . . . 0 gr. 10
> Poudre de rhubarbe. . . . . 1 gr.
> (En 8 paquets. — 6 à par jour.)

ou bien (H. Roger) :

> Calomel . . . . 30 centigr.
> Poudre de scammonée . . . . 10 centigr.
> Sucre de lait. . . . . 4 gr.
> (Pour 10 paquets. — 1 d'heure en heure jusqu'à ce qu'on ait deux selles.)

On donne en même temps les *iodures* en solution ou en potion :

> Iodure de potassium . . . . 0 gr. 50
> Sirop . . . . 25 gr.
> Eau. . . . . 60 gr.
> (Une à plusieurs cuillerées à bouche par jour.)

Le *sirop iodo-tannique* préconisé par Guillermond est un excellent moyen d'administrer l'iode chez les enfants. Voici la formule de ce sirop :

> Iode. . . . . 2 gr.
> Extrait de ratanhia soluble. . . . . 8 gr.
> Eau et sucre. . . . . q. s.
> Pour un kilogramme de sirop.
> On en donne un cuillerée à bouche 2 fois le jour.

M. Dujardin-Beaumetz prescrit le *sulfate de quinine* dès le début, et, comme les cachets sont difficiles à administrer chez les enfants, il se sert de préférence de suppositoires ou bien d'injections sous-cutanées avec le *bromhydrate de quinine*. On n'hésitera pas à donner le médicament à hautes doses (1^{gr},20 en 4 fois dans les 24 heures).

Comme succédané du sulfate de quinine on peut donner l'*antipyrine*, qui agit à la fois comme calmant et comme antiseptique.

On pourra faire l'antisepsie intestinale et générale à l'aide du naphtol et du benzonaphtol.

Traitement local de la méningite. — Ce traitement consiste en applications de médicaments à la fois antiphlogistiques et antiseptiques sur le cuir chevelu préalablement rasé.

M. Dujardin-Beaumetz conseille de s'abstenir de révulsifs violents (vésicatoires, frictions avec l'huile de croton tiglium, etc.), et de s'en tenir à l'application d'une vessie pleine de glace. Le *froid* agit ici comme antiseptique.

M. Descroizilles n'hésite pas cependant à faire sur la tête des frictions avec la pommade suivante :

> Tartre stibié . . . . 2 gr.
> Axonge benzoïnée.. . . . . 7 gr. 50

M. H. Roger a recours au *mercure*, dont l'action antiseptique est supérieure à celle de tous les autres médicaments. Il prescrit :

> Onguent mercuriel double. . . . . 50 gr.
> Extrait de belladone.. . . . . 10 gr.

Faire soir et matin des onctions, avec gros comme une noisette de cette pommade, sur les tempes et derrière les oreilles.

ou bien :

<pre>
Cyanure de potassium. . . . . . .   0 gr. 20
Eau distillée . . . . 100 gr.
</pre>

Pour imbiber des compresses que l'on appliquera sur le cuir chevelu.

L'*iodoforme* a été récemment employé par les médecins anglais. MM. WARFWINGE, WILSSON, HOLT, LODEN, auraient obtenu des succès chez des enfants paraissant atteints de méningite tuberculeuse par l'application sur la tête rasée d'une pommade contenant 10 à 25 p. 100 d'iodoforme.

CHAPITRE VI

Nous traiterons ici des maladies suivantes : variole et varicelle, rougeole et rubéole, scarlatine, érysipèle, oreillons, fièvre typhoïde, typhus, méningite cérébro-spinale épidémique, choléra, fièvre jaune, suette miliaire, grippe, rage, tétanos, fièvres de marais ou impaludisme, syphilis.

Variole et Varicelle.

On trouve dans les boutons de la variole, dans le sang de la veine porte, dans le foie et le rein des individus atteints de cette maladie, des microbes de plusieurs espèces (*Micrococcus*), et notamment la *Pasteurella Hlavai*, Trévisan, et les *Streptococcus pyogenes* et *St. variolæ*, Cohn D'après Pfeiffer, ces prétendus microcoques, que l'on n'a pas encore réussi à cultiver artificiellement, seraient des sporozoaires analogues à ceux de l'impaludisme. Quoi qu'il en soit, la nature infectieuse, inoculable et contagieuse de la maladie est admise par la grande majorité des médecins. Le traitement antiseptique *intus et extra* est donc formellement indiqué.

Traitement interne. — On fera l'antisepsie instestinale et générale à l'aide du *naphtol*, du *bétol*, ou du *benzonaphtol*, suivant les indications.

Dans la fièvre secondaire dé suppuration des variole confluentes graves, M. Audhoui donne la potion suivante :

Acide phénique. . . . .   1 gr.
Sirop de quinquina. . . . . 30 gr.
Julep gommeux . . . . 120 gr.
(Par cuillerées à bouche d'heure en heure.)

Dans la variole hémorragique, M. Descroizilles donne le *sulfate de quinine :*

Sulfate de quinine. . . . . 1 gr.
Sucre. . . . .   4 gr.
(Pour 12 paquets. — 6 par jour.)

M. du Castel, dans les mêmes circonstances (variole hémorragique), fait prendre une potion contenant 20 gouttes de *perchlorure de fer*.

On a donné également l'*acide salicylique* ou le *salicylate de soude*, qui seraient remplacés par le *benzonaphtol* s'il y avait des symptômes de néphrite.

Traitement local ou externe. — Le traitement antiseptique des vésicules varioliques présente une grande importance tant au point de vue de la marche générale de l'affection qu'à celui des cicatrices consécutives à ces ulcérations du derme.

M. Guéneau de Mussy conseille la pommade suivante :

Tanin. . . . . } àà 2 gr.
Oxyde de zinc . . . . }
Calomel. . . . .   0 gr. 25
Extrait thébaïque . . . .   0 gr. 10
Cérat. . . . .   30 gr.
(En application locale.)

M. Descroizilles prescrit :

Collodion. . . . . 40 gr.
Huile de ricin. . . . .   4 gr.

ou bien, dans les cas plus graves :

> Glycérine. . . . . 10 gr.
> Savon . . . . 20 gr.
> Onguent mercuriel. . . . . 40 gr.
>
> (En application locale sur les vésicules.)

On peut également se servir de *vaseline au sublimé* (1 à 5 p. 100), appliquée sur chaque pustule isolément, au moyen d'un petit tampon d'ouate, en répétant l'opération trois fois par jour ou même plus souvent.

M. Talamon a formulé d'une façon beaucoup plus précise le traitement des pustules varioliques. Voici comment il procède :

Faire des *pulvérisations éthérées* antiseptiques, au *salol* si la maladie est légère, au *sublimé* si l'éruption est *cohérente-confluente* (l'iodoforme et le tanin ont l'inconvénient de l'odeur du premier, de la compression douloureuse du second). On donnera donc la préférence à la solution suivante :

> Sublimé. . . . . ⎰ ââ 1 gr.
> Acide citrique . . . . ⎱
> Alcool à 90°. . . . . 5 cent. cubes.
> Éther.. . . . . q. s. pour f. 50 cc.

Pour trois à quatre pulvérisations par jour jusqu'à entière dessiccation.

La durée des pulvérisations est variable : on s'arrêtera quand la couche de sublimé déposé commence à blanchir la pustule (ce résultat s'obtient au bout d'*une minute* en moyenne). Dans les varioles hémorragiques ou *confluentes primitives* ces pulvérisations sont inutiles ou contre-indiquées, mais elles arrêtent l'évolution des vésicules dans les formes *abondantes* et *cohérentes-confluentes*.

Un quart d'heure après la pulvérisation on recouvrira la face d'une couche de la pommade suivante au moyen d'un tampon d'ouate et en frottant assez fortement :

> Sublimé. . . . . 1 gr.
> Glycérolé d'amidon. . . . . 15 gr.

Après le quatrième jour on ne fera plus que deux pulvérisations par jour, tout en continuant les badigeonnages de pommade aussi nombreux. On cesse les pulvérisations le sixième ou le septième jour.

Quand les croûtes sont détachées, on remplace le glycérolé par la *vaseline salolée* ou *boriquée*, et l'on fait prendre des bains avec 30 grammes de sublimé.

Les yeux sont lavés fréquemment avec l'eau boriquée chaude. L'éruption de la bouche et de la gorge sera traitée par des irrigations et des gargarismes antiseptiques fréquemment répétés. Toutes les deux heures on badigeonnera la muqueuse avec un collutoire formé de parties égales de *salol* et *glycérine*.

La *varicelle*, forme atténuée de la variole, sera traitée selon les mêmes principes, mais avec moins de rigueur. La *vaseline salolée* ou au *sublimé* suffira pour arrêter l'évolution des vésicules et empêcher toute ulcération du derme pouvant entraîner des cicatrices.

Le *traitement prophylactique* de la variole par la *vaccine* ne doit pas nous arrêter ici, ce sujet sortant du cadre que nous nous sommes tracé. Nous rappellerons cependant que l'inoculation vaccinale a été employée avec succès, dès le début de la variole, comme moyen d'atténuer les manifestations de cette maladie, et notamment l'éruption cutanée, si redoutée à cause des cicatrices consécutives.

Rougeole et Rubéole.

Les microbes que l'on trouve dans les boutons et les sécrétions pulmonaires de la rougeole ont été décrits par Babes et caractérisés, sous le nom de *Streptococcus morbillosus*, par Trévisan. Plus récemment M. Le Bel a trouvé dans l'urine des enfants atteints de rougeole un *Bacillus* qu'il a pu cultiver, mais non inoculer, comme Babes l'a fait pour le précédent, aux animaux.

On sait que cette affection n'est grave qu'en raison des complications pulmonaires (bronchite, pneumonie) qui l'accompagnent souvent. Le traitement est celui des complications que le repos au lit ou à la chambre, une hygiène raisonnée permettent le plus souvent d'éviter.

Plusieurs antiseptiques peuvent trouver leur emploi dans cette maladie (antipyrine, etc.)

M. Dieulafoy traite les rougeoles malignes par les bains à 26° (pendant 12 minutes) avec affusions froides sur la tête. On donne ces bains de quatre heures en quatre heures jusqu'à effet produit, c'est-à-dire jusqu'à ce que la température soit abaissée à 38°5 et que les urines reparaissent. La peau devient souple, et l'éruption pâlit mais suit son cours.

La *rubéole*, forme atténuée de la rougeole, ne présente pas d'indications spéciales.

Scarlatine.

Le microbe considéré comme producteur de cette maladie est le *Perroncitoa scarlatinosa*, Trévisan, qui est un diplocoque transversal, c'est-à-dire à cellules articulées deux à deux de manière à former une double chaîne. Cependant dans les cas graves on trouve constamment dans les organes le *Streptococcus pyogenes*, et M. Cornil serait porté à supposer, en raison de la présence constante de cet organisme dans les formes graves des fièvres exanthématiques « que des microbes pathogènes connus, ayant puisé dans des conditions particulières de milieu une virulence spéciale, auraient la faculté de produire les maladies éruptives ». — Il est possible aussi que ces maladies soient constituées par des *associations microbiennes*.

Le traitement antiseptique a surtout pour objectif la néphrite albumineuse, qui complique si souvent cette maladie. L'examen journalier des urines devra servir de guide.

M. Descroizilles donne le *carbonate d'ammoniaque* sous la forme suivante :

Carbonate d'ammoniaque . . . . 1 gr.
Eau de menthe . . . . 5 gr.
  — de tilleul . . . . 20 gr.
Sirop simple . . . . 15 gr.

(4 à 6 cuillerées à café par jour.)

La néphrite sera combattue par les moyens connus, notamment à l'aide de la potion suivante (H. ROGER) :

Tanin. . . . .   0 gr. 20
Alcoolature d'aconit . . . .   x gouttes
Julep gommeux . . . .   100 gr.

(Une cuillerée à dessert toutes les 2 heures.)

On fera sur la région rénale des badigeonnages de *teinture d'iode,* ou bien on appliquera une flanelle imbibée d'*essence de térébenthine.*

On donnera, une à deux fois par jour, un peu d'eau nitrée sucrée avec une cuillerée à bouche du sirop suivant :

Oxymel scyllitique. . . . .   30 gr.
Sirop de digitale.. . . . .   40 gr.

La *fuchsine* en cachets pourra rendre des services, mais l'on insistera sur les *bains de vapeur,* surtout s'il y a de l'anasarque, afin de suppléer à l'insuffisance rénale et de favoriser l'établissement des fonctions du filtre urinaire.

L'angine scarlatineuse sera traitée par des *irrigations boriquées* ou *salolées,* des gargarismes au *borax :*

Borate de soude. . . . .   10 gr.
Miel blanc.. . . . .   20 gr.

On donnera simultanément une potion au *benzoate de soude* ou bien la suivante :

Chlorate de potasse. . . . .   1 gr.
Eau de laitue. . . . .   40 gr.
Sirop de mûres. . . . .   20 gr.

(Par cuillerées à bouche.)

Le *régime lacté,* institué dès le début, suffit souvent à prévenir les complications rénales. Dans les cas graves, on utilisera les bains froids suivant la formule indiquée dans le traitement de la rougeole.

Érysipèle.

Le microbe de cette affection (*Streptococcus erysipelatis*) n'est probablement qu'une variété du *St. pyogenes* ou microbe du pus. Les cultures de ces deux microbes sont identiques (Cornil).

Le traitement de cette maladie doit être à la fois local et général.

Le *traitement local* ou *externe* a d'autant plus d'importance ici qu'il est possible, par des pansements antiseptiques, de localiser l'inflammation de la peau au point primitivement atteint et de tracer en quelque sorte une ligne de démarcation qui, dans la plupart des cas, et moyennant une surveillance constante, ne sera pas dépassée. On réduit ainsi une affection, qui ne devient grave que par sa généralisation à tout l'organisme, aux proportions d'un phlegmon local.

Un grand nombre d'antiseptiques, notamment l'*acide phénique*, le *sublimé*, l'*acide salicylique*, etc., ont été employés dans ce but.

M. Verneuil fait faire des pulvérisations avec une solution phéniquée à 3 p. 100 sur les parties malades.

M. Hallopeau emploie l'*acide salicylique* (solution au 20ᵉ) ou le *salicylate de soude*. — Un masque de toile en plusieurs doubles est imbibé de la solution à 1 p. 100 et appliqué sur les parties malades, puis recouvert d'un second masque de taffetas gommé qui empêche l'évaporation. Le résultat est des plus satisfaisants : le gonflement et la tension de la peau diminuent et s'éteignent, et même, quand l'éruption dépasse le masque, la douleur est beaucoup moins grande et les symptômes cérébraux bien moins intenses.

M. Talamon fait pulvériser pendant une minute sur la zone limite de l'érysipèle, en dedans et en dehors du bourrelet érysipélateux, la solution suivante :

<pre>
Sublimé . . . . ⎫ 1 gr.
Acide citrique ou tartrique. . . . . ⎬   ââ
Alcool à 90° . . . .   5 cc.
Éther sulffurique . . . .   q. s.
</pre>

(Pour faire 100 cent. cubes.)

Cette solution étant caustique, il faut protéger les yeux, les narincs et les lèvres. On répétera ces pulvérisations 2 ou 3 fois par jour. Employé dès le début, ce traitement amène la résolution dès le quatrième jour.

Dans les cas de faible intensité on se contentera de pansements au *salicylate de bismuth* en poudre (Marc Sée).

A l'*intérieur*, M. Hallopeau emploie alternativement le *sulfate de quinine* et le *salicylate de soude*, à un jour d'intervalle, ou bien donne l'*acide salicylique* (4 grammes en trois fois dans les vingt-quatre heures), pourvu qu'il n'y ait ni accidents cérébraux ni dyspnée.

Comme antiseptiques généraux, le *naphtol* et le *benzonaphtol* peuvent rendre des services dans cette maladie.

Oreillons.

Par sa nature épidémique et contagieuse et son mode d'évolution, cette maladie se rapproche des fièvres éruptives et doit être considérée comme une parotidite infectieuse produite par un microbe spécial qui n'a pas encore été suffisamment étudié.

M. Bouchard donne la potion suivante :

Acide phénique	0 gr. 50
Sulfate de quinine	2 gr.
Acide salicylique.	àà
Rhum.	125 gr.

(A prendre en 8 fois, par cuillerées à bouche d'heure en heure.)

Des applications émollientes, des onctions avec l'*huile camphrée* ou le *glycérolé d'amidon* additionnés au besoin d'opium, suffisent pour le traitement externe. Les purgatifs ou laxatifs sont indiqués.

Fièvre typhoïde.

Le microbe producteur de cette maladie est le *Vibrio typhosus*, Trévisan, ou *Bacillus typhosus* d'Eberth, qui serait distinct, d'après Trévisan, du *Bacillus typhosus* de Kebs.

Il est peu de maladies où l'antisepsie intestinale s'impose avec autant de rigueur, en raison des ulcérations qui siègent sur les parois de l'intestin.

D'après M. Bouchard, il y a quatre indications à remplir : antisepsie générale, antisepsie intestinale, médication antipyrétique, enfin régime.

Il débute par un purgatif salin, puis donne le *calomel* à la dose de 0 gr. 40 (en 20 doses) par jour, pendant 4 jours, en évitant la salivation.

On ne donnera la *quinine* que si la température du rectum dépasse 40° le matin et 41° le soir. On en donne 2 grammes dans le premier et le second septénaire, puis 1 gr. 50 dans le troisième, enfin 1 gramme seulement, en ayant soin de ne donner de nouvelle dose que 72 heures après.

Les bains généraux à 38° refroidis peu à peu, pendant que le malade est dans le bain, jusqu'à 30° et répétés 8 fois au besoin en 24 heures, ne sont contre-indiqués que s'il y a hémorragie intestinale ou hépatisation pulmonaire. Pas d'aliments : les remplacer par 50 grammes de *peptones* et de la *glycérine* (jusqu'à 200 grammes par jour). Acides végétaux sous forme de jus de citron.

Pour l'antisepsie intestinale, M. Bouchard préfère actuellement le *naphtol* α, qu'il administre sous la forme suivante :

Naphtol . . . . } ãã
Salicylate de bismuth.. . . . . } 5 gr.

(Divisez en 10 paquets à prendre toutes les heures.)

Le *benzonaphtol*, récemment introduit dans la thérapeutique, peut être substitué avec avantage au naphtol, surtout si les reins fonctionnent mal. Dans ce dernier cas on évitera également le salicylate de bismuth.

M. Dujardin-Beaumetz a longtemps employé avec succès le *sulfure de carbone* suivant la formule que nous avons indiquée (p. 156), pour réaliser l'antisepsie intestinale dans la fièvre typhoïde. Actuellement il emploie, dans le même but, le naphtol, le bétol et enfin le benzonaphtol, lorsque le bétol (qui contient de l'acide salicylique) est contre-indiqué.

M. Jaccoud emploie l'*alcool* associé à l'*extrait de quinquina* et au besoin à l'*acétate d'ammoniaque*. Dans les cas plus graves le *bibromhydrate de quinine* (2 grammes en 4 cachets) de quart d'heure en quart d'heure, 8 heures avant l'exacerbation fébrile. On diminue la dose les jours suivants.

L'*acide salicylique*, prescrit par Jaccoud, Hallopeau et d'autres, est contre-indiqué quand il y a faiblesse du cœur, déterminations rénales, accidents thoraciques intenses.

M. Hirtz prescrit le *salol* associé au *salicylate de bismuth*, à la dose de 4 grammes par jour. C'est à la fois un antiseptique intestinal et un antiseptique urinaire, à la condition que le rein soit indemne.

Typhus.

Le *typhus exanthématique* paraît produit par un *Streptobacillus* spécifique étudié par Hlava, et qui se trouve dans le sang, non dans les organes.

Cette maladie, rare en France, sera traitée conformément aux règles de l'antisepsie interne et générale : évacuants au début, quinine, alcool, naphtol et benzonaphtol.

Méningite cérébro-spinale épidémique.

Par sa marche et sa nature épidémique, cette maladie se rapproche des maladies infectieuses générales. Les microbes d'espèces variées que l'on rencontre aux autopsies ont été étudiés par Cornil, Babes et Leyden. L'espèce la plus fréquente est le microbe lancéolé de Pasteur (*Klebsiella salivaris*, Trévisan).

Le traitement antiseptique ne diffère pas de celui de la méningite (voyez p. 189), à part les indications symptomatiques et prophylactiques propres à la méningite épidémique. On fera surtout de l'antisepsie générale.

Choléra.

Cette maladie est produite par le *Pacinia choleræ-asiaticæ* de Trévisan (*Spirillum choleræ-asiaticæ* de Fluegge et Mi-

crospira comma de Schrœtter), désigné par Koch sous le nom vulgaire, latinisé à la manière allemande, de *Komma-bacillus*, Koch.

M. Hayem, considérant le défaut d'acidité du suc gastrique comme une des principales causes de la maladie, prescrit l'*acide lactique* à la dose de 4 à 6 grammes par jour comme moyen prophylactique, et à celle de 10 à 20 grammes comme moyen curatif, lorsque la maladie est déclarée.

En même temps, il fait des injections intra-veineuses avec la solution suivante :

Chlorure de sodium.	5 gr.
Sulfate de soude	10 gr.
Eau distillée	1 litre.

Les nouveaux antiseptiques (*naphtol, bétol, acide salicylique, salol, benzonaphtol*) n'ont pas encore été expérimentés, au moins dans notre pays, contre cette terrible maladie.

Les toniques, le vin, le rhum constituent la base de la médication classique. On a préconisé les *essences* (huile de moutarde, etc.), en raison de leur principe volatil, qui agit très vivement sur les microbes.

Dans le *choléra infantile* (qui paraît dû à un microbe différent de celui du *choléra asiatique*), M. Jules Simon prescrit la potion suivante :

Salicylate de bismuth.	4 gr.
Craie préparée.	2 gr.
Élixir parégorique..	v à x gouttes.
Teinture de cannelle..	1 gr.
Eau de mélisse.	10 gr.
Malaga.	10 à 30 gr.
Julep gommeux.	100 à 120 gr.

(Par cuillerées à café ou à dessert toutes les heures.)

Fièvre jaune.

Cette maladie est produite par le *Bacillus amaryllæ*, Trévisan, étudié par Cornil et Babes, et qui se trouve dans le foie et le rein des malades atteints de cette affection.

La fièvre jaune est très rare en Europe. Elle devrait être

traitée conformément aux règles de l'antisepsie intestinale et générale. Les purgatifs, les boissons acidulées et gazeuses (champagne), le quinquina, sont les moyens employés jusqu'ici pour combattre cette affection.

Suette miliaire.

Cette maladie, encore incomplètement étudiée, épidémique mais non contagieuse (?), est probablement d'origine microbienne. Elle est assez commune dans certaines régions de la France (département de la Vienne), où elle se montre associée aux fièvres éruptives et de marais. — Les lotions froides, les toniques, la quinine et l'ipéca sont les moyens précédemment employés. M. Laboulbène indique le traitement suivant : lotions d'eau fraîche répétées, limonade vineuse, sulfate de quinine, ventouses sèches contre l'oppression.

Grippe épidémique, Influenza.

Le microbe spécifique de cette maladie a été décrit d'abord par Babes, puis par Seifert, et plus récemment par Pfeiffer : c'est le *Streptococcus Seiferti*, Trévisan, qui ressemble beaucoup au *St. pyogenes*, d'après Babes, mais doit être considéré comme un véritable *Bacillus* (*B. Seiferti*). Il se trouve presque toujours associé au *Staphylococcus aureus* et au *Klebsiella salivaris* (ou pneumocoque) dans les crachats des malades atteints d'influenza (voyez ce que nous avons dit de cette maladie, p. 136).

M. Dujardin-Beaumetz institue le traitement de la manière suivante :

Forme névralgique. — On donne l'*antipyrine* ou l'*exalgine* dans un grog à la dose de 2 à 3 grammes par jour. On peut prescrire la potion suivante :

Exalgine.. . . . .   2 gr. 50
Alcoolat de menthe . . . .   10 gr.
Eau de tilleul. . . . .   120 gr.
Sirop de fleurs d'oranger.. . . . . .   30 gr.

(Une cuillérée à soupe matin et soir.)

On peut donner la *phénacétine* en cachets de 1 gramme deux fois par jour.

Forme gastro-intestinale. — On donne les préparations opiacées, par exemple l'élixir parégorique (30 gouttes par jour en 3 doses de 10 gouttes dans du lait ou du thé), et l'on combat la constipation et la diarrhée par des laxatifs ou des antiseptiques appropriés (*salicylate de bismuth, bétol, naphtol, benzonaphtol*).

Forme catarrhale. — On utilisera le *chlorhydrate de quinine* (25 centigrammes, matin et soir), associé ou non à l'*antipyrine* comme dans les cachets suivants :

Chlorhydrate de quinine. . . . . 1 gr. 25
Antipyrine . . . . 1 gr.
(Pour 1 cachet.)

L'*aconit* sera administré comme dans la potion suivante :

Alcoolature de racine d'aconit. . . . . 10 gr.
Sirop de tolu. . . . . 250 gr.
Eau de laurier-cerise. . . . . 120 gr.

(Une cuillerée à bouche trois fois le jour dans une tasse de lait ou d'infusion de capillaires.)

Si le malade est très déprimé, on fera des injections de *caféine.*

Caféine. . . . . } àà
Benzoate de soude. . . . . } 2 gr.
Eau bouillie . . . . 6 gr.

(Une seringue entière de Pravaz, deux ou trois fois le jour.)

Rage.

Bien que cette maladie présente tous les caractères d'une affection inoculable et contagieuse, son microbe spécifique (bacille du cerveau décrit par Babes en 1888, *Pacinia rabida* de Trévisan) n'a pu encore être cultivé et doit être considéré comme douteux.

Le traitement antiseptique général de cette maladie n'est pas encore fixé. L'inoculation du virus atténué par la culture, suivant la méthode de M. Pasteur, est le seul qui soit actuellement usité.

Le traitement local de la plaie consiste à la cautériser, de préférence au fer rouge, les autres caustiques étant insuffisants. Au besoin on pratique la résection d'une partie plus ou moins considérable des parties molles atteintes (peau, tissu conjonctif et muscles sous-jacents).

Tétanos.

Cette affection paraît due à la présence dans le sang du microbe de Nicolaïer (*Pacinia Nicolaieri*, Trévisan), dont les germes se trouvent habituellement dans la terre végétale. L'inoculation se fait sous la peau par une solution de continuité souvent presque invisible.

D'après les recherches récentes de MM. Vaillard et Vincent[1], ce bacille agirait par une toxine très active, analogue à celle du microbe de la diphtérie, c'est-à-dire ayant les caractères chimiques des diastases. C'est un poison d'abord musculaire, puis ayant une localisation élective sur la moelle épinière.

D'après les expériences faites par ces deux observateurs, il est à noter que le bacille pur ne semble pas capable de produire à lui seul le tétanos : il faut en outre une condition prédisposante telle qu'un traumatisme, la présence de l'acide lactique ou d'un autre microbe tel que le *Microbacillus prodigiosus* (association bactérienne). Or plusieurs espèces de microbes abondent dans le sol.

La présence de l'acide lactique, puis de la toxine propre à ce microbe dans les tissus, paralyse la *phagocytose*, qui dans l'état physiologique peut à elle seule empêcher la maladie, les leucocytes englobant les microbes et leurs spores et annihilant leur fonction toxique (Vaillard et Vincent).

D'après cette étiologie de la maladie, on voit qu'il est très important de rechercher, dès le début des accidents, les moindres solutions de continuité du derme et de les

1. *Annales de l'Institut Pasteur*, 1891.

traiter par les antiseptiques locaux. Lorsqu'il s'agit du tétanos idiopathique (c'est-à-dire non consécutif aux plaies sanglantes et aux opérations chirurgicales), la cautérisation par le fer rouge sera préférable à tous les autres caustiques. — Le pansement antiseptique des plaies accidentelles ou opératoires, aujourd'hui pratiqué par la grande majorité des médecins, met ordinairement à l'abri de cette complication.

Quant au traitement général antiseptique il ne diffère pas de celui des autres maladies infectieuses. La rapidité des accidents permet rarement de l'instituer : le *salol*, le *naphtol* et le *benzonaphtol* pourront être utilisés. Les symptômes nerveux seront combattus par le *chloral* et la *morphine*. Les *courants continus* sont indiqués contre les accès de suffocation (VERNEUIL).

Fièvres de marais, Impaludisme.

Les *fièvres intermittentes* ou fièvres de marais ont pou facteur un organisme microscopique qui n'est pas un végétal de la famille des bactéries, comme la plupart des autres microbes pathogènes, mais un animal du groupe des *Sporozoaires* désigné sous les noms de *Hœmogregarina malariæ*, Danilewsky, *Hœmatophyllum malariæ*, Metchnikoff, ou *Laverania malariæ*, du nom de M. LAVERAN, qui l'a découvert dans le sang des malades atteints d'impaludisme.

L'antiseptique que l'on peut considérer comme spécifique dans ces affections est la *quinine*, que l'on administre sous forme de *sulfate*, de *chlorhydrate*, de *bibromhydrate* ou de *salicylate* de cette base.

M. JACCOUD formule ainsi le mode d'administration des sels de quinine :

Dans la *fièvre quotidienne* l'administration du remède doit être achevée 8 heures avant l'accès, de sorte qu'il convient de le donner presque aussitôt après l'accès précédent;

Dans la *fièvre tierce*, on donnera la quinine 12 heures avant l'accès à prévenir;

Dans la *fièvre quarte*, enfin, on l'administrera 15 à 18 heures à l'avance.

L'élimination du médicament étant rapide, il faut rapprocher les fractions de dose, de manière à maintenir l'organisme sous l'influence quinique. Si l'on juge la dose de 1 gramme suffisante, on donnera cette dose en 3 ou 4 prises dans l'espace d'une heure au plus.

Les fortes doses (2 grammes et plus) sont souvent nécessaires jusqu'à suppression des accès : on abaissera ensuite la dose à 0 gr. 75 par jour donnée pendant plusieurs mois.

Dans les cas graves, ou lorsque l'estomac tolère mal les sels de quinine, on fera des injections avec :

Bibromhydrate de quinine. . . . . 1 gr.
Eau distillée. . . . . 5 gr.

(3 ou 4 injections par jour.)

Au lieu de cachets ou de pilules, on peut donner des potions ainsi formulées :

POTION (DUJARDIN-BEAUMETZ) :

Sulfate de quinine. . . . . 0 gr. 75
Acide tanique . . . . 0 gr. 10
  — sulfurique . . . . deux gouttes
Sirop de coings. . . . . 40 gr.
Eau distillée . . . . 100 gr.

(Par cuillerées à soupe, de quart d'heure en quart d'heure dans les cas graves.)

POTION (G. SÉE) :

Salicylate de quinine. . . . . . . 0 gr. 50
Sirop d'écorces d'oranger. . . . . } àà
Rhum. . . . . } 30 gr.
Julep gommeux . . . . 120 gr.

(Par cuillerées à soupe.)

Les préparations de quinquina, l'*arsenic* et ses sels, sont utilisés plus particulièrement dans les formes chroniques de l'impaludisme.

Syphilis.

Cette maladie infectieuse, contagieuse et inoculable par les plaies de toute nature, est considérée comme produite par la présence dans le sang, et consécutivement dans le tissu cellulo-vasculaire et les os, du bacille découvert par Lustgarten (*Pacinia syphilitica*, Trévisan), microbe dont la spécificité reste douteuse.

Sauf dans la syphilis congénitale (héréditaire), il est admis aujourd'hui que le point de départ de l'infection syphilitique est toujours une inoculation dont l'accident initial est le *chancre induré* (ou *infectant*). Le *chancre mou* (ou *simple*) ne donne pas la syphilis constitutionnelle, ce qui revient à dire qu'il ne renferme pas le bacille spécifique de cette affection, bien qu'il soit également de nature infectieuse et microbienne. Le microbe ou les microbes qui le produisent n'ont pas encore été suffisamment étudiés. Il est probable que plusieurs espèces, notamment celles du pus, se retrouvent ici associées.

Traitement local. — Qu'il s'agisse d'ailleurs d'un *chancre simple* (chancre *mou*) ou d'un *chancre induré* (*infectant*), le *traitement antiseptique local* est à peu près le même.

Ricord se servait du *nitrate d'argent* (solution à 1 p. 30), qui amenait la guérison en 25 à 30 jours. — L'*iodoforme*, qui n'a contre lui que son odeur, peut guérir le chancre en huit jours.

L'*acide salicylique* serait encore plus actif (d'après HEBRA), puisqu'il amènerait la cicatrisation en quatre à six jours. On l'emploie en poudre fine, et l'on recouvre d'une mince couche d'ouate et d'un bandage adhésif. On renouvelle une ou deux fois par jour, suivant la suppuration, et on lave chaque fois la plaie.

L'*eau très chaude*, préconisée par M. Aubert (de Lyon), sous forme de bains prolongés (plusieurs heures), suffirait dans la plupart des cas.

Voici quelques formules de pommades employées plus spécialement contre le chancre induré :

Iodoforme. . . . . 1 gr.
Baume du Pérou. . . . . 3 gr.
Vaseline. . . . . 8 gr.
(Pour pansements (DUJARDIN-BEAUMETZ).

Calomel.. . . . .⎰ àà
Oxyde de zinc . . . . ⎱ 2 gr.
Lanoline. . . . . ⎰ àà
Vaseline. . . . . ⎱ 15 gr.
(Pour pansements (MAURIAC).

Si le chancre est *phagédénique*, après avoir fait tomber les croûtes on pansera trois fois par jour avec de l'ouate enduite de :

Calomel . . . . 2 gr.
Cold-cream. . . . . 20 gr.

ou bien :

Acide pyrogallique . . . . 5 à 10 gr.
Vaseline . . . .   50 gr.
(Pour pansement une fois le jour (VIDAL).

ou bien (quand la plaie bourgeonne) :

Chloral . . . . 1 gr.
Eau. . . . . 100 gr.
(En lavages : saupoudrer ensuite avec *sous-carbonate de fer*.)

M. TERRILLON emploie aussi l'*acide pyrogallique* contre le chancre phagédénique :

Acide pyrogallique . . . . 10 gr.
Poudre d'amidon.. . . . . 40 gr.
(Pour pansements.)

D'après M. DU CASTEL, le chancre induré guérit de lui-même dans un laps de temps donné, et le traitement local a un rôle plutôt hygiénique et prophylactique que curatif. Aux topiques irritants il préfère les poudres de *salol*, d'*aristol*, de *quinquina*, qui agissent à la fois comme isolants et antiseptiques.

La *résorcine*, le *sublimé en poudre* (HALLOPEAU), l'*eau phéniquée*, etc., peuvent être employés suivant les indications. On peut faire des badigeonnages avec le liquide suivant :

> Alcool à 90° . . . . 20 gr.
> Huile phéniquée. . . . . 2 gr.

(Un badigeonnage le matin pendant 3 ou 4 jours transforme rapidement le chancre en plaie simple. Un pansement au *salol* ou au vin aromatique suivra.)

M. QUINQUAUD préconise l'*aristol* comme un bon cicatrisant, surtout aux périodes avancées de l'ulcération.

Traitement général ou interne de la syphilis confirmée. — Ce traitement est basé sur l'emploi du *mercure* ou de ses sels, qui ont ici une efficacité telle qu'on peut les considérer comme des spécifiques. L'*iode* et les *iodures* sont souvent associés au mercure ou alternent avec lui.

On peut employer les injections hypodermiques suivant les formules suivantes :

> Peptone en poudre. . . . .) ââ
> Chlorure d'ammonium pur.. . . . .) 0 gr. 30
> Sublimé. . . . .   0 gr. 20
> Glycérine . . . .   5 gr.
> Eau. . . . .   15 gr.

Chaque seringue contient 1 centigramme de sublimé. Une injection tous les jours ou tous les deux ou trois jours (DUJARDIN-BEAUMETZ).

M. MAURIAC donne le *protoïodure* en pilules :

> Protoïodure de mercure. . . . . 0 gr. 03
> Extrait thébaïque. . . . . 0 gr. 01
> — de quinquina.. . . . . 0 gr. 06

(Pour 1 pilule. — Dépasser rarement 3 à 4 par jour.)

ou bien :

> Sublimé. . . . .) ââ
> Extrait thébaïque. . . . .) 0 gr. 01
> — de quinquina. . . . .   0 gr. 06

(Pour 1 pilule. — 2 à 3 par jour.)

ou bien le *sirop* suivant :

<pre>
Biiodure de mercure. . . . . . .   0 gr. 10
Iodure de potassium. . . . . . .   5 à 20 gr.
Sirop d'oranges amères.. . . . .   200 gr.
</pre>

2 à 3 cuillerées à bouche par jour. — On donnera le maximum d'iodure dans les syphilis ulcéreuses. On peut même donner ce dernier médicament seul, en supprimant le biiodure de mercure s'il y a lieu.

M. Fournier est resté fidèle au mode d'administration du mercure par la peau, sous forme de frictions d'*onguent napolitain* (4 à 6 et 8 grammes, en débutant par la première dose et augmentant au bout de quelques jours chez l'homme adulte). La femme et surtout l'enfant sont plus sensibles à ces frictions : chez ce dernier, dans le cours de la première année, 1 à 2 grammes suffisent. La pommade est laissée en place huit ou dix heures, recouverte d'ouate et de taffetas gommé. Au bout de ce temps on lave au savon. La durée du traitement est de trois à quatre semaines.

Les *bains de sublimé*, le *calomel* et l'*oxyde jaune de mercure* à l'intérieur, les *fumigations mercurielles*, etc., ont été également employés contre la syphilis.

Quant à la marche à suivre, dans ce traitement on distinguera trois périodes (Dujardin-Beaumetz) :

Dans la *première période*, on fera le traitement local des chancres et des bubons, s'il s'en produit;

Dans la *deuxième période*, on instituera le traitement mercuriel proprement dit, suivant les formules que nous avons données ci-dessus;

Dans la *période de transition*, on fera le *traitement mixte* en associant les *iodures* au mercure ;

Dans la *troisième période* (période tertiaire), le traitement *ioduré* sera employé seul ou presque seul.

Le traitement de la syphilis constitutionnelle exige souvent de trois à quatre ans. Dans ce long espace de temps, on utilisera la méthode des traitements *successifs* (Fournier), avec des stades de repos dits *stades d'accoutumance*.

CHAPITRE VII

Considérations générales sur la nature des dermatoses.
— Un grand nombre d'affections cutanées sont directement produites par des parasites, animaux ou végétaux,
dont la destruction est la première indication thérapeutique qui s'impose au médecin.

Parmi les premières il nous suffira de signaler les différentes formes de *gales* et de *phtiriases*, produites par des
arthropodes (acariens ou insectes), puis les *psorospermoses*
cutanées (épithélioma ou *Molluscum contagiosum*, eczéma
de Paget, carcinome, acné cornée, etc.), qui paraissent
dues à la présence d'animaux de l'embranchement des
protozoaires et de la classe des *Sporozoaires* (coccidies,
etc).

Parmi les secondes viennent se ranger les *dermatomycoses*, affections produites par des champignons microscopiques d'une organisation plus élevée que les bactéries.
Telles sont la *teigne faveuse*, la *teigne tondante*, la *crasse
parasitaire* (pytiriasis), la *pélade*, etc.

D'autres affections de la peau sont considérées comme
des manifestations cutanées de certaines maladies infectieuses ou vraisemblablement microbiennes. Outre l'*érysipèle*, la *variole*, la *rougeole*, etc., dont nous avons déjà parlé
en traitant des maladies générales, il convient de citer la

lèpre, l'*éléphantiasis*, le *lupus* (produit par le *Bacillus tuber-*
culosis), la maladie récemment décrite sous le nom de
perlèche, le *furoncle*, l'*anthrax*, les manifestations cutanées
de la *syphilis*, etc.

Dans un grand nombre d'éruptions cutanées on a signalé
la présence de bactéries d'espèces variées. Vidal en a
trouvé dans les pustules d'*ecthyma ;* Vidal et Gibier, dans
les bulles du *pemphigus ;* Eklund et Lang, dans le *psorta-*
sis ; Babes, dans les pustules du *prurigo*. Ce dernier serait
un *Streptococcus* d'espèce particulière (*St. giganteus cutis*,
Babes). Dans la sueur des pieds et dans la sueur rouge des
aisselles, on trouve des microbes considérés comme simplement saprogènes (et non pathogènes comme les précédents).

Nous savons aujourd'hui que les follicules cutanés, en dehors de toute autre solution de continuité, peuvent servir de
porte d'entrée aux bactéries pathogènes dont les germes
flottent dans l'air et adhérent aux vêtements ou aux doigts.
Le fait a été prouvé expérimentalement pour le *furoncle*.
Dans tous les cas, le grattage, le frottement des vêtements,
tout contact irritant qui enflamme la peau, plus particulièrement au niveau des follicules pileux, contribuent à faciliter l'inoculation des microbes pathogènes.

Alors même que cette inoculation n'est pas la cause
immédiate d'une éruption cutanée et qu'il faut chercher le
double point de départ de celle-ci à la fois dans une dyscrasie constitutionnelle et dans une irritation locale purement traumatique, il y a lieu de se mettre en garde contre
les complications provenant de la présence des microbes
et plus particulièrement de ceux qui accompagnent toujours les suppurations, si peu étendues qu'elles soient
(*Streptococcus pyogenes*, et *Staphylococcus pyogenes*).

Tout *bouton* est un point faible où la peau enflammée
perd son revêtement épithélial protecteur, et peut devenir
une porte d'entrée pour les microbes pathogènes. En
outre, lorsque ces boutons (papules, vésicules, pustules,
etc.) communiquent plus ou moins largement avec l'ex-

térieur par suppuration ou par la simple exsudation séreuse qui accompagne l'œdème cùtané, ils deviennent de véritables foyers de *cultures microbiennes*. Ces cultures microbiennes sont le principal obstacle à la guérison, car ils entretiennent la *phagocytose* et la *diapédèse* locale, et s'opposent à la cicatrisation et au retour *ad integrum* du revêtement épidermique.

Ces considérations suffisent à expliquer pourquoi le traitement antiseptique local s'impose d'une façon formelle dans la plupart des maladies de la peau, et pourquoi les autres traitements restent souvent inefficaces lorsque l'on néglige celui-ci.

Le *traitement général antiseptique* ne devra pas être négligé. On connaît les rapports étroits qui existent entre le fonctionnement des muqueuses du tube gastro-intestinal et celui de la peau : nous avons déjà eu l'occasion d'en parler à propos de la *furonculose*. Un grand nombre d'affections cutanées ont leur point de départ dans des lésions de nutrition (alimentation surabondante, alcoolisme, lithiase urinaire, diabète, constipation, dyspepsies, etc). Dans tous ces cas il y aura lieu de faire l'antisepsie générale et intestinale à l'aide du *naphtol*, du *benzonapthol*, etc.

Dans cette revue rapide des applications de la thérapeutique antiseptique aux dermatoses, je serai forcé d'être très bref .et je ne pourrai donner qu'un très petit nombre de formules. On trouvera un grand nombre de ces formules dans les formulaires les plus récents, et plus particulièrement dans l'ouvrage très complet que M. Brocq a consacré à la thérapeutique de ces maladies [1]. Nous commencerons par dire quelques mots du traitement des *plaies* et *brûlures superficielles*, laissant de côté les indications qui sont plus particulièrement du ressort de la chirurgie.

Plaies et Brûlures.

Les plaies, coupures et solutions de continuité du derme peuvent, lorsqu'elles sont de faible étendue, être réunies

1. Brocq, *Traitement des maladies de la peau*, 1 vol. in-8°, 1891.

par première intention, sans suture et sans ligature. On emploie à cet effet des *topiques agglutinatifs et emplastiques* dont le choix est de la plus grande importance au point de vue du résultat final et des complications qui peuvent survenir.

Rappelons tout d'abord que la *propreté la plus méticuleuse* est le premier et le meilleur de tous les antiseptiques. *L'asepsie* primitive des plaies assure leur *antisepsie ultérieure*. On commencera donc par laver la plaie avec de l'eau bouillie, de l'eau boriquée ou une solution phéniquée faible, en se servant non d'une éponge, mais d'un tampon de ouate hydrophile (aseptique). On s'assurera qu'aucun corps étranger n'est resté dans la plaie.

L'emplâtre diachylon, dont on se sert encore assez souvent pour la réunion immédiate des plaies, doit être formellement rejeté. Il n'est presque jamais frais, seule condition qui puisse le faire considérer comme aseptique : en outre il irrite presque toujours les lèvres de la plaie et même la peau saine, et on a vu son application suivie d'érysipèle. Le *taffetas d'Angleterre* est d'un usage peu pratique, car il adhère mal à la peau et se décolle facilement.

Le *collodion riciné*, la *baudruche collodionnée et gommée*, la *baudruche artificielle* (taffetas Marinier), le remplacent avec avantage.

Le *collodion élastique* ou *riciné*, seul ou additionné de substances antiseptiques diverses (*salol*, etc.), s'emploie sous forme d'un liquide éthéré qui s'étend facilement à l'aide d'un pinceau, et, par l'évaporation de l'éther, fait rapidement corps avec la peau, qu'il recouvre d'une pellicule transparente, solide et très résistante, puisqu'il faut des lavages réitérés à l'eau chaude pour la détacher. Sous ce rapport le collodion constitue un enduit plus solide que la baudruche, qui s'enlève à l'eau froide.

La baudruche préparée ou artificielle constitue également un excellent pansement agglutinatif, pourvu qu'on ait soin de l'appliquer *sèche* sur la peau *humectée* d'un liquide aseptique (et non de la mouiller à l'avance). Le pansement à la baudruche agglutinative peut être rendu plus résistant par l'addition d'une ou de plusieurs couches de collodion par dessus les bandes de baudruche ou de taffetas Marinier.

Les brûlures sont également pansées avec avantage à l'aide de la baudruche collodionnée et gommée ou du taffetas Marinier.

Le pansement classique à l'aide du *liniment oléo-calcaire* et de la *ouate hydrophile* présente de tels inconvénients qu'on est étonné de le voir encore en usage. Les suppurations étendues et les cicatrices vicieuses qui en. sont la suite presque inévitable doivent le faire formellement proscrire de la pratique médicale.

La ouate a le grave défaut de masquer complètement la région atteinte et de nécessiter des pansements fréquents, qui sont d'autant plus douloureux qu'ils adhèrent fortement aux tissus sur lesquels ils sont appliqués; de telle sorte qu'il est presque impossible de les détacher entièrement sans léser le corps muqueux du derme sous-jacent, ce qui éternise le traitement en retardant la formation de l'épiderme.

Avec la baudruche transparente, rien de semblable à craindre. S'il se forme des phlyctènes ou des suppurations locales, on les évacue à l'aide d'une ponction faite avec une aiguille rendue aseptique par le flambage à la lampe à alcool; puis on applique une petite bande de baudruche pour boucher l'ouverture faite par cette ponction.

Dans des cas nombreux de brûlures à la face, j'ai obtenu les meilleurs résultats du taffetas Marinier ainsi employé. La baudruche collodionnée et gommée produirait le même effet. Le liquide dont on se sert pour faire adhérer le taffetas ou la baudruche importe peu, pourvu qu'il soit aseptique et que la peau ait été préalablement lavée avec ce même liquide.

On peut se servir, pour ce pansement, de la pommade préconisée par le Dr ISCH WALL et dont voici la composition :

Vaseline.	30 gr.
Salol	4 gr.
Chlorhydrate de cocaïne . .	0 gr. 25

On applique cette pommade après avoir lavé la brûlure avec de l'eau boriquée ou avec une solution de sublimé à 1 p. 2000. Mais, au lieu d'appliquer par dessus « de petits morceaux minces de ouate hydrophile » imbibés de la même solution, nous conseillons de recouvrir simplement la partie atteinte de baudruche préparée, qui adhèrera facilement si la couche de pommade n'est pas trop épaisse.

C'est *la ouate employée en couche épaisse qui constitue le danger de l'ancien pansement*, car nous avons obtenu de bons résultats en nous servant du *liniment oléo-calcaire* recouvert de baudruche transparente.

D'une façon générale, la baudruche ou le taffetas Marinier paraissent agir sur la cicatrisation des plaies superficielles de la même manière que la *greffe épidermique*, c'est-à-dire non seulement en soustrayant ces plaies au contact de l'air et au danger de contamination par les agents extérieurs, mais encore en facilitant et hâtant la réintégration de la couche épidermique protectrice. A ce point de vue, la baudruche préparée mérite à juste titre le nom d'*épiderme artificiel* qu'on lui a donné. Dans un grand nombre d'exanthèmes cutanés on pourra tirer parti de cette double propriété.

Avant de quitter ce sujet, signalons les bons effets des topiques enveloppants à la gutta-percha ou au caoutchouc employés sous formes de masques, bonnets, etc., dans certaines maladies de la peau.

Formes d'application des topiques dans les maladies de la peau.

Les *pommades* et les *emplâtres* étaient autrefois à peu près les seules préparations en usage pour appliquer des médicaments actifs sur la peau.

Depuis que l'on a reconnu les bons effets de la thérapeutique antiseptique, les graisses d'origine animale (axonge et axonge benzoïnée), qui rancissent vite, sont presque universellement abandonnées et remplacées par la *vaseline*, les *glycérés* et *glycérolés*, etc., composés chimiques de même consistance et qui ont l'avantage de ne pas rancir. Les huiles d'origine végétale doivent être stérilisées, ou peuvent être remplacées par des produits qui, comme le *rétinol* (V. p. 92) sont des antiseptiques par eux-mêmes et peuvent servir d'excipient à un très grand nombre de substances actives.

Dans beaucoup de cas il est préférable d'appliquer le topique sous forme de *poudre* finement pulvérisée ou porphyrisée (poudre de *calomel*, d'*iodoforme*, de *salol*, de *dermatol*, etc.).

Enfin, dans les cas rebelles et lorsqu'il est nécessaire d'employer un remède énergique, on aura recours aux pulvérisations de liquides antiseptiques sur la région malade. M. Besnier a souvent recours aux pulvérisations de sublimé (solution à un millième), pour guérir des eczémas et d'autres dermatoses ayant résisté à toutes les autres formes de traitement.

Erythème.

Dans l'érythème simple on emploie les lotions astringentes et l'on poudre les parties malades avec des poudres absorbantes (pommades au *goudron*, à l'*huile de cade*, au *calomel*). Chez les enfants, on emploie des mélanges de poudre de *talc* et d'*oxyde de zinc*, ou bien d'*acide borique* et d'*amidon*. Dans l'érythème noueux, M. Vidal conseille des lotions au *chlorure d'ammonium* (à 1 p. 20) et donne à l'intérieur le sulfate de quinine ou le salicylate de soude.

Eczéma.

Dans les cas aigus, M. Besnier prescrit une pommade à l'*acide salicylique* et à l'*oxyde de zinc* avec de l'*amidon* et de la *lanoline*; M. Brocq, des mélanges des poudres suivantes : *oxyde de zinc, sous-nitrate de bismuth, amidon;* des pommades à l'*acide borique*, au *baume du Pérou*, à l'*huile de cade* ou au *précipité jaune*, suivant les indications. Le traitement interne sera celui de la cause (salicylate et benzoate de soude, de lithine, etc.).

L'eczéma de l'anus réclame des badigeonnages au *nitrate d'argent*, au *chloral*, etc. S'il est sec, on le traite par un mélange de *tanin* et de *calomel* dans du *glycérolé d'amidon*.

L'eczéma de la barbe est traité par les pommades au *turbith minéral*, au *soufre précipité*, et, lorsqu'il y a *sycosis*, par un emplâtre formé d'un mélange de *minium* et de *cinabre*.

L'eczéma de la face est traité par M. BROCQ au moyen du glycérolé d'amidon additionné d'*acide tartrique* et d'*acide salicylique*, ou bien de *sous-acétate de plomb*.

Dans l'eczéma des parties génitales, M. BESNIER emploie le *sulfure de zinc hydraté* en pommade. M. VIDAL introduit dans le vagin des tampons imbibés de *baume de gurjun* et d'*eau de chaux* mélangés.

Dans l'eczéma chronique, le *tanin*, l'*alun*, le *sous-acétate de plomb*, le *sulfate de zinc*, le *bioxyde de mercure* et enfin le *sublimé* (0,25 à 0,50 pour 50 grammes) ont été successivement employés.

Herpès.

M. FOURNIER conseille la poudre suivante :

```
Sous-nitrate de bismuth..  . . . . . . . .   4 gr.
Calomel. . . . . . . . . . . . . . . . . . . }  àà
Oxyde de zinc. . . . . . . . . . . . . . . . }  1 gr.
```

Dans l'*herpès iris*, M. VIDAL emploie sur la muqueuse buccale un collutoire au borate de soude dissout dans la glycérine et l'eau de laurier-cerise. Sur la muqueuse oculaire, une solution tiède et très étendue d'*extrait de Saturne* (acétate de plomb).

Contre l'*herpès génital*, M. BESNIER emploie, lorsque l'herpès est sec, la *vaseline* et la *lanoline*. Si l'herpès est humide, la poudre suivante :

```
Sous-nitrate de bismuth . . . . . . . .   1 gr.
Tanin . . . . . . . . . . . . . . . . . .   5 gr.
Amidon pulvérisé . . . . . . . . . . .   100 gr.
```

M. V̲ᵢ̲ᴅᴀʟ prescrit un glycéré au *tanin* (1 gramme pour 40 grammes de glycérine.)

Gale.

Le traitement de cette maladie parasitaire est bien connu : il s'agit de tuer les acariens (*Sarcoptes scabiœi*) logés dans l'épaisseur de la peau. Les savonnages préalables servent à ramollir l'épiderme et à permettre aux pommades insecticides d'arriver jusqu'à la retraite du parasite.

Les pommades au *soufre* et au *carbonate de potasse*, l'*huile salolée*, la *vaseline* au *naphtol* β additionnée d'*éther* pour dissoudre ce médicament, sont employées par M. Besnier. M. Descroizilles se sert de lotions au *chlorure de chaux;* M. Constantin Paul, d'un savon au *pétrole;* M. Vidal, d'une huile au *styrax*.

Pemphigus.

Cette maladie est une de celles qui ont le plus besoin d'un traitement interne, et surtout de toniques (arséniate de fer, etc.). On évacuera le liquide des bulles avec une aiguille aseptique en évitant de déchirer l'épiderme, et on pansera à sec avec la *poudre de quinquina*, au besoin avec le *salol*, l'*iodoforme*, le *dermatol*, etc. Si les ulcérations sont à nu, on les pansera comme des brûlures, avec le *liniment oléo-calcaire* (Hardy), recouvert de baudruche préparée ou de papier Marinier, de préférence à la ouate, même aseptique, etc.

Rupia.

Après la chute des croûtes, obtenue par des émollients, on est souvent forcé d'avoir recours aux antiseptiques caustiques (*nitrate acide de mercure, nitrate d'argent*, pommades au *protoïodure* et au *biiodure de mercure*), pour les empêcher de se reformer. Le pansement antiseptique est ici de rigueur. Si l'affection est de nature syphilitique, on donnera à l'intérieur le biiodure de mercure ioduré.

Acné.

Dans les différentes formes d'acné, on emploie, suivant les cas, les sulfureux (pommade au *soufre* précipité et au *naphtol*, les bains et lotions de *sulfure de potassium et de calcium*), l'*ichthyol*, qui agit comme siccatif et par le soufre qu'il renferme, l'*oxyde de zinc*, l'*acide salicylique*, le *chlorhydrate d'ammoniaque* (liqueur de Gowland), l'*iodure de mercure* (emplâtre de Vigo), les solutions de *sublimé* (Brocq et Besnier).

Le traitement interne est indispensable, l'acné simple de la face provenant presque toujours d'une affection de l'estomac.

Impétigo.

M. Gaucher, après avoir fait tomber les croûtes par des émollients, traite cette affection par une pommade au *glycérolé d'amidon et à l'acide borique;* — M. Besnier associe l'*acide borique* à l'*onguent de Vigo* dans une pommade à la vaseline étendue sur un linge fin, lorsque la période inflammatoire est passée.

M. Vidal, lorsque cette période est terminée, emploie un glycérolé au *tanin* et au *calomel*, ou bien des emplâtres à l'*huile de cade* et au *précipité jaune*, ou bien encore au *minium* et au *cinabre*. Ce dernier pansement, renouvelé chaque jour, est précédé d'une lotion à l'alcool camphré étendu d'eau.

Prurigo.

M. Besnier traite cette affection par des lotions d'eau chaude, additionnée d'un mélange de *vinaigre aromatique* et d'*acide phénique*. On applique ensuite une poudre formée de *salicylate de bismuth* et d'*amidon*.

M. Gaucher fait faire des lotions au *chloral*, à l'*acide phénique*, au *sublimé*. M. Quinquaud emploie les acides : *acide acétique cristallisé* (solution à 1 ou 2 p. 100), *acide monochloracétique* (à 15 p. 100).

Le prurit vulvaire peut être combattu par des solutions de *borax* et *sulfate de morphine* (Dujardin-Beaumetz); — par l'application de poudres au *sous-nitrate de bismuth* additionné de belladone; — ou par des lotions avec une solution de *sublimé* (Tarnier).

Ecthyma.

M. Vidal préconise l'emplâtre suivant, qui ne diffère que par les doses du mélange de celui dont il se sert dans l'impétigo :

Cinabre.	1 gr. 50
Minium	2 gr. 50
Emplâtre diachylon	27 gr.

Ce topique est très promptement siccatif et cicatrisant. En même temps il empêche l'affection de s'étendre.

Lichen.

M. Besnier traite cette affection par des injections hypodermiques d'une solution d'*arséniate de soude* très étendue faites profondément (dans les muscles). — M. Hardy donne l'*acide arsénieux* à l'intérieur.

M. Vidal fait faire des onctions avec un glycérolé d'*acide tartrique* ou d'*huile de cade*.

M. Hardy emploie des pommades à l'*oxyde de zinc* et au *camphre*, ou bien au *calomel* et au *tanin*, ou encore au *cyanure de potassium* (5 à 10 centigrammes pour 30 grammes de vaseline), pour calmer les démangeaisons.

Psoriasis.

M. Besnier emploie une pommade au *naphtol* ou bien des onctions avec un mélange d'*acides salicylique* et *pyrogallique* dissouts dans l'alcool et l'éther.

On peut encore *décaper* la peau malade à l'aide de bains ou de frictions, puis la badigeonner énergiquement avec un pinceau trempé dans une solution d'*acide chrysophanique* dans le *chloroforme* (15 p. 100). On recouvre d'un enduit formé de gutta-percha dissoute dans le chloroforme.

— Dans le psoriasis buccal, on emploie l'*iodoforme* dans une pommade au beurre de *cacao*.

Les pommades à l'*ergotine* et au *protochlorure de mercure*, à l'*huile de cade* et à l'*onguent mercuriel*, etc., sont également employées. M. J. SIMON prescrit, chez les enfants, une solution d'*arséniate de soude* comme traitement interne dans les cas chroniques.

Ichtyose.

M. DESCROIZILLES, chez les enfants, donne des bains d'amidon ou de vapeur, des onctions avec un *glycéré d'amidon* et des frictions avec *goudron* et *vaseline* (1 à 2 p. 10) ou *huile de cade* et huile d'amandes douces.

M. FOURNIER prescrit des lotions bi-quotidiennes avec un mélange de *glycérine* et d'eau (1 p. 10).

Dermatoses causées par des microphytes ou champignons parasites.

On sait que la teigne faveuse est causée par l'*Achorion Schoenlenii* ; — l'herpès circiné, ou teigne tondante, par le *Trichophyton tonsurans* ; — le pytiriasis versicolor ou crasse parasitaire, par le *Malassezia furfur* (BAILLON) ; — le pytiriasis simplex, par le *Microsporon Malassezii* (BAILLON), et la pelade par le *Microsporon Audouini*. — Tous ces champignons microscopiques sont d'une organisation plus complexe et plus élevée que les bactéries. Leur destruction exige un traitement antiseptique des plus énergiques.

La teigne faveuse, comme la teigne tondante ou trichophytie, sont des maladies très contagieuses et très difficiles à déraciner : elles exigent un traitement long et soutenu, dont la première indication est de tenir les cheveux très ras en les coupant aux ciseaux, ce qui permet d'appliquer d'une manière efficace les antiseptiques les plus énergiques. L'épilation est nécessaire sur les points contaminés et autour des plaques.

M. BESNIER emploie des lavages au *savon noir*, au *goudron*, à l'*acide borique*, au *soufre* et à l'*acide salicylique*, au besoin à l'*acétate* ou au *sulfate de cuivre;* puis il recouvre les plaques avec du *sparadrap de Vigo.*

M. Brocq emploie des lotions de *sublimé* (1 p. 400 d'eau additionnée de 100 de glycérine). Soir et matin on fait des frictions avec une pommade au *turbith minéral.* — M. Luillier emploie un mélange de *sublimé* et de *chlorhydrate d'ammoniaque* en solution (*liqueur de Gowland*).

M. Quinquaud, sans faire d'épilation, se sert des solutions de *sublimé* et de *biiodure* et *bichlorure de mercure* associés. — M. Vidal emploie l'*essence de térébenthine* et la *teinture d'iode.*

Dans l'herpès circiné et le sycosis, la *teinture d'iode* et le *turbith minéral* sont les agents les plus souvent usités.

Le pityriasis versicolor est traité par M. Besnier à l'aide d'une pommade composée de *soufre, résorcine* et *acide salicylique* appliquée chaque soir et enlevée le matin. Au besoin on a recours au *sublimé.*

M. Gaucher emploie le *salicylate de soude* et le *chloral* en lotions; — M. Vidal, le *turbith minéral* dans une pommade à l'huile de ricin et au beurre de cacao.

M. Dujardin-Beaumetz traite le pityriasis du cuir chevelu par des onctions avec la solution suivante :

Glycérine.. : . . . . }	ââ
Rhum. . . . . }	50 gr.
Teinture de cantharides.	10 gr.
Solution de borax saturé à froid . .	1000 gr.

M. Besnier prescrit la *décoction de saponaire* ou de *quillaya* (bois de Panama) en savonnages.

M. Gaucher emploie une solution de *chloral.*

La pelade peut être traitée par la *décoction de bois de Panama* avec frictions *d'acide acétique* et *chloroforme*, de *teinture de cantharides*, de *chloroforme iodé*, *d'acide chlorhydrique*, *d'essence de térébenthine* et *d'ammoniaque*, etc.

CHAPITRE VIII

En dehors des opérations pratiquées sur les yeux et qui ne peuvent être faites que par des spécialistes exercés, il est un certain nombre d'affections superficielles de ces organes (conjonctivite, blépharite, etc.), qui sont du ressort de la pratique courante et que tout médecin doit savoir traiter conformément aux règles de la thérapeutique moderne. La plupart de ces affections étant d'origine infectieuse et microbienne, les antiseptiques trouvent ici leur emploi le plus large et le plus efficace. Avant d'indiquer la thérapeutique spéciale de ces affections, nous dirons quelques mots des antiseptiques considérés d'une façon générale au point de vue ophthalmologique.

Considérations générales. — La solution d'*acide borique* à 4 p. 100 est le plus répandu et le plus banal, mais non le plus efficace de ces antiseptiques. Son innocuité absolue est le seul avantage qu'il présente ; mais si, au point de vue *purement hygiénique*, il a quelque utilité, on peut dire hardiment que dès qu'il s'agit d'une conjonctivite quelconque (conjonctivite des nouveau-nés, conjonctivite purulente ou même conjonctivite catarrhale de moyenne intensité), son action antiseptique est absolument négligeable et in-

1. Pour la rédaction de ce chapitre nous avons largement tiré parti de notes qui nous ont été obligeamment fournies par M. le Dr MILLÉE, de Paris.

suffisante, et que *son emploi constitue même un danger* en donnant au malade une fausse sécurité et lui faisant perdre un temps précieux qui permet à l'affection de s'étendre et de passer à l'état chronique. Mieux vaudrait s'adresser d'emblée à un spécialiste éclairé, qui prescrirait dès le début un traitement antiseptique proportionné à la gravité de l'affection.

Ces réserves faites, la solution boriquée saturée (c'est-à-dire à 4 p. 100) et préparée d'une façon réellement aseptique (eau filtrée et bouillie), peut être employée de préférence dans la *conjonctivite hyperhémique*, dans la *conjonctivite catarrhale* de faible intensité (en surveillant avec soin la sécrétion), et dans la *conjonctivite phlycténulaire* (concurremment avec la médication appropriée, c'est-à-dire la *pommade à l'oxyde d'hydrargyre*, 0 gr. 25 p. 10 grammes). Dans tous les cas on fera usage de la solution *froide* pour imbiber des *compresses* (jamais d'œillères), appliquées sur les yeux entr'ouverts pendant dix minutes, cinq ou six fois par jour.

Des compresses trempées dans la même solution *chaude* seront employées dans toutes les *kératites*, à moins d'ulcérations infectieuses, et dans la *blépharite*.

Enfin, on pourra encore se servir de cette solution pour faire la toilette de l'œil dans les cas ci-dessus ou pour laver le champ opératoire après l'extraction de la cataracte ou après l'excision de l'iris, en un mot après la section de la cornée, dans les cas où l'on croirait avoir à redouter les inconvénients de la solution de sublimé (infiltration de la cornée, en supposant que cet accident, signalé dans des cas assez rares, soit réellement imputable au sel mercuriel).

On s'en servira encore pour plonger les instruments qui auraient été préalablement trempés dans l'alcool ou l'acide phénique fort, substances qui pourraient irriter l'œil au cours d'une opération.

Les *solutions de sublimé* dont on fait usage dans la thérapeutique oculaire [doivent toujours être préparées avec l'*eau distillée seule, sans addition d'alcool* (condition indispensable pour que cette solution ne soit pas irritante et pour éviter les infiltrations cornéennes). — La plus employée est la solution à 1 p. 2 000 (ou 1/2 p. 1 000). On s'en servira en compresses appliquées de la même façon que pour la solution boriquée, dans l'*ophthalmie des nouveaux-nés*, la *conjonctivite purulente*, la *conjonctivite catarrhale intense* avec sécrétion muco-purulente, dans les *ulcères infectieux de la cornée*, la *conjonctivite granuleuse*, etc.

On surveillera l'emploi de cette solution, et si des accidents, d'ailleurs très rares, survenaient du côté de la peau ou de la cornée, on la couperait d'un tiers ou de moitié d'eau, de manière à se servir d'une solution à un tiers ou un quart p. 1 000, qui, en devenant absolument inoffensive, perd aussi, — il ne faut pas l'oublier, — la plus grande partie de ses propriétés antiseptiques, et n'a plus que la valeur de la solution boriquée sus-indiquée.

La solution de sublimé est employée également en *lavages* et en *irrigations* pour éliminer le pus sécrété par la conjonctive enflammée et pour aseptiser le champ opératoire *avant* toute espèce d'intervention sur l'œil, et même, quelquefois, *après* cette intervention, même sans section de la cornée. On s'en sert également pour humecter les boulettes de ouate hydrophile devant servir de tampons pendant les opérations.

La solution de sublimé, altérant les métaux, ne peut être utilisée pour y plonger les instruments dans le but de les maintenir aseptiques.

Le sublimé (solution à 1 p. 500) est employé [dans le brossage et le grattage des granulations de la cornée.

Il est bon de rappeler ici que, lorsqu'on a recours à l'anesthésie de l'œil par la cocaïne, il faut faire l'instillation *avant* de laver avec la solution de sublimé, car sans cette précaution l'action anesthésique de la cocaïne serait considérablement amoindrie.

On emploie aussi l'*acide phénique* à 1 p. 125 comme antiseptique *faible* à la place de l'acide borique. — En solution forte (à 25 ou 50 p. 1 000) comme en chirurgie générale, on peut s'en servir pour tremper les instruments avant l'opération, mais il est bon de les passer, avant de s'en servir, dans une solution boriquée bien stérilisée pour enlever l'excès d'acide phénique.

Le *biiodure de mercure* préparé suivant la formule :

        Biiodure de mercure. . .   0 gr. 05
        Alcool. . . . .   20 gr.
        Eau. . . . .   1000 gr.

serait un antiseptique d'un usage général et des plus parfaits, pouvant servir à la fois aux lavages, aux irrigations, à la désinfection des instruments, aux injections sous-cutanées, etc. Mais, comme il ne peut être préparé qu'en grandes quantités à la fois, il est d'un usage peu répandu.

Le *cyanure de mercure* à 1 p. 100, l'*alcool* à 90 degrés, peuvent servir à la désinfection des instruments ; mais comme l'œil supporte très mal l'alcool, il faut enlever ce dernier par un lavage à l'acide borique.

L'*iodoforme* en poudre, l'*aristol* en poudre ou en pommade (à 1 p. 10), sont employés dans le traitement des ulcères de la cornée.

Il nous reste à parler du *nitrate d'argent*, qui, bien qu'il soit considéré par la plupart des ophthalmologistes plutôt comme *caustique* que comme un *antiseptique*, n'en occupe pas moins le premier rang dans la thérapeutique des affections oculaires. D'ailleurs nous avons montré ici-même (voy. p. 51) que, par leur action sur les microbes, les caustiques doivent être rangés parmi les antiseptiques les plus énergiques.

Dans le traitement des conjonctivites en général, le traitement antiseptique tel qu'il a été indiqué ci-dessus est en réalité insuffisant, ou ne peut être considéré que comme préventif. Il faut y joindre des cautérisations quelquefois biquotidiennes avec une *solution de nitrate d'argent* à 3 ou 2 p. 100. Dans les cas moins graves, ces cautérisations seront espacées tous les deux jours ou faites avec des solutions à 1 ou 1/2 p. 100.

Pour éviter la conjonctivite purulente des nouveau-nés, on fera la prophylaxie maternelle (injections vaginales antiseptiques avant et pendant l'accouchement), et, s'il y a lieu, on étendra cette prophylaxie à l'enfant en lavant ses yeux, avec une solution antiseptique, aussitôt après sa naissance. On peut se servir pour cela d'*instillations de jus de citron* ou d'insufflations de *poudre d'iodoforme*. Ce dernier médicament est toujours bien toléré et ne produit pas de réaction inflammatoire (E. MILLÉE).

Thérapeutique spéciale des inflammations de l'œil. — Pour compléter les notions qui précèdent, nous indiquerons brièvement les principaux traitements en usage dans les hôpitaux de Paris pour combattre les inflammations de nature infectieuse qui ont leur siège sur les membranes de l'œil. Nous passerons successivement en revue la conjonctivite, la blépharite, la kératite, etc.

Conjonctivite.

La conjonctivite catarrhale doit être traitée, comme nous l'avons dit, par des instillations de *nitrate d'argent* et des compresses imbibées d'*eau boriquée*.

La conjonctivite granuleuse est traitée par des attouchements répétés avec des crayons de *sous-acétate de plomb*, de *sulfate de cuivre*, ou même de *nitrate d'argent mitigé* (en neutralisant l'excès de sel d'argent avec de l'eau salée). On y joint des lavages antiseptiques (*eau phéniquée, chlorurée* ou *boriquée*), ou bien l'on fait le massage des paupières après introduction de *pommade au précipité rouge*. On peut encore employer les insufflations d'*iodoforme* finement pulvérisé (KIRMISSON).

La conjonctivite purulente est soignée par M. BUDIN à l'aide de lotions au *naphtol* α (20 centigrammes p. 1 000 d'eau distillée), concurremment avec les cautérisations au nitrate d'argent.

M. Kirmisson, après avoir débarrassé la conjonctive du

pus par un lavage antiseptique, fait une cautérisation de solution au *nitrate d'argent* (au 10e ou au 30e) ou avec le crayon mitigé à un tiers. L'excès du sel d'argent est neutralisé par l'eau salée. Les cautérisations sont faites une ou deux fois dans les vingt-quatre heures. On y joint des douches avec une solution antiseptique et dans l'intervalle on recouvre les paupières de compresses imbibées de la même solution, en y ajoutant au besoin un petit sachet de glace.

Blépharite.

M. A. Trousseau traite cette affection en appliquant, chaque matin pendant un quart d'heure, des compresses trempées dans la solution suivante :

> Sulfate de zinc. . . . .   3 gr.
> Eau distillée. . . . . 300 gr.

Des lavages à l'eau boriquée chaude sont nécessaires pour détacher les concrétions qui se sont formées pendant la nuit à la base des cils.

On peut encore se servir de la pommade suivante :

> Oxyde de zinc. . . . . 0 50 gr. à 1 gr.
> Vaseline. . . . .   10 gr.

Dans les formes chroniques on emploie des pommades au *bioxyde de mercure* et à l'*extrait de Saturne* (Panas), ou bien au *précipité rouge* et à la *teinture de benjoin* (Vidal), ou encore à l'*huile de cade*.

Dans la blépharite pityriasique on se sert de compresses imbibées d'une solution de *sulfate de zinc* (1 p. 100), appliquées matin et soir pendant 10 minutes. Pendant la nuit, on enduit le bord des paupières d'un mélange de vaseline et *lanoline* ou de pommades au *précipité rouge*, à l'*oxyde jaune de mercure*, à la *résorcine*, à l'*acide phénique*.

Dans la blépharite ulcéreuse on emploie l'*acide phénique* ou le *sublimé* en solution sur des compresses chaudes, appliquées pendant une demi-heure deux fois par jour. On y joint des cautérisations au crayon ou à la solution de *nitrate d'argent*, à la *teinture d'iode* (si les ulcères sont torpides).

Dans la blépharo-conjonctivite des enfants, **MM.** DE SAINT-GERMAIN et VALUDE font des lotions avec la solution suivante :

Sulfate de zinc.	1 gr.
Hydrolat de roses	50 gr.
Eau distillée..	150 gr.

Kératite.

M. A. TROUSSEAU traite la kératite phlycténulaire par l'introduction, à l'aide d'un pinceau, d'une certaine quantité (gros comme un grain de blé) de la pommade :

Oxyde jaune de mercure.	0 gr. 25
Vaseline..	5 gr.

En outre, des compresses trempées dans la *solution boriquée* seront appliquées trois fois le jour pendant un quart d'heure. On peut encore tremper ces compresses dans l'*eau chloralée*.

Des frictions à l'*onguent mercuriel belladoné* sur l'orbite, l'huile de foie de morue à l'intérieur, complètent le traitement (ne pas donner d'iode en même temps que la pommade à l'oxyde jaune, pour éviter la formation d'un biiodure).

On maintiendra le malade dans l'obscurité, et l'on surveillera les complications, qui nécessiteraient un autre traitement et l'intervention d'un spécialiste.

Iritis.

Concurremment avec les instillations de *sulfate d'atropine*, on applique trois ou quatre fois par jour des compresses chaudes trempées dans la *solution boriquée*. Pour la nuit, on remplacera les compresses par un tampon d'ouate hydrophile, en évitant surtout le froid, qui exaspère l'iritis. Les onctions d'*onguent mercuriel belladoné* calmeront la douleur ; l'*iodure de potassium* combattra les exsudats, et le *bromure* ou le *chloral* l'insomnie. Dans la forme suppurative, on donnera le *sulfate de quinine* à l'intérieur. En outre, on traitera la cause (syphilis, rhumatisme, goutte, etc.) par une médication générale appropriée.

CHAPITRE IX

TRAITEMENT ANTISEPTIQUE DES MALADIES DU NEZ DE LA GORGE ET DES OREILLES[1]

La thérapeutique des maladies des fosses nasales et du pharynx nasal, celle des maladies des oreilles, qui ont tant de rapport avec les précédentes par leur siège et leurs causes, ont fait des progrès considérables depuis une vingtaine d'années. Ici, comme dans toutes les branches de l'art de guérir, les méthodes d'exploration et de traitement sont astreintes aujourd'hui aux règles de l'asepsie et de l'antisepsie la plus stricte. Ne pouvant décrire en détail les modes d'intervention propres à ces affections spéciales, nous nous contenterons de les indiquer d'une façon générale, renvoyant, pour plus ample informé, le lecteur aux ouvrages dont nous donnons le titre au bas de cette page.

Traitement antiseptique des maladies des fosses nasales et du pharynx nasal.

Les bains ou irrigations, les *humages* et les injections (douche nasale) servent à mettre les différents liquides antiseptiques en contact avec la muqueuse nasale et à

---

1. Les éléments de ce chapitre ont été puisés dans le *Traités des maladies des fosses nasales et du pharynx nasal* par M. MOLDENHAUER, 1889, et dans *Les maladies de l'oreille et leur traitement* par A. HARTMANN, 1890, ouvrages traduits et annotés par M. le Dr POTIQUET.

balayer le pus, les microbes et tous les produits de l'inflammation qui peuvent séjourner dans les replis des fosses nasales antérieures ou postérieures. Les procédés et appareils imaginés dans ce but sont décrits dans les traités spéciaux. Les *pulvérisations* constituent un excellent procédé pour mettre le liquide, sous une forme très ténue, en contact avec la muqueuse, et sont surtout pratiques chez les enfants, qui supportent mal la douche nasale : on fait celle-ci, au moyen d'embouts et de canules appropriés, soit par le nez, soit par la bouche (lorsque les liquides doivent agir sur la muqueuse du pharynx). On se sert également de pinceaux et de porte-tampons à tige flexible, imbibés des mêmes liquides. Enfin les *poudres* fines sont fréquemment employées : on les projette à l'aide de tubes en caoutchouc ou de ballons de même matière. Les *caustiques* peuvent être sous forme de crayons ou de solutions.

Les liquides employés pour les bains et les douches doivent être tièdes, à une température qui varie de 25 à 30° suivant les cas.

Les solutions employées pour simples lavages sont la solution de sel de cuisine ou *chlorure de sodium* (0,75 p. 100), celles de *bicarbonate de soude*, de *chlorate de potasse*, etc. Il est bon de se servir d'eau rendue aseptique par une ébullition suffisamment prolongée. On peut utiliser les eaux minérales *sulfaté-sodiques* naturelles.

On évitera l'emploi banal ou trop violent de ces douches, qui peuvent produire des désordres en pénétrant dans la trompe d'Eustache ou le larynx, et même contribuer à propager l'inflammation. Les lavages ne sont utiles que pour balayer les produits de secrétion anormale qui souillent la muqueuse. Ils doivent être faits avec une certaine lenteur, de manière que le liquide pénètre facilement dans tous les replis : il suffit pour cela que *la pression soit suffisante pour surmonter la résistance due au frottement du liquide contre les parois des fosses nasales*. Il faut donner au jet une direction presque horizontale.

Les *solutions antiseptiques* ou désinfectantes que l'on emploie le plus ordinairement sont l'*acide phénique* (0,10 à 0,50 p. 100), le *permanganate de potasse* (0,01 p. 100), l'*acide borique* (1 à 3 p. 100), l'*acéto-tartrate d'alumine* (une cuillerée à thé de la solution à 25 ou 50 p. 100 dans un demi-litre ou un litre d'eau).

Les *poudres* usitées sont celles d'*acide borique*, d'*iodoforme*, d'*acéto-tartrate d'alumine* et de *nitrate d'argent*. Ce dernier doit être mélangé à de l'amidon en proportion variable (de 1/2 à 10 p. 100). Le *tanin* et beaucoup d'autres antiseptiques peuvent être employés sous cette forme.

Les caustiques se portent sur les points malades à l'aide d'un stylet d'argent : tels sont le *chlorure de zinc*, l'*acide chromique*, le *nitrate d'argent*. On emploie également le *galvano-caustique*.

La *douche d'air*, pratiquée à l'aide de la *poire de Politzer*, est surtout employée dans les affections du pharynx nasal, de la trompe et de l'oreille moyenne : nous y reviendrons en parlant de ces dernières.

Dans les affections chroniques du pharynx nasal et dans l'ozène on a souvent recours aux badigeonnages de *glycérine iodée et iodurée*, dont nous avons déjà donné la formule (p. 123).

Enfin, parmi les antiseptiques employés moins fréquemment, nous nous bornerons à signaler le *chloroforme* (employé contre les parasites des foses nasales), l'*eau de chaux* (dans la diphtérie nasale), l'*ichtyol* (dans le coryza aigu), l'*iodure de potassium* (dans la syphilis nasale), le *menthol* (comme anesthésique de la muqueuse), la *papayotine* (dans la diphtérie locale), la *résorcine* (contre l'ozène), le *thymol* (en solution pour irrigation), etc.

Traitement antiseptique des maladies des oreilles.

Le nettoyage du conduit auditif externe doit toujours précéder toute intervention, faite même simplement en vue du diagnostic. Pour cela on se sert de liquides tièdes, à la température du corps, injectés à l'aide de seringues en verre ou en caoutchouc d'une forme appropriée et dont la canule mousse ne peut blesser les parois enflammées du conduit. Les solutions d'*acide borique*, d'*acide salicylique*, ou, s'il existe une otorrhée fétide, d'*acide phénique* ou de *sublimé*, remplissent cette indication. La solution de *sulfate de soude* (5 p. 100) s'oppose à la coagulation des sécrétions. On injectera sous faible pression pour éviter les vertiges consécutifs à la compression du tympan. Un stylet recouvert d'ouate hydrophyle achève le nettoyage et sert à sécher le conduit. S'il y a des concrétions adhérentes aux parois, une solution de *bicarbonate de soude* (1 à 2 p. 100) facilite leur ramollissement. Les bains d'eaux minérales *chlorurées-sodiques chaudes* sont très utiles dans les formes catarrhales.

La *douche d'air*, pratiquée à l'aide de la *poire de Politzer*, est à la fois un procédé de diagnostic et un moyen de traitement. Par l'auscultation médiate, elle permet de constater le degré de perméabilité de la trompe, et de savoir si l'air pénètre dans l'oreille moyenne. En outre, cette douche chasse le liquide épanché dans la caisse, et qui peut s'écouler soit par la trompe, soit par l'ouverture du tympan (si cette membrane est perforée). A un point de vue plus général, elle a un véritable rôle antiseptique en desséchant les sécrétions et favorisant la régression des hypérémies locales.

Elle peut encore servir à faire pénétrer dans l'oreille moyenne des vapeurs médicamenteuses (vapeur *d'eau*, vapeur de *chlorhydrate d'ammoniaque*, peu employée aujourd'hui).

Pour insuffler dans la caisse des vapeurs d'*iodure d'éthyle*, de *menthol*, de *chloroforme*, d'*éther*, de *térébenthine*, on se sert de préférence aujourd'hui d'un appareil spécial, la *capsule à insufflation*.

Des liquides médicamenteux peuvent être portés jusque dans la caisse à l'aide du cathéter de la trompe, auquel on adapte une seringue de Pravaz ou un simple compte-gouttes. Par une insufflation on projette le liquide jusque dans l'oreille moyenne. Dans les cas de perforation du tympan, on injecte par la trompe un liquide qui entraîne les sécrétions amassées dans la caisse, et qui s'écoulent par le conduit auditif externe, etc.

Les *insufflations de poudres* sont employées dans le traitement des suppurations de l'oreille. L'*acide borique* et l'*alun* finement pulvérisés, le *calomel*, le *salol*, etc., ont été successivement employés.

Les solutions de *sublimé* très dilué (1 p. 10 000) et de *nitrate d'argent* servent aussi dans le traitement des suppurations de l'oreille moyenne. Récemment on a préconisé (M. Pégon) le *salol camphré* sous forme de liquide à consistance de pâte ainsi composée :

> Salol. . . . . 20 gr.
> Camphre. . . . . 30 gr.

Ce mélange est porté au fond de l'oreille (autant que possible jusque sur le point malade), à l'aide d'un tampon de ouate bien imbibé et renouvelé une ou deux fois dans les 24 heures. Des injections boriquées précèdent chaque pansement.

En présence de l'insuffisance comme antiseptique de l'acide borique, on a cherché à rendre ce médicament plus actif, et l'on est arrivé par des mélanges chimiques (v. p. 46) à sursaturer les solutions boriquées. Le *tétraborate de soude*, introduit dans la thérapeutique par Jaenicke, a l'avantage d'être un produit bien défini, et qui se dissout dans l'eau à froid dans la proportion de 16 p. 100, à chaud presqu'en toute proportion (50 à 60 p. 100). Les otorrhées aiguës et chroniques ont été traitées avec succès par ce nouvel antiseptique (Kafemann).

Le *sulfate de zinc*, le *perchlorure de fer*, le *sulfate de cuivre*, l'*acide chromique*, etc., ont été employés dans le traitement des affections de l'oreille moyenne. L'*alun* en poudre, ou concurremment avec la solution de *nitrate d'argent*, rend des services dans les mêmes circonstances, tandis que l'*iodoforme* ne donne pas de bons résultats.

Ce médicament est au contraire employé avec avantage, seul ou conjointement avec des *solutions phéniquées*, pour le pansement des abcès de l'apophyse mastoïde après ponction et évacuation du pus. Ces abcès, en effet, doivent être traités et opérés conformément aux règles de l'antisepsie chirurgicale, comme tout autre abcès siégeant dans une région osseuse communiquant avec l'extérieur. On se trouvera bien, dans ce cas, du pansement à la *gaze iodoformée*.

CHAPITRE X

ANTISEPSIE DANS LES ACCOUCHEMENTS ET LA GYNÉCOLOGIE[1]

Un des principaux antiseptiques employés en gynécologie est l'*acide borique* en solution saturée (4 p. 100), qui est un antiseptique faible, mais très utile néanmoins à cause de son innocuité absolue, et qui sert aux injections intra-utérines et vaginales lorsqu'il est utile d'employer une grande quantité de liquide. On se servira pour le dissoudre d'eau filtrée et stérilisée par l'ébullition. — La *vaseline boriquée* (à 4 p. 100) est suffisante pour pratiquer le toucher.

L'*acide phénique* est employé sous forme de *solution forte* (à 1 p. 20 ou 5 p. 100), comme caustique; — la *solution moyenne* (à 1 p. 50 ou 2 p. 100) convient pour le lavage des plaies et de la peau; la *solution faible* (à 1 p. 100) est employée aux mêmes usages, quand on craint les phéno-mènes d'intoxication; — le phénol étant peu soluble dans l'eau, on y ajoute généralement de l'alcool ou de la glycé-rine, et quelquefois de l'*essence de thym* (1 p. 10 d'acide), dans le but de masquer l'odeur. La solution alcoolique concentrée selon la formule suivante :

Acide phénique.	10 gr.
Alcool.	10 gr.
Essence de thym..	1 gr.

1. Pour plus de détails sur ce sujet, nous renvoyons au livre de M. le Dr AUVARD : *De l'antisepsie en gynécologie et en obstétrique*, 1891.

peut être préparée à l'avance et conservée indéfiniment, pour être ajoutée, au moment de s'en servir, à un litre d'eau filtrée et bouillie (solution à 1 p. 100). La *glycérine* substituée à dose égale d'alcool rend l'antiseptique moins irritant (HALLOPEAU).

L'*acide salicylique* (solution à 1 ou 2 p. 100) est peu employé en gynécologie.

L'*alun*, employé en injections vaginales (50 grammes pour un litre d'eau), ou en poudre, est un antiseptique très faible.

Le *nitrate d'argent* est employé surtout pour cautériser les tissus. Comme traitement préventif de l'ophthalmie purulente des nouveau-nés, on l'emploie suivant la *méthode de Crédé*, au moment de la naissance, en instillant entre les paupières de l'enfant une à deux gouttes de la solution à 1 p. 50. Les taches qu'il laisse sur la peau et le linge le font rejeter de la pratique ordinaire pour l'antisepsie des organes génitaux.

Le *chloral*, en solution à 1 ou 2 p. 100, est irritant, et, sauf quelques indications spéciales (prurit vulvaire, etc.), on lui préfère d'autres antiseptiques.

Le *chlorure de chaux* liquide, en solution à 1 p. 10, est surtout employé pour la désinfection des vases et des cabinets d'aisances. Le *chlorure de zinc* (solution à 1 p. 100) peut lui être substitué.

La *créoline*, en solution à un ou deux p. 100, est peu toxique et n'altère pas les instruments. D'après Frohner, la solution à 3 p. 100 égalerait comme antiseptique la solution de sublimé au millième. La couleur café au lait de cette solution et l'inconstance de ce produit mal défini ont empêché son usage de se généraliser en France.

La *créosote* a la propriété de coaguler l'albumine et d'exercer son action caustique à une certaine profondeur. On s'en sert, après le curage, pour modifier et cautériser la muqueuse utérine.

On emploie la créosote pure ou l'une des deux solutions suivantes :

SOLUTION FORTE (au tiers) :

Créosote de bois de hêtre. . .)
Alcool. . . . . } ââ
Glycérine.. . . . .) parties égales.

SOLUTION FAIBLE (au dixième) :

Créosote . . . . { 1 gr.
Alcool.. . . . . { ââ
Glycérine . . . . 8 gr.

L'*iodoforme* est un excellent antiseptique et le plus usité dans toutes les opérations de la gynécologie : son action favorable sur la suppuration et les ulcérations est manifeste et lui assure une supériorité incontestable sur tous les autres antiseptiques pulvérulents. On peut l'employer sous forme de suppositoire :

Iodoforme.. . . . . 1 gr.
Glycérine . . . . 8 gr.
Beurre de cacao.. . . . . q. s.

(Pour introduire dans le vagin ou même l'utérus après l'accouchement.)

La *gaze* et la *ouate iodoformée* sont d'un usage journalier en gynécologie, malgré l'odeur tenace de ce produit, qui s'attache aux mains, aux instruments et aux vêtements.

La *glycérine iodoformée* (2 p. 8 de glycérine) sert à imbiber des tampons vaginaux pour agir sur les ulcérations ou les plaies du col utérin.

On emploie aussi l'iodoforme en *poudre* appliqué directement ou avec un insufflateur, ou mélangé à 100 parties d'éther, pour pulvérisations à la surface des plaies (DUJARDIN-BEAUMETZ).

L'*iodol*, complètement dépourvu de l'odeur si pénétrante et si désagréable de l'iodoforme, pourrait lui être substitué dans l'usage ordinaire, car, si son pouvoir antiseptique est un peu inférieur, par contre, il expose moins aux accidents d'intoxication dans l'application sur les plaies étendues.

L'*iode* sous forme de *teinture d'iode* est employé comme caustique en badigeonnages sur le col utérin.

L'*ichtyol* (sulfo-ichtyolate d'ammoniaque), pur ou sous forme de solution plus ou moins étendue dans la glycérine, est employé aux mêmes usages, c'est-à-dire comme caustique. Par son action siccative il modifie avantageusement les sécrétions utérines et vaginales, et il entre dans la composition de topiques dont nous parlerons plus loin.

Le *bichlorure de mercure* ou *sublimé* est très usité sous forme de solution dans l'eau. Nous avons indiqué (p. 57) la formule de celle qui est prescrite aux sages-femmes. On emploie souvent la *liqueur de Van Swieten*, ou solution alcoolique, dont voici la formule :

```
Bichlorure de mercure . . . . . . . . .      1 gr.
Alcool à 80º. . . . . . . . . . . . . .    100 gr.
Eau distillée. . . . . . . . . . . . .     900 gr.
```

On peut aussi employer la *solution salée :*

```
Bichlorure de mercure. . . . . . . . .       1 gr.
Chlorure de sodium. . . . . . . . .          5 gr.
Eau distillée . . . . . . . . . . . .     1000 gr.
```

Et l'on peut colorer ces solutions avec l'indigo ou le carmin pour éviter toute erreur. — Pour éviter le transport d'une grande quantité de liquide, on peut prescrire la solution alcoolique à 1 de sublimé pour 100, que l'on ajoute, au moment de s'en servir, à 1 litre de liquide. — Le sublimé altérant les instruments métalliques, la solution phéniquée ou l'eau bouillante seront préférées pour le nettoyage de ces instruments.

Le *naphtol* β peut être employé en solution au millième quand on redoute une intoxication par le sublimé ou l'acide phénique :

```
Naphtol β. . . . . . . . . . . . . .         1 gr.
Alcool. . . . . . . . . . . . . . . .       50 gr.
Eau. . . . . . . . . . . . . . . . .       950 gr.
```

Le *permanganate de potasse* en solution est un bon antiseptique, qui n'a d'autre inconvénient que de tacher la peau et le linge en rouge. On emploie la solution forte (1 p. 500) et la solution faible (1. p. 1000).

La *résorcine* (en solution à 2 ou 5 p. 100) est peu employée.

Le *salol* en poudre ou en topiques (crayons) est employé dans le traitement des ulcérations et de l'endométrite.

Le *sulfate de cuivre* en solution (à 1 p. 100) est d'une toxicité faible, et comme tel est employé en injections vaginales ou utérines lorsque le sublimé est contre-indiqué. — Le *sulfate de zinc*, moins actif, est souvent prescrit contre la leucorrhée d'origine blennorragique ou autre.

Le *thymol* est employé assez rarement (en raison surtout de son prix élevé) en solution à 2 ou 5 p. 1000 (dont 100 gr. d'alcool).

La *microcidine* (composée de naphtol β et de soude) est très soluble dans l'eau et peu toxique, bien que son pouvoir antiseptique soit supérieur à celui du sulfate de cuivre. On l'emploie surtout en obstétrique, pour les injections vaginales et utérines, avant et après l'accouchement, à la dose de 4 p. 1000 (TARNIER).

Antisepsie obstétricale.

Nous n'avons pas l'intention de nous étendre ici sur les précautions que réclame l'asepsie ou l'antisepsie préventive de la femme en état de puerpéralité, de la part des personnes qui doivent être en contact immédiat avec elle : accoucheur, sage-femme, aides, infirmiers ou infirmières, garde-malades. Nous y reviendrons d'ailleurs dans la troisième partie.

Ces précautions préliminaires (lavages antiseptiques des mains, changements de vêtements, vêtements spéciaux, etc.), sont indiquées dans la plupart des traités de gynécologie avec un luxe de détails méticuleux qui les rendent absolument impraticables, ou dont l'étalage peut paraître ridicule ou puéril. Indiquer aujourd'hui ces précautions au médecin éclairé et expérimenté nous semble inutile :

chacun, agissant sous sa responsabilité, doit avoir la conscience nécessaire pour prendre loyalement et sûrement les précautions qui sont, avant tout, celles de *la propreté la plus parfaite*. D'un autre côté, il est légitime d'exiger des aides et des personnes qui approchent la patiente, même quand ces personnes sont de la famille, des précautions au moins égales et de s'assurer qu'aucune infraction à cette règle n'est de nature à venir compromettre l'asepsie de l'accouchement physiologique. Ces précautions devront être beaucoup plus grandes lorsqu'il s'agit d'une opération obstétricale avec les mains ou les instruments, et l'on se conformera alors aux règles strictes de l'antisepsie opératoire.

Les ongles tenus toujours courts (rognés à 1 millimètre); un lavage à l'eau et au savon joint à l'usage de la brosse à ongles, ce lavage s'étendant jusqu'au coude après que les manches ont été relevées et fixées au-dessus de cette articulation; enfin les mains plongées, s'il y a lieu, dans une solution de sublimé ou dans l'alcool à 80 degrés et enduites, sur leur face dorsale, de vaseline boriquée dans les interventions opératoires, telles sont les précautions préliminaires indispensables que nous avons toujours vu prendre aux accoucheurs et aux gynécologistes les plus distingués, et que nous avons toujours prises nous-même. Le ?résultat final prouve qu'elles sont suffisantes, bien qu'elles n'exigent pas une perte de temps de plus de cinq minutes, tout compris.

Les solutions de sublimé s'altérant quand elles sont préparées à l'avance, on peut se servir de la poudre préparée suivant la formule de M. BUDIN, dans laquelle l'acide tartrique favorise la solution du sublimé :

> Bichlorure de mercure . . . . 0 gr. 25
> Acide tartrique. . . . . 1 gr.
> Solution de carmin d'indigo à 5 p. 100. 1 goutte.

pour un paquet. — En mettant deux de ces paquets dans *un litre* d'eau filtrée et bouillie au moment de s'en servir, on a une solution à 1 pour 2000 dont on sera sûr. Le carmin d'indigo peut être supprimé sans inconvénient, au moins dans la pratique de la ville, et lorsque le médecin seul est appelé à s'en servir.

Instruments. — Le sublimé, attaquant les instruments métalliques, ne convient pas pour leur nettoyage antiseptique : on se servira, au moment même de l'opération, de la solution phéniquée ou de l'eau bouillante. Après s'en être servi, on les plongera simplement dans l'eau froide, l'eau chaude coagulant l'albumine qui existe dans le sang et les liquides organiques, ce qui rend les instruments plus difficiles à nettoyer.

Le *flambage* à la lampe à alcool, à sec ou après les avoir trempés dans l'alcool, l'*eau bouillante* et l'*étuve* sont les trois seuls procédés à employer pour l'antisepsie préalable des instruments métalliques.

Autant que possible ces instruments seront *entièrement métalliques*, la corne ou le bois des manches s'altérant par la chaleur et le contact de l'eau chaude et présentant moins de sécurité que le manche métallique. L'immersion dans l'eau bouillante, pour être efficace, doit durer dix minutes, laps de temps suffisant pour les désinfecter complètement.

L'*étuve*, et plus particulièrement l'*étuve à chaleur sèche* (stérilisateur), est encore préférable. Cette étuve à gaz doit donner une température de 150 degrés, qu'il faut éviter de dépasser, car les chaleurs supérieures détrempent les lames des bistouris.

En résumé, *avant* l'opération, immersion dans l'eau bouillante, ou, à son défaut, flambage ; — *après*, immersion dans l'eau froide, puis brossage et savonnage, immersion dans l'eau chaude, essuyage et enfin flambage, si l'on juge cette précaution utile : telles sont les précautions à prendre. D'une opération à l'autre, séjour dans l'étuve à chaleur sèche pendant une demi-heure.

Les instruments non métalliques (caoutchouc, etc.) seront plongés et maintenus autant que possible dans un réservoir fermé, en verre, contenant une solution de sublimé à 1 pour 1000 ou d'acide phénique à 1 pour 20.

La gaze simple ou iodoformée, la ouate hydrophile, seront renfermées dans des boites aseptiques hermétiquement closes. Les éponges doivent subir une préparation toute spéciale, puis être conservées dans des bocaux bien fermés, etc.

Accouchement simple. — L'antisepsie préventive pendant les dernières semaines de la grossesse est une bonne précaution. Elle est *absolument de rigueur* s'il y a eu des hémorragies ou d'autres écoulements pendant la gestation, quelle qu'en soit d'ailleurs la cause : c'est un fait d'expérience que les accidents *post partum* sont beaucoup plus fréquents chez les femmes qui ont de ces écoulements pendant la grossesse, et la raison s'en conçoit facilement.

Pendant les quinze derniers jours, on fera donc, après un savonnage vulvaire, une injection chaque matin avec une solution de sublimé à 1 pour 4000. L'accoucheur fera bien d'administrer lui-même quelques-unes de ces injections, afin d'en montrer le *modus faciendi* et d'en surveiller l'exécution.

Pour ces injections et, en général, pour toutes les injections vaginales et utérines, on se servira d'une canule métallique (canule de Budin), moins facile à briser que la canule en verre, et d'un réservoir de forme cylindrique appelé *bock* et d'une contenance de 1 à 4 litres, ou d'un sac de caoutchouc muni d'un long tube de même matière (sac de DoLÉRIS). Ces réservoirs, dont le liquide s'écoule sous la simple action de la pesanteur, seront munis d'une *pince* serrant le tube (en guise de robinet), et pourront être accrochés au mur, placés sur un meuble élevé ou tenus à la main, à volonté. Des bains entiers sont également indiqués.

Au moment de l'accouchement on pratiquera un savonnage vulvaire et une injection antiseptique conformément aux règles que nous venons d'indiquer. L'accoucheur et tous les aides prendront les soins de propreté et d'antisepsie personnelle que nous avons énumérés au commencement de ce chapitre.

Chaque fois qu'il y aura lieu de pratiquer une exploration vaginale, l'accoucheur procèdera à un nouveau lavage de la main et de l'avant-bras mis à nu (savonnage et immersion dans la solution de sublimé à 1 p. 2000).

Avant d'enfoncer le doigt, on aura soin d'essuyer la vulve avec un tampon de coton hydrophile imbibé de sublimé. Le doigt sera enduit de vaseline boriquée. Ces explorations seront aussi rares que possible.

Lorsque la tête apparaîtra à la vulve, comme l'accoucheur ne peut plus s'éloigner, il fera mettre à portée de sa main une cuvette contenant de la solution de sublimé à 1 p. 2000. Il s'en servira pour essuyer de temps en temps la vulve avec un tampon de coton imbibé de cette solution. S'il y a expulsion de matières fécales, on les enlèvera aussitôt et l'on fera un lavage avec le coton antiseptique. Toute la région génitale *intus* et *extra* pourra être enduite de vaseline boriquée, pour faciliter le glissement du fœtus et protéger la peau de cette région.

Un lavage soigné de la vulve, etc., suivra la délivrance.

En principe, quand l'antisepsie a été bien faite pendant la grossesse et l'accouchement, les *injections, même vaginales, sont inutiles* après l'accouchement. On pourra donc se contenter de placer sur la vulve un gros tampon de ouate hydrophile ou une compresse de gaze aseptique trempés ou non dans la solution de sublimé. Si l'on croit devoir prescrire des injections vaginales comme soin de propreté et *pour rassurer la malade*, on les fera faire, selon les règles, avec une solution phéniquée à 1 p. 100.

Application de forceps; Version et autres opérations. — Toutes ces opérations, nécessitant l'introduction de la main ou des instruments jusque dans l'utérus, exigent une antisepsie beaucoup plus stricte encore que dans l'accouchement simple.

La femme étant placée en position vulvaire et rendue aseptique par les lavages et injections sus-indiqués, le forceps sera flambé, puis trempé dans l'eau bouillante et enduit de vaseline sur sa face externe. Quand on le retire, on le place dans une cuvette pleine d'eau *froide*.

Il sera bon, après une application de forceps surtout au détroit supérieur, de faire suivre la délivrance d'une injection ou lavage intra-utérin avec une solution phéniquée à 1 p. 100.

Pour la version, la main et l'avant-bras jusqu'au coude seront enduits de vaseline boriquée sur leur face externe après lavage aseptique suivant les règles.

Enfin, après la délivrance, on fera un lavage antiseptique complet de la vulve, du vagin et de la cavité utérine.

M. le professeur TARNIER, dans une de ses leçons, a montré les brillants résultats obtenus en obstétrique par la généralisation des méthodes antiseptiques :

« Il y a huit ans, sur 1 340 accouchées, il en mourait 33, soit une mortalité de 2,50 p. 100 : aujourd'hui, cette mortalité est tombée à 1,04 p. 100. »

M. Tarnier compare ensuite les divers antiseptiques employés dans son service à la Maternité de Paris ; ce sont : 1° le sublimé (0 gr. 20 p. 1 000) ; 2° le sulfate de cuivre (5 grammes p. 1 000) ; 3° le permanganate de potasse (0 gr. 50 p. 1 000) ; 4° l'acide phénique (20 grammes p. 1 000) et enfin 5° la *microcidine* de Berlioz (4 grammes p. 1 000).

Ce dernier antiseptique a donné les meilleurs résultats. Après le sublimé, c'est le plus énergique des antiseptiques connus, et il a, sur ce dernier, l'avantage d'être beaucoup moins toxique.

On s'en sert actuellement à la Maternité pour les injections intra-vaginales et intra-utérines, de préférence à toutes les autres solutions.

Antisepsie en gynécologie opératoire.

Les précautions antiseptiques préliminaires à prendre, et qui concernent l'opérateur, ses aides et les instruments, sont ici les mêmes que pour les accouchements. Nous ne répéterons donc pas ce que nous avons dit précédemment à ce sujet.

L'*exploration digitale* ne sera faite qu'après lavage de la vulve et du vagin par un savonnage et une injection antiseptiques. Le doigt explorateur lui-même sera soigneusement désinfecté et enduit de vaseline boriquée.

Le *speculum*, étant supposé primitivement aseptique, sera plongé dans l'eau froide immédiatement après chaque examen. On le nettoiera ensuite en l'essuyant et le frottant avec un linge sec, puis on le plongera dans une solution phéniquée à 1/100. En cas de vaginite ou d'affection vénérienne, il sera prudent, entre le lavage et le bain antiseptique, de flamber l'instrument à la lampe à alcool.

L'*hystéromètre* et tous les autres instruments tranchants ou mousses seront également aseptisés. Ces instruments ne seront jamais introduits dans l'utérus sans une irrigation antiseptique faite avec soin, le spéculum étant en place, afin que l'injection pénètre bien dans tous les replis de la muqueuse.

La *dilatation du col* s'obtient au moyen d'éponges préparées, ou mieux de *tiges de laminaires*, qui sont préférées aujourd'hui. Ces tiges sont rendues aseptiques en les laissant tremper quelques jours (4 au moins) dans une solution saturée d'éther iodoformé, d'où on les retire au moment de s'en servir. Leur application sera faite avec les mêmes précautions que pour l'introduction de l'hystéromètre.

Topiques vaginaux et utérins. — Outre les topiques introduits sous forme de liquides ou de poudres, on se sert souvent pour les pansements de topiques solides sous forme de *tampons*, de *suppositoires*, d'*ovules*, de *crayons* ou de bandes de gaze rendus antiseptiques par l'incorporation de substances diverses.

Les tampons, très usités en gynécologie, sont formés d'un petit rouleau de coton hydrophile lié *en queue de cerf-volant* à l'aide d'une ficelle aseptique, et appliqué à sec ou imbibé de *glycérine* ou de tout autre liquide, dans un but thérapeutique. La ficelle, dont le bout pend entre les lèvres de la vulve, permet à la femme de retirer facilement ce tampon après une application de 12 ou 24 heures.

Les *suppositoires* ont sur les tampons l'avantage de fondre lentement et sans laisser d'autre résidu que celui qui peut être entraîné par une injection. Voici la formule d'un suppositoire très fréquemment employé par M. AU-VARD dans les suites de couche avec menace d'accidents septiques :

    Iodoforme. . . . . 1 gr.
    Glycérine . . . . 8 gr.
    Beurre de cacao. . . . . q. s.

Ce même suppositoire peut être utilisé en gynécologie.

Les *ovules* sont destinés à remplacer les tampons et les suppositoires. Ils sont faits au moule, à l'aide de la *gelée de glycérine* (gélatine glycérinée), et on leur donne les formes les plus variées. Ils sont généralement introduits, le soir, par la femme elle-même et gardés jusqu'au matin, c'est-à-dire entre deux injections. Ils produisent un écoulement assez abondant. On peut les utiliser seuls ou leur incorporer les antiseptiques les plus divers : *acide borique, tanin, chlorure de zinc, sublimé, résorcine, rétinol, salol, ichthyol, iodol, iodoforme, salol camphré, aristol,* etc.

Ce mode de pansement exerce son action non seulement sur le vagin, mais encore sur l'utérus et ses annexes.

Les *crayons,* de consistance plus résistante que les ovules et d'une autre forme, servent à introduire des antiseptiques dans la cavité du col et dans celle de l'utérus lui-même. On leur incorpore les mêmes antiseptiques, notamment l'*iodoforme,* l'*ichtyol,* le *salol camphré,* le *chlorure de zinc,* etc.

On introduit aussi des *liquides caustiques,* notamment des acides (*acide azotique* en solution diluée, M. LEBLOND), jusque dans la cavité utérine, notamment dans l'endométrite, dans le but de cautériser la muqueuse et de produire par un processus chimique une escarre qui remplace le *curage* mécanique.

La gaze antiseptique (*gaze iodoformée,* ou gaze trempée

dans la solution de sublimé) est aussi employée, soit pour tamponner le vagin et même l'utérus, dans les hémorragies *post partum*, soit dans un but thérapeutique en gynécologie, comme, par exemple, après le curage. Elle agit, à la fois comme antiseptique grâce à l'iodoforme qu'elle renferme, et comme tampon obturateur et protecteur.

Curage ou curettage de l'utérus[1]. — Cette opération, qui nécessite l'emploi du chloroforme et l'abaissement de l'utérus, est une véritable opération chirurgicale. Cependant, comme elle est actuellement d'un emploi fréquent en gynécologie, nous croyons bien faire d'en résumer ici le manuel opératoire, au moins dans ce qui a rapport à l'antisepsie.

La dilatation du col, qui permet l'introduction des *curettes*, sera faite à l'avance à l'aide de tiges de laminaires iodoformées ou extemporanément au moyen du dilatateur de Sims et des bougies de Hégar, et en se conformant, pour ces instruments, pour les pinces servant à abaisser l'utérus et les curettes, aux règles de l'antisepsie la plus stricte. La toilette antiseptique de la vulve, du vagin et du col sera faite avec le plus grand soin.

Un premier lavage utérin avec la sonde irrigatrice de Budin ou celle de Reverdin précède utilement le curettage. On le fait avec une solution de sublimé faible (1 p. 2000 ou même 4000).

Le curettage étant fait suivant les règles, on écouvillonne la cavité utérine à l'aide des écouvillons de crin de Doléris plongés dans une solution de créosote dans la glycérine (1/2 à 1/5 de créosote). Puis on fait un lavage final avec une solution de sublimé plus forte que la première (celle-ci sera à 1 p. 1000 comme la liqueur de van Swieten).

Enfin, après avoir laissé écouler le liquide et abstergé le vagin avec de la ouate aseptique, on pousse jusqu'au

---

1. Pour plus de détails sur ce sujet, nous renvoyons le lecteur à la monographie récemment publiée par M. le Dr R. BERLIN (de Nice) : *Du curettage de l'utérus*, 1892.

fond de l'utérus une bande de gaze iodoformée imprégnée de glycérine que l'on tasse modérément et dont on laisse pendre l'extrémité dans le vagin. On se sert pour cela d'une pince mousse qui n'accroche pas la gaze. On remplit le vagin de la même gaze iodoformée, on fait la toilette de la vulve au sublimé, on l'essuie et on porte l'opérée dans son lit (BERLIN).

Ce premier pansement est laissé en place trois jours en moyenne. En règle générale, on ne le renouvelle plus tôt que s'il se produit un suintement notable à travers le tamponnement vaginal.

L'iodoforme est, jusqu'ici l'antiseptique qui met le mieux à l'abri de ces suintements et de la production du pus en général. A ce titre et malgré son odeur désagréable, il doit être préféré jusqu'à nouvel ordre.

TROISIÈME PARTIE

HYGIÈNE ANTISEPTIQUE DES MALADES ET DE LEUR ENTOURAGE

Dans ce dernier chapitre, complément obligé des précédents, nous serons très concis, nous bornant à quelques considérations ou prescriptions générales, relatives à l'hygiène des malades, des personnes qui les approchent, et des locaux où ces malades sont placés. Pour plus de détails sur cet important sujet, nous renverrons le lecteur aux savantes leçons de notre excellent maître M. le docteur DUJARDIN-BEAUMETZ sur *l'hygiène thérapeutique* [1], sur *l'hygiène alimentaire* [2] et sur *l'hygiène prophylactique* [3]. C'est ce dernier ouvrage que nous prendrons plus particulièrement pour guide dans les lignes suivantes.

Hygiène corporelle du malade.

La propreté du corps, obtenue par des ablutions, avec une eau abondante et pure, est le premier et le plus important de tous les préceptes de l'hygiène. *L'asepsie* doit précéder *l'antisepsie*, car dans bien des cas elle dispense de celle-ci, et c'est dans l'état de maladie que cette propreté devient plus nécessaire encore, aussi bien pour le

1. DUJARDIN-BEAUMETZ, *L'hygiène thérapeutique*, 1887.
2. DUJARDIN-BEAUMETZ, *L'hygiène alimentaire*, 1886.
3. DUJARDIN-BEAUMETZ, *L'hygiène prophylactique*, 1889.

malade qui fait de l'auto-infection que pour les personnes de son entourage, exposées à la contagion.

L'expérience de tous les jours, cependant, nous montre que les soins de propreté, même les plus élémentaires, ceux que tout individu prend dans l'état de santé, sont négligés, volontairement ou inconsciemment, dès que cet individu est malade et alité.

Trois causes principales contribuent à ce résultat :

1° L'*habitude* : les soins de toilette journalière suivent d'ordinaire immédiatement le lever ou font partie des préparatifs d'une sortie. Le malade ne sortant pas et restant au lit, les ablutions sont supprimées du même coup.

2° L'*indifférence du malade* : la préoccupation de la maladie et la prostration morale rendent en général le patient indifférent à tout ce qui n'intéresse pas directement ses souffrances. Les soins de propreté n'étant, le plus souvent, envisagés qu'au point de vue esthétique, semblent superflus, ou de nature à fatiguer inutilement le malade. Les femmes les plus coquettes et les plus soigneuses d'elles-mêmes oublient leurs habitudes les plus chères en face du danger que court leur santé ou leur vie, et se contentent d'une mise en scène superficielle en vue de la visite du médecin, mise en scène qui n'est qu'un trompe-l'œil et n'a rien à faire avec la propreté et l'hygiène.

3° Enfin, les *préjugés ayant cours dans le public* : les personnes étrangères à l'art de guérir sont persuadées que la plupart des maladies sont dues à des *refroidissements* et que la première indication qui découle de cette étiologie est de couvrir le malade avec excès dans son lit, d'éviter tous les courants d'air en fermant hermétiquement portes et fenêtres, et surtout de ne pas mettre de l'eau froide ou même chaude en contact avec sa peau. Les changements de linge corporel ou de draps de lit sont considérés comme dangereux ou sont entourés de mille précautions, pour le moins inutiles.

C'est au médecin qu'il appartient de réagir contre cette indifférence et contre ces préjugés. Il aurait grand tort de considérer ces détails comme de mince valeur, car ils importent souvent beaucoup au point de vue du résultat final et font partie intégrante du traitement. Il convient donc de redresser les idées très imparfaites ayant cours dans le public relativement à l'hygiène des malades, et de refaire sous ce rapport l'éducation des personnes de l'entourage appelées à remplir le rôle d'infirmier ou de garde-malade.

Le médecin insistera donc sur la nécessité des ablutions faites une ou même plusieurs fois par jour : si le malade n'a pas la force de les faire lui-même, on l'aidera ou bien il les fera assez rapidement pour que ce soin ne soit pas une fatigue pour lui. Même dans les fièvres éruptives ces ablutions sont nécessaires, et il est toujours loisible de les faire avec de l'eau tiède. Les cheveux seront peignés et coupés s'il est nécessaire : ceux des femmes seront nattés avec soin pour les empêcher de s'embrouiller. La barbe sera tenue courte.

Le linge de corps, les draps de lit et les garnitures seront tenus propres et renouvelés aussi souvent qu'il sera nécessaire, surtout s'il s'agit du choléra, de la fièvre typhoïde, de la dysenterie ou de toute autre affection dans laquelle le malade est exposé à souiller involontairement son lit. Au besoin on changera le malade de lit en le portant, ce qui permettra de nettoyer complètement le lit qu'il quitte, et l'on renouvellera, s'il y a lieu, cette opération une ou deux fois par jour.

On aura soin de faire aérer la chambre du malade autant que la saison le permettra, en rappelant aux personnes de l'entourage que l'oxygène de l'air est le meilleur de tous les antiseptiques et que le malade a d'autant plus besoin d'air qu'il est confiné dans son lit ou dans sa chambre.

On n'hésitera pas à faire donner des bains locaux ou entiers au malade, soit comme soin de propreté, soit comme moyen thérapeutique, et l'on indiquera avec précision la durée de ces bains et la température à laquelle ils doivent être donnés.

On veillera à ce que la température de la chambre du

malade ne soit pas trop élevée, ou qu'il ne soit pas trop couvert dans son lit, car cet excès de chaleur contribue à augmenter la fièvre. Le traitement *par les fenêtres ouvertes* a montré qu'on pouvait aérer largement, en toute saison, une chambre de malade, sans danger pour ce dernier. La fenêtre ouverte, d'ailleurs, même en hiver, n'est pas exclusive d'une température modérée, obtenue par un chauffage bien dirigé.

Dans tous les cas, on supprimera autant que possible les poêles de toute espèce, et on les remplacera par un feu de bois brûlant dans une cheminée bien ventilée.

Une température moyenne de 18°, en hiver, est celle qu'il convient d'entretenir nuit et jour dans une chambre de malade.

Hygiène de la bouche. — On ne saurait trop insister sur la nécessité du *rinçage de la bouche*, qui doit être fait, dans l'état de maladie, plus souvent et avec beaucoup plus de soin encore que dans l'état de santé. Dans un grand nombre d'affections, les rechutes ou les complications doivent être attribuées aux microbes que les malades ont conservés dans leur bouche, milieu de culture éminemment favorable à leur multiplication. Le *pneumocoque* ou microbe de la pneumonie est particulièrement dans ce cas : des angines à pneumocoques souvent très graves succèdent fréquemment à une pneumonie franche. La carie dentaire qui suit les fièvres graves, notamment la fièvre typhoïde, n'est que la conséquence du peu de soin que l'on a pris de la bouche pendant des semaines et des mois. Dans les angines de toute espèce, les gargarismes et les irrigations ne dispensent pas du rince-bouche qui fait diversion aux autres interventions thérapeutiques, et qu'il est toujours facile de rendre agréable au malade.

Le caprice de la mode a supprimé le *rince-bouche* que nos pères avaient coutume d'offrir aux convives de tout repas bien ordonné. L'hygiéniste a le droit de regretter la disparition de cette habitude, dont les nouvelles théories microbiennes montrent l'utilité. Tout au moins appartient-il au médecin de préconiser l'usage du rince-bouche pris avant de se coucher, avec d'autres soins de toilette, habitude très répandue parmi les dames anglaises, et qui semble fondée sur d'excellentes raisons. Le rince-bouche a pour but de nettoyer la bouche et d'entraîner les débris d'aliments qui peuvent s'être introduits entre les dents, et qui sous l'influence de la salive menacent de fermenter toute la nuit. Pourquoi attendre au lendemain matin pour éloigner cette cause de maladie et prendre un soin de propreté aussi utile à la pureté de l'haleine qu'à la beauté des dents et à l'intégrité des fonctions digestives?

Un grand nombre de mélanges antiseptiques ont été conseillés pour servir de rince-bouche. La plupart de ces liquides conviennent bien à l'usage auquel ils sont destinés, et sous ce rapport on peut consulter les goûts du malade tout en dirigeant son choix d'une manière utile.

M. DUJARDIN-BEAUMETZ préconise la formule suivante :

Acide phénique	1 gr.
— borique	25 gr.
Thymol	0 gr. 50
Essence de menthe	xx gouttes
Teinture d'anis	10 gr.
Eau	1 litre.

On doit se rincer la bouche et frotter les dents avec de l'eau dans laquelle on mettra moitié de cette solution, matin et soir et autant que possible après chaque repas. L'eau peut être tiède, surtout en hiver. L'usage d'une brosse trop dure, et surtout celui des poudres dites *dentifrices*, me semble plus nuisible qu'utile. Une serviette de toilette imbibée du liquide antiseptique peut toujours suffire. Les brosses dures font saigner les gencives, ce qui est dangereux, surtout chez les malades. Quant aux poudres, elles rayent presque toujours l'émail des dents et l'usent à la longue. Si les dents très solides, à émail épais, leur résistent, il n'en est pas de même des dents à émail faible, qui semblent les plus répandues : or la disparition même partielle de l'émail, c'est la porte ouverte aux microbes de la carie dentaire.

M. THOMAS, qui a étudié d'une façon toute spéciale la question des dentifrices antiseptiques, pense avec MILLER que l'*acide thymique* à 1 p. 2 500 est, après le sublimé, le meilleur de tous, et il propose les deux formules suivantes :

SOLUTION POUR RINCE-BOUCHE N° 1 (antiseptique faible).

Acide thymique.	0 gr. 25
— benzoïque.	3 gr.
Teinture d'eucalyptus. . .	15 gr.
Alcool	100 gr.
Essence de menthe poivrée.	0 gr. 75

RINCE-BOUCHE N° 2 (antiseptique fort).

Acide thymique	0 gr. 15
Sublimé	0 gr. 80
Acide benzoïque	3 gr.
Teinture d'eucalyptus. . .	15 gr.
Alcool.	100 gr.
Essence de menthe poivrée.	0 gr. 75

Il suffit de verser dans un verre d'eau le nombre de gouttes de ces solutions nécessaire pour produire un trouble. Dans l'intervalle des lavages, la brosse à dents doit séjourner dans un liquide antiseptique.

De son côté, M. TH. DAVID[1], indique un grand nombre de formules destinées surtout à prévenir la carie dentaire.

Nous nous contenterons d'indiquer celle de l'*eau de Botot*, un des plus anciens et des meilleurs dentifrices. C'est celui dont nous nous servons pour notre usage personnel et que nous prescrivons couramment à nos malades, lorsqu'il n'y a pas d'indication spéciale réclamant un antiseptique plus énergique :

EAU DENTIFRICE DITE DE BOTOT.

Anis vert.	64 gr.
Cannelle	16 gr.
Girofle	1 gr.
Pyrèthre.	4 gr.
Cochenille.	5 gr.

1. Th. DAVID, *Les microbes de la bouche* 1890.

Crème de tartre. . . . . ' 5 gr.
Benjoin, myrrhe.. . . . . 2 gr.
Essence de menthe . . . . 4 gr.
Alcool à 90° . . . . 2000 gr.

Concasser et faire macérer huit jours, après avoir broyé ensemble la crème de tartre, la cochenille et le benjoin.

Cet alcoolat paraît agir surtout par les diverses essences qu'il renferme. Son usage habituel met en général à l'abri des maux de dents et des fluxions si fréquentes chez les personnes qui ont des dents cariées, même quand elles sont plus ou moins incomplètement plombées. On doit en mettre la valeur d'une cuillerée à café ou à entremets dans un verre d'eau ; quelques gouttes seraient insuffisantes.

Pour l'antisepsie du canal digestif et l'antisepsie générale, on emploiera, s'il est nécessaire, le *salicylate de bismuth*, le *salol*, le *naphtol* et le *benzo-naphtol*, conformément aux règles que nous avons indiquées, (p. 156 et suivantes), en traitant des maladies du système digestif.

Hygiène des garde-malades et des personnes de l'entourage immédiat.

Les personnes appelées à soigner les malades devront prendre des précautions hygiéniques qui découlent de l'hygiène générale, et s'astreindre aux lavages antiseptiques que nous avons indiqués (p. 243) en traitant des précautions à prendre, avant de donner des soins à une femme près d'accoucher, ou lorsqu'on doit assister à une opération chirurgicale quelle qu'elle soit.

Les précautions hygiéniques générales sont d'avoir, autant que possible, des vêtements spéciaux et appropriés aux services que l'on rend au malade ; ces vêtements devront être quittés lorsque l'on sort de la chambre du malade pour se livrer à d'autres occupations. On évitera les fatigues et les veilles trop prolongées, et l'on se nourrira d'une façon suffisante. Dans aucun cas on ne prendra ses repas dans la chambre du malade.

On devra se laver les mains toutes les fois que l'on aura touché au malade ou à ses déjections : pour cela, on se servira de solution au sublimé (1 p. 1000) ou de thymol (même proportion). On se nettoiera souvent les ongles ; on se lavera fréquemment le visage, les cheveux et la barbe, et l'on prendra des bains entiers. Des promenades au dehors seront prescrites comme diversion hygiénique aux séjours prolongés dans la chambre du malade. Ces prescriptions seront d'autant plus strictes lorsqu'il s'agira d'une maladie contagieuse.

Le médecin est presque toujours forcé d'insister sur ces précautions. Pour en faire comprendre la nécessité, il n'hésitera pas à faire, tout en restant dans les généralités, un véritable cours d'hygiène microbiologique à l'usage des parents du malade qu'il est appelé à soigner. Certaines personnes paraissent mettre leur point d'honneur à braver les préceptes les plus élémentaires de l'hygiène dans la manière dont elles donnent les soins les plus intimes à un malade objet de leur affection. De peur de blesser la susceptibilité mal placée de ce dernier, elles négligent tout soin de propreté. A ces personnes il faut faire comprendre qu'en agissant ainsi elles risquent non-seulement leur propre santé, mais encore celle d'autres personnes qui ne leur sont pas moins chères ; qu'elles compromettent même le salut du malade en s'exposant à le réinfecter soit immédiatement soit au moment de la convalescence, et accroissent les dangers d'une rechute.

Le médecin devra veiller également à ce que les prescriptions hygiéniques qu'il prend et qu'il fait prendre à ses aides ne soient pas enfreintes par d'autres personnes ignorantes du danger et sans défiance. Cette remarque s'applique notamment à la pratique des accouchements : le germe de la septicémie puerpérale peut être apporté par une personne inconsciente du danger que sa présence crée pour l'accouchée. Un médecin rapportait récemment qu'après avoir pris toutes les précautions les plus minutieuses prescrites en pareil cas, il fut désagréablement surpris de voir l'une de ses clientes atteinte de fièvre puerpérale peu de jours après sa délivrance. Ce ne fut qu'après une longue enquête qu'il apprit enfin que la mère de l'accouchée avait passé, quelques jours auparavant, plusieurs heures près d'une autre femme morte de péritonite puerpérale et avait même aidé à l'ensevelir. Cette dame n'avait aucune idée du danger qu'elle faisait courir à sa propre fille. Les personnes atteintes de cancer, de suppuration chronique, etc., sont un danger pour les malades, de même qu'elles sont elles-mêmes plus aptes à contracter une affection de nature microbienne.

L'isolement du malade, si désirable pour lui comme pour les personnes bien portantes, est possible dans les hôpitaux, mais ne peut être pratiqué, dans la clientèle de ville, que d'une façon tout à fait relative et en se reportant aux règles d'hygiène que nous avons formulées ci-dessus. Dans tous les cas, on interdira l'entrée de la chambre du malade aux personnes qui ne sont pas appelées à le soigner et plus particulièrement aux enfants, prédisposés par leur âge à contracter facilement beaucoup de maladies contagieuses.

La propreté des mains est une des conditions les plus nécessaires chez les personnes qui touchent aux malades pour éviter de transmettre la contagion. Outre les lotions que nous avons précédemment indiquées, on peut se servir de savons sulfureux, de savons à l'acide phénique, au thymol, etc.

Voici quelques formules antiseptiques données par **M. Hélot** :

1o SAVON ANTISEPTIQUE.

Acide borique. . . . . 15 gr.
Crème de savon des parfumeurs. . . . 90 gr.

2o LOTION AROMATIQUE.

Acide phénique. . . . . 1 gr.
Alcool à 90°. . . . . 4 gr.
Eau distillée . . . . 100 gr.

Antisepsie des crachats. — Les crachats et plus particulièrement les crachats des phtisiques doivent être l'objet de prescriptions toutes spéciales. Autant que possible on défendra de cracher dans un mouchoir : si on ne peut l'empêcher complètement, les mouchoirs infectés ne devront jamais séjourner dans le lit ni dans la chambre du malade. Le mieux est de les brûler immédiatement. Sinon ils devront être plongés dans une solution antiseptique et nettoyés, puis désinfectés avec toutes les précautions voulues. En aucun cas, on ne permettra de cracher dans du papier, comme nous l'avons vu faire dans des familles aisées, sous prétexte que ce papier doit être jeté au feu. Le papier (généralement un fragment de journal) se déchire entre les doigts du malade, qui les essuie sur les draps, etc. A plus forte raison ne permettra-t-on pas de cracher sur ces draps, sur une serviette pliée en portefeuille, sur le plancher ou sur le tapis. On devra faire usage d'un crachoir.

Le seul crachoir pratique est celui de porcelaine ou de faïence muni d'un couvercle mobile. On le remplira à moitié de solution de sublimé à (1 ou 2 p. 1 000) [1], et l'on veillera à ce qu'il soit vidé et nettoyé au moins deux fois dans les 24 heures. Pour cela le contenu du crachoir sera jeté dans de la sciure de bois qui sera brûlée immédiatement ; puis le crachoir sera lavé avec une solution antiseptique ou passé à l'eau bouillante avant d'être remis en usage. — En résumé on se souviendra que les *crachats desséchés*, dont les germes sont susceptibles d'être transportés par l'air sous forme de poussières, sont seuls dangereux. Les crachats humides, immergés dans une solution antiseptique, ne présentent plus de danger, à condition d'être détruits à bref délai par le feu.

Antisepsie de la peau dans les fièvres exanthématiques. — Pour empêcher la dissémination des squames épider-

---

1. On peut se servir de la solution au millième additionnée de 1 gr. d'*acide chlorhydrique*. Laplace a montré récemment que cette adjonction augmentait le pouvoir antiseptique du mélange.

miques sèches et réduites en poussière dans les fièvres éruptives, il sera bon d'enduire la peau du malade de vaseline boriquée ou de vaseline au sublimé. Cette précaution a un double but : d'abord elle empêche le malade de s'inoculer lui-même par le grattage, et dans la plupart des cas elle fait avorter les boutons ou les empêche de suppurer et par suite de laisser des traces. En outre, elle est une garantie pour l'entourage, en empêchant les poussières épidermiques de se répandre dans l'air à la période de desquamation.

Une circulaire du ministre de l'Instruction publique, en France, indique les précautions à prendre avant de renvoyer en classe les enfants ayant eu des fièvres éruptives (rougeole, variole, scarlatine). Une fois guéri, l'enfant devra prendre au moins deux bains savonneux à deux ou trois jours d'intervalle. Ces bains seront précédés d'une friction du cuir chevelu faite avec de l'huile d'olive, de manière à bien détacher toutes les squames épidermiques. Pour cette dernière opération, l'huile peut être avantageusement remplacée par la vaseline boriquée.

En outre, l'enfant ne peut rentrer en classe que 25 jours après le début de la maladie s'il s'agit de la rougeole. Ce laps de temps est porté à 40 jours dans les cas de variole ou de scarlatine.

Antisepsie et désinfection des déjections. — Les vases et les cabinets d'aisances doivent être tenus très proprement et désinfectés avec des solutions antiseptiques d'un prix peu élevé, de manière à pouvoir les employer en assez grande abondance. Le *sulfate de cuivre* en solution à 50 pour 1000 répond bien à cette indication. On peut encore employer le *chlorure de zinc* (eau de Saint-Luc). La préparation désignée dans le commerce sous ce nom correspond à une solution de 77 parties du sel dans 100 parties d'eau. Ces solutions sont bien préférables au phénol, dont l'odeur est si désagréable et qui coûte beaucoup plus cher[1].

1. Si l'on tient à se servir de l'acide phénique, dont l'odeur est considérée précisément par le public comme une garantie de plus, on pourra

Transport des malades. — Dans les grandes villes, notamment à Paris, des voitures spéciales et qui sont désinfectées après chaque voyage, sont mises à la disposition du public pour le transport à l'hôpital des malades atteints de maladies contagieuses.

Antisepsie et Désinfection des habitations.

Lorsqu'il s'agit de maladies contagieuses, la désinfection des objets de literie et celle de la chambre occupée par le malade doit être faite avec le plus grand soin lorsque la maladie est terminée.

En prévision de cette désinfection ultérieure, le médecin avisé et soigneux fera bien, dès le début d'une maladie qui menace d'être longue ou dangereuse, de faire enlever non seulement les rideaux du lit, mais encore toutes les tentures, les grands rideaux des fenêtres et les tapis, en un mot tous les objets mobiliers qui interceptent la circulation de l'air et peuvent servir de refuge aux microbes et à leurs germes.

Les objets de literie, surtout lorsqu'ils ont été contaminés par les déjections du malade, doivent être désinfectés avant d'être nettoyés. Il en est de même des vêtements. Cette désinfection se fait, aujourd'hui, au moyen d'*étuves à vapeur sous pression*, ce procédé étant considéré comme préférable à tous les autres. Des étuves à vapeur sous pression existent actuellement dans tous les hôpitaux de Paris, et des établissements analogues sont mis gratuitement à la disposition du public par la municipalité de Paris. On a créé aussi des étuves mobiles qui se transportent partout en cas d'épidémie.

La désinfection de la chambre occupée par le malade peut être faite de différentes manières : par le chlore, par les fumigations sulfureuses et enfin par le sublimé. Ce dernier tend de plus en plus à remplacer les deux autres,

se servir du mélange suivant, qui supprime l'emploi de l'alcool : Acide phénique et acide tartrique, de chaque 2 gr. pour 100 gr. d'eau. On sait que l'alcool diminue le pouvoir antiseptique du phénol.

comme étant la substance qui fait le moins de dégât tout en étant d'une application plus facile et plus sûre. « Là où la désinfection pour être complète exige 5 kilogrammes d'acide phénique, elle est tout aussi parfaite avec 1 kilogramme de sulfate de cuivre ou 25 grammes de bichlorure de mercure. » (CHAUTEMPS.)

La solution de sublimé à 1 p. 1000 est employée actuellement pour la désinfection des appartements par les escouades de désinfecteurs organisées par la Ville de Paris et qui sont mises gratuitement, sur demande, à la disposition du public. Les papiers et les étoffes de tenture, le bois des planchers sont imprégnés de cette solution, qui pénètre jusque dans les rainures, et le tout est brossé et frotté avec soin. Les cabinets d'aisances et les plombs sont également désinfectés. Nous avons vu des appartements récemment traités par cette méthode, et nous avons pu constater que, malgré la sécurité qu'elle présente au point de vue de l'antisepsie, les dégâts qu'elle produit sont tout à fait insignifiants.

APPENDICE

Note A

Tableau de JALAN DE LA CROIX, résumé par DUCLAUX, *indiquant les doses d'antiseptiques qui neutralisent l'action des bactéries pathogènes.*

Les chiffres représentent le *nombre de milligrammes* employé pour empêcher le développement des bactéries et stériliser *un litre de jus de viande* servant de milieu de culture à ces bactéries.

ANTISEPTIQUES PURS.	DOSES qui empêchent.	DOSES qui n'empêchent pas.	DOSES qui arrêtent.	DOSES qui n'arrêtent pas.	DOSES qui stérilisent.	DOSES qui ne stérilisent pas.
Sublimé corrosif.. . . .	40	20	170	154	80	66
Chlore.	33	24	44	33	2 320	2 170
Chlorure de chaux à 98°.	90	76	268	224	5 880	3 875
Acide sulfureux.	155	117	500	200	5 265	3 660
Acide sulfurique.. . . .	170	120	500	300	8 620	4 900
Bromures.	155	126	392	250	2 975	1 820
Iodures.	200	150	646	500	2 440	1 916
Acétate d'alumine. . . .	235	184	2 350	1 200	15 620	10 870
Essence de moutarde. .	300	175	1 690	1 220	35 700	25 000
Acide benzoïque.	350	250	2 440	1 960	8 265	4 760
Borosalicylate de soude.	350	264	15 890	9 090	33 330	20 000
Acide picrique	500	330	1 000	700	6 660	5 000
Thymol.	145	450	9 175	4 715	50 000	27 780
Acide salicylique. . . .	1 000	893	18 660	12 820		28 570
Hypermanganate de KO.	1 000	700	6 660	5 000	6 600	5 000
Acide phénique.	1 500	1 000	45 550	23 810	376 000	250 000
Chloroforme..	11 110	8 930	8 930	7 460		1 250 000
Borax..	15 140	12 990	20 830	14 500		83 350
Alcool..	47 620	28 570	227 300	166 600		847 000
Essence d'eucalyptus. .	71 400	50 000	8 900	4 800		171 500

Note B

Tableau de MIQUEL indiquant *la p'us petite quantité de substance antiseptique nécessaire pour empêcher la putréfaction d'un litre de bouillon de bœuf neutralisé, puis exposé aux germes de l'air :*

1º Substances éminemment antiseptiques.

	grammes.
Biiodure de mercure.	0,025
Iodure d'argent.	0,030
Eau oxygénée.	0,05
Bichlorure de mercure.	0,07
Nitrate d'argent.	0,08

2º Substances très fortement antiseptiques.

	grammes.
Acide osmique.	0,15
Acide chromique	0,20
Chlore	0,25
Iode	0,25
Chlorure d'or.	0,25
Bichlorure de platine.	0,30
Acide cyanhydrique.	0,40
Iodure de cadmium.	0,50
Brome	0,60
Iodoforme	0,70
Chlorure cuprique.	0,70
Chloroforme.	0,80
Sulfate de cuivre	0,90

3º Substances fortement antiseptiques.

	grammes.
Acide salicylique	1,00
Acide benzoïque.	1,10
Cyanure de potassium.	1,20
Bichromate de potasse.	1,20
Acide picrique	1,30
Gaz ammoniac	1,40
Chlorure de zinc.	1,90
Acide thymique.	2,00

	grammes.
Sulfate de nickel.	2,50
Essence de mirbane.	2,60

Acide sulfurique.	
— azotique.	
— chlorhydrique.	2 à 3,00
— phosphorique.	

	grammes.
Essence d'amandes amères.	3,00
Acide phénique.	3,20
Permanganate de potasse.	3,50
Alun.	4,50
Tanin.	4,80

Acide oxalique.	
— tartrique	3 à 5,00
— citrique.	

	grammes.
Sulfhydrate alcalin.	5,00

4° *Substances modérément antiseptiques.*

	grammes.
Bromhydrate de quinine	5,50
Acide arsénieux.	6,00
Sulfate de strychnine.	7,00
Acide borique	7,50
Chloral	9,30
Salicylate de soude.	10,00
Sulfate de protoxyde de fer.	11,00
Soude caustique.	18,00

5° *Substances faiblement antiseptiques.*

	grammes.
Ether sulfurique.	22
Chlorure de calcium.	40
Borax.	70
Chlorhydrate de morphine.	75
Chlorure de baryum.	95
Alcool éthylique.	95

6° *Substances très faiblement antiseptiques.*

	grammes.
Chlorhydrate d'ammoniaque	115
Iodure de potassium	140
Chlorure de sodium	165
Glycérine	225
Bromure de potassium.	240
Sulfate d'ammoniaque	250
Hyposulfite de soude.	275

Note C

Tableau de BOUCHARD et TAPRET indiquant *la dose à laquelle
les divers agents solubles les plus employés, injectés dans
une veine périphérique amènent la mort d'un kilogramme
de matière vivante* (Équivalent toxique) :

SUBSTANCES ESSAYÉES.	TITRE DE LA SOLUTION.	DOSE MORTELLE pour 1 kilogr.
		grammes.
Potasse	2/1000	0,125
Chlorure de potassium.. .	1/180	0,18
Carbonate de potasse. . . .	1/200	0,19
Bicarbonate —	1/100	0,08
Tartrate —	1/200	0,24
Nitrate —	1/200	0,17
Chlorate —	1/100	0,16
Bichromate —	1/200	0,09
Bromure de potassium . .	1/100	0,25
Soude	5/1000	0,39
Arséniate de soude. . . .	5/1000	0,225
Azotite —	2/100	0,89
Azotate —	4/1000	2,30
Sulfite —	1/6	2,03
Hyposulfite —	15/100	3,90
Oxalate —	1/200	0,10
Pyrophosphate de soude .	2/24	2,25
Hypophosphite — . . .	1/100	2,00
Phosphate de soude . . .	1/15	3,03
Sulfovinate —	1/6	4,20
Lactate —	1/6	3,01
Citrate —	5/100	0,70
Tartrate —	5/100	0,95
Chlorate —	1/20	0,40
Bromure de sodium. . . .	1/10	5,50
Salicylate de soude. . . .	4/100	0,90
Carbonate —	1/25	3,00
Bicarbonate —	4/100	1,75
Cholate —	2/100	0,54
Choléate —	2/100	0,46
Tartrate de potasse et de soude.	5/150	0,64

SUBSTANCES ESSAYÉES.	TITRE DE LA SOLUTION.	DOSE MORTELLE pour 1 kilogr.
		grammes.
Tartrate de fer et de potasse	5/150	0,38
Tartrate de fer et d'ammoniaque.	5/150	0,49
Pyrophosphate de fer citro-ammoniacal	1/100	0,36
Chlorure de fer et d'ammonium.	2/100	0,50
Citrate de lithine.	1/100	0,254
Carbonate d'ammoniaque.	1/100	0,24
Acétate — .	1/100	0,28
Sulfate — .	2/100	0,38
Valérianate — .	1/100	0,67
Bromure d'ammonium. .	2/100	0,85
Chlorhydrate d'ammoniaque.	1/100	0,38
Azotate d'ammoniaque. .	1/100	0,35
Citrate de fer.	2/100	1,51
Tartrate —	2/100	1,34
Iodure —	5/400	0,88
Perchlorure de fer. . . .	3/240	0,57
Lactate de fer.	2/100	1,60
Sulfate de fer desséché. .	1/1000	0,29

Note D.

CLASSIFICATION DES BACTÉRIES PATHOGÈNES

Il nous a paru utile de donner ici un abrégé de la classification des bactéries (*schizomycètes*) adoptée dans le présent ouvrage d'après le *Sylloge Fungorum* de Saccardo, dont la partie relative à ce groupe a été rédigée par deux cryptogamistes des plus compétents, MM. le Dr J.-B. de Toni et le comte V. Trevisan[1].

La classification de Cohn, celles de Winter, de Rabenhorst et de Flügge, encore suivies par la plupart des bactériologistes, ne sont plus au niveau de la science, et une classification *purement morphologique* ne peut conduire qu'à des confusions continuelles.

Le travail de MM. de Toni et Trevisan est le premier effort fait par les botanistes pour dresser le tableau méthodique et complet des microbes végétaux qui vivent dans le corps de l'homme et des animaux. Ce travail est fondé sur les descriptions des bactériologistes les plus compétents : Pasteur, Cornil, Babes, Eberth, Friedländer, Klebs, Loeffler, Neisser, Talamon, etc. Il est d'un usage très commode et très pratique, car, à la suite des caractères morphologiques et physiologiques de chaque bactérie, il indique ses propriétés micrographiques (réaction aux agents colorés), ses modes de culture et son rôle pathogène.

Nous ne présentons pas cette classification comme parfaite; tout le monde sait que dans l'état actuel de la science la bactériologie est un terrain mouvant où les meilleurs guides ont le droit de se tromper. Mais il est prudent de se conformer ici au précepte que les auteurs ont pris pour règle : « La pathologie aux médecins, la botanique aux naturalistes. » En bactériologie, médecins et naturalistes ont besoin de se prêter un mutuel appui.

On remarquera que MM. de Toni et Trevisan classent les bactéries (schizomycètes) parmi les champignons et non parmi les algues (cette dernière opinion est celle qui est professée par M. Van Tieghem). A la suite du tableau, nous donnons la synonymie des genres nouveaux qui s'y trouvent indiqués.

---

1. La partie qui traite des bactéries a été éditée séparément sous le titre de : *Sylloge Schizomycetum, auctoribus* J. B. de Toni et V. Trevisan. Padoue, 1889.

BACTERIACEÆ

TABLEAU DE LA CLASSIFICATION DES *SCHIZOMYCÈTES*

Dressé d'après De Toni et Trevisan, dans Saccardo : *Sylloge Fungorum*, t. VIII (1889).

I. **Trichogenæ**. — Filaments adultes ramifiés. . . . . Cronothrix. / Cladothrix. / Rasmussenia. / Beggiatoa, etc.

A. Trois stades de développement : *cocci, baculi, filamenta.*

II. — **Baculogenæ**. — Filaments simples, non ramifiés.

Filaments nus (sans capsule).

Endosporæ : Bacilles — droits ou simplement recourbés.

Spores se développant dans les bacilles ordinaires.
- plasma uniformément réparti, bacilles cylindriques. — Bacillus.
- plasma rassemblé aux 2 pôles. — Pasteurella.

Spores dans des bacilles spéciaux fusiformes.
- dans un renflement médian. — Cornilia.
- dans un renflement en massue. — Vibrio.

Arthrosporæ ; Bacilles
- contournés en spirale. . . . . Spirillum.
- ondulés (en fausse spirale). . . . . Pacinia.
- non ondulés. . . . . Bacterium.

Bacilles et *cocci* envelop. d'une caps. gélatineuse. } Capsule simple non rameuse, le plasma uniformément réparti . . . . — Klebsiella.

B. Un seul stade de développement en forme de *cocci :*

III. — **Coccogenæ**.

- *Cocci* réunis par des cystides (cellules) solitaires, ne formant pas d'agglomérations. — Gaffkya.
- *Cocci* agglomérés en familles, sans cystides. . . . . — Sarcina.
- *Cocci* réunis par une capsule en forme de tourreau cylindrique. . . . . — Perroncitoa.
- *Cocci* nus, accolés en fausse dichotomie. . . . . — Babesia.
- *Cocci* réunis, en forme de chapelet. . . . . — Streptococcus.
- *Cocci* réunis deux à deux (diplocoques). . . . . — Neisseria.
- *Cocci* réunis en grappe. . . . . — Staphylococcus.
- *Cocci* solitaires ou réunis en forme de zooglée. . . . . — Micrococcus.

N. B. — Pour ne pas compliquer ce tableau, on en a exclu la plupart des genres dont les espèces ne sont pas considérées comme *pathogènes*.

18

PRINCIPAUX GENRES NOUVEAUX OU REMANIÉS

AVEC L'INDICATION DE LEUR TYPE

Rasmussenia, Trevisan, 1889. — Démembrement du genre *Leptothrix*. Exemple : *R. buccalis* (Robin et Lebert), microbe de la carie dentaire.

Pasteurella, Trevisan, 1887. — Synonyme de *Coccobacillus* (Gamaleïa, 1888). Exemple : *P. choleræ-gallinarum* (Trevisan), microbe du *choléra des poules*.

Cornilia, Trevisan, 1889. — Exemple : *C. Pasteuri* (Trevisan), microbe de l'*œdème malin* ou *Vibrion septique* de Pasteur.

Vibrio, Zopf, 1885. — Ex. : *V. typhosus* (Eberth), microbe spécifique de la fièvre typhoïde.

Pacinia, Trevisan, 1885. — Syn. : *Dispora*, Kern; *Microspora*, Schroet. Ex. : *P. Lœffleri*, Trevisan (*Bacillus diphteriæ*, Klebs), microbe de la diphtérie.

Klebsiella, Trevisan, 1885. — Ex. : *K. salivaris* (Trevisan), *microbe de la salive* (Pasteur), *Diplococcus pneumoniæ* (Weichselbaum), le « pneumocoque » des pathologistes ou *Diplococcus lanceolatus capsulatus pneumonicus* (!) de Foa et Bord, considéré comme l'agent spécifique de la pneumonie.

Gaffkya, Trevisan, 1885. — Ex. : *G. tetragena* (Gaffky), micrococque tétragène des cavernes pulmonaires des phtisiques.

Perroncitoa, Trevisan, 1889. — Espèce unique : *P. scarlatinosa* (*Streptococcus rubiginosus*, Edington), considéré comme le microbe spécifique de la scarlatine.

Babesia, Trevisan, 1889. — Ex. : *B. xanthopyretica* (Trevisan), la *Bactérie de la fièvre jaune* de Babes.

Neisseria, Trevisan, 1885. — Ex. : *N. gonorrheæ* (Trevisan), *Micrococcus gonorrheæ* (Flügge d'après Neisser), microbe de la blennorragie.

TABLE DES MATIÈRES

TROISIÈME PARTIE

TABLE ALPHABÉTIQUE

Paris. — Typ. Chamerot et Renouard. 19, rue des Saints-Pères. — 29054.

Bulletin

des

Annonces

HYGIÉNIQUES DELABARRE

DENTIFRICES ET PRODUITS DENTAIRES

SAVON Blanc pour l'enfance.
SAVON Vert pour tous les âges.
SAVON Antiseptique au Naphtol boriqué.

Sirop de Dentition du Dr Delabarre

Sans Opium ni Cocaïne. — Seule préparation efficace pour faciliter la dentition. — Frictions sur les gencives plusieurs fois par jour.

COPAHIVATE DE SOUDE

DE RAQUIN

En CAPSULES et en INJECTION

Le plus efficace des Antiblennorrhagiques : 9 à 12 capsules et 3 injections par jour.

Anti-Asthmatiques Barral

Le Papier et les Cigares anti-asthmatiques de Bⁱⁿ Barral dissipent presque instantanément les accès d'Asthme et toutes les Suffocations en général.

PILULES LARTIGUE

2 Pilules pour prévenir, 6 à 8 pour guérir un accès de goutte en 3 jours. — Complément du traitement par la Poudre.

VÉSICATOIRE & PAPIER

D'ALBESPEYRES

Le Vésicatoire prend toujours. Signature Albespeyres sur le côté vert. — Le Papier est la seule préparation adoptée dans les hôpitaux militaires pour entretenir les Vésicatoires à demeure, si utiles contre les maladies chroniques.

FUMOUZE-ALBESPEYRES

PARIS, 78, faubourg Saint-Denis, 78, PARIS

Edit du Roi Louis XIII, 26 août, 1632
Autorisation d'exploitation, Lettre patente de Louis XIV en 1670
Déclaration d'Intérêt public, Décret du 4 août 1860
Fixation d'un Périmètre de protection, Décret du 18 juin 1890

EAU MINÉRALE NATURELLE
DE
St-LEGER, POUGUES

GAZEUSE, LITHINÉE, RECONSTITUANTE (LiO, 0 gr. 004)
ALCALINE FERRUGINEUSE, IODÉE (CO², 3 gr. 01)

L'eau de la source SAINT-LÉGER est très agréable à boire; elle rend de grands services dans la **Glycosurie**, les **Calculs urinaires**, l'**Affection calculeuse hépatique**. TROUSSEAU
Clinique de l'Hôtel-Dieu

Les eaux de la source SAINT-LÉGER sont de **fort bonnes eaux digestives**; elles sont très bien appropriées aux **Dyspepsies gastriques et intestinales catarrhales**. DURAND-FARDEL
Membre de l'Académie de médecine

Les eaux de la source SAINT-LÉGER sont les seules qui combattent efficacement les **Altérations de la digestion, de la secrétion urinaire, de la respiration cutanée**. Elles régularisent les grandes fonctions qui constituent l'acte capital de nutrition.
BOUCHARDAT *(Form. Mag.)*

Parmi les ferrugineuses, nous mentionnerons en première ligne la source SAINT-LÉGER; elle **excite l'appétit, amène la Diurèse, est digestive et tonique**. BAZIN
(Clinique Saint-Louis)

Dix médailles d'or, Paris 1889. — Six diplômes d'honneur, Anvers 1885

CARABAÑA

SOURCE MINÉRALE NATURELLE PURGATIVE, ANTISEPTIQUE

Le plus grand *inconvénient* des eaux purgatives *(Allemandes)* à bases à peu près égales de soude et de magnésie, *eaux de lixiviation* formées par les infiltrations superficielles et renfermant, par conséquent, des *éléments morbifiques*, est tout d'abord de nécessiter l'ingestion d'une *forte dose* de liquide et d'être, par leur amertume, à ce point *insupportables* aux estomacs délicats que l'appréhension seule du breuvage peut aller parfois jusqu'à l'*impossibilité d'avaler*.

Aussi les médecins préfèrent-ils ordonner l'Eau de la source de **La Salud**, à **Carabana** (province de Madrid), qui émerge de ce terrain tertiaire si riche en *glaubérite* (glauberita), et exerce sous un petit volume et sans aucune intolérance de l'estomac une action à la fois *douce, rapide* et *énergique*.

EMPLOI

Les médecins conseillent comme dose moyenne un verre à Bordeaux d'Eau de Carabana pris le matin à jeun. Dans les cas spéciaux, consulter son médecin.

APPLICATIONS

Engorgement du tube digestif, Embarras gastriques et intestinaux, Constipation habituelle et accidents consécutifs, Congestions diverses, Affections biliaires et hépatiques.

ACADÉMIE DE MÉDECINE DE PARIS, 1885. L'Académie, approuvant les conclusions de son rapporteur, le professeur PROUST, se prononce pour l'usage de l'Eau minérale naturelle purgative de **Carabana**

Renseignements, Demandes d'Expédition :
PARIS, à l'Administration, **22**, Chaussée d'Antin, **PARIS**

ASTHME

Succès réel sans précédent
PAR LA
Poudre Escouflaire
Prix : 3 fr. la Boîte

Remise d'usage
à
MM. les Médecins

EMPHYSÈME

ENVOI GRATIS et FRANCO
d'Échantillons avec Certificats Médicaux

ECRIRE AU DÉPOT GÉNÉRAL :

L. BRUNEAU, Pharmacien de 1re Classe, Lille

PEPTONE CORNÉLIS

Sèche, soluble, blanche, entièrement assimilable
Titrée à 90 %

Sans odeur et à saveur très agréable

Ce produit, préparé dans le vide, représente exactement **dix fois** son poids de **viande de bœuf** débarrassée de tous ses déchets.

Il est de beaucoup supérieur à tous ses similaires et peut être pris par les estomacs les plus susceptibles.

La **Peptone Cornélis** se donne de préférence dans le bouillon, auquel elle ne communique aucun goût. Elle peut encore parfaitement être prise dans du vin d'Espagne, du champagne, du lait, de l'eau sucrée, etc.

Ne se vend qu'en flacons dessicateurs brevetés qui en assurent la conservation

Prix du Flacon (verre compris), 6 fr. 50

Le flacon vide est repris au Dépôt général pour 0 fr. 75

ENVOI GRATIS ET FRANCO D'ECHANTILLONS

DÉPOT GÉNÉRAL POUR LA FRANCE ET LES COLONIES :
Phie **L. BRUNEAU**, 71, rue Nationale, **LILLE**

Gouttes Livoniennes

DE

TROUETTE-PERRET

A LA

CRÉOSOTE DE HÊTRE

AU

GOUDRON DE NORWÈGE

ET AU

BAUME DE TOLU

Chaque Capsule contient :

Goudron de Norwège.............	0 gr. 075.
Créosote de Hêtre purifiée......	0 gr. 050.
Baume de Tolu.................	0 gr. 075.

Le remède le plus puissant contre les *Affections des Voies respiratoires*, les *Affections de la poitrine*, le *Catarrhe*, l'*Asthme*, la *Bronchite chronique*, la *Phtisie* à tous les degrés, la *Toux*, la *Tuberculose*, etc.

DOSE : De 2 à 4 Gouttes Livoniennes au déjeuner et autant au dîner.

Se trouve dans toutes les bonnes Pharmacies de France et de l'Etranger

Vente en Gros à Paris : E. TROUETTE

15, rue des Immeubles-Industriels

ANTISEPSIE

DES

VOIES URINAIRES

PAR LES

CAPSULES SALOLÉES

DE

Lacroix

Ces capsules renferment le SALOL à l'état de dissolution, c'est-à-dire sous la forme la plus active et la mieux assimilable des préparations antiseptiques préconisées dans les affections bacillaires.

SANTAL SALOLÉ — OLÉO SALOL

EUCALYPTOL SALOLÉ — TÉRÉBENTHINE SALOLÉE

ESSENCE DE TÉRÉBENTHINE SALOLÉE

COPAHU SALOLÉ

Dépôt : Ph^{ie} **LACROIX**, 76, rue du Château-d'Eau, PARIS

ET TOUTES LES PHARMACIES

ately
VIN GIRARD
DE LA CROIX DE GENÈVE
Vin Iodo-tannique Phosphaté
SUCCÉDANÉ DE L'HUILE DE FOIE DE MORUE

Le **VIN GIRARD** rigoureusement dosé, contient par verre à madère :

Iode..................... 0 gr. 075 milligrammes.
Tannin................... 0 gr. 50 centigrammes.
Lacto phosphate de chaux. 0 gr. 75 centigrammes.

Le VIN GIRARD, outre les éléments constitutifs de l'huile de foie de morue, renferme les principes de substances toniques et apéritives qui stimulent les fonctions de l'appareil digestif.

Maladies de poitrine, Engorgements ganglionnaires, Cachexies, Déviations, Rhumatismes, Convalescences, Asthmes, Catarrhes, Bronchites, Affections cardiaques. Accidents tertiaires spécifiques et toutes affections ayant pour cause la faiblesse générale et l'anémie.

DOSE : Trois verres à madère par jour avant ou après le repas.

Le **SIROP GIRARD** jouit des mêmes propriétés et possède les mêmes éléments

LE FLACON : 4 FRANCS
A GIRARD, 142, boulev. St-Germain, PARIS
GROS. 17, rue de Tournon et 22, rue de Condé, Paris

COCAÏNE BRUNEAU
ACONITO-BORATÉE
Le meilleur spécifique de la Gorge et du Larynx

CHAQUE PASTILLE AROMATISÉE A LA VANILLE RENFERME EXACTEMENT :
Chlorhydrate de Cocaïne. 0 gr. 002. — Bi-borate de Soude, 0 gr. 050
Alcoolature de Racines d'Aconit, 1 goutte

Prix : 3 fr. la boîte. — Envoi franco d'Echantillons

Dépôt général : Pharmacie L. BRUNEAU, Lille

DRAGÉES DEMAZIÈRE

Cascara Sagrada
Dosées à 0 gr. 125 de Poudre
Véritable Spécifique
de la Constipation habituelle.

Iodure de Fer et Cascara
0 gr. 10 d'Iodure — 0 gr. 03 de Cascara
Le plus actif des Ferrugineux,
n'entraînant pas de Constipation.

DEPOT GÉNÉRAL : Pharmacie **G. DEMAZIÈRE**, 71, avenue de Villiers, PARIS
Echantillons franco aux Médecins.

TRAITEMENT DE LA

TUBERCULOSE

PULMONAIRE

de la Pleurésie d'origine tuberculeuse et
des Bronchites aiguës et chroniques

PAR LE

GAÏACOL IODOFORMÉ SÉRAFON

ET PAR LE

GAÏACOL-EUCALYPTOL IODOFORMÉ SÉRAFON

EN SOLUTIONS POUR INJECTIONS HYPODERMIQUES

Chaque centimètre cube de cette solution contient exactement
1 centigramme d'iodoforme et *5 centigrammes de gaïacol absolu*,
ou *1 centigramme d'iodoforme, 5 centigrammes de gaïacol* et
5 centigrammes d'eucalyptol.

EN CAPSULES POUR L'USAGE INTERNE

A prendre à la dose *d'une capsule 5 minutes avant chaque
repas*, pendant les trois premiers jours, puis à la dose de *2 et
3 capsules, 5 minutes avant chaque repas*, pendant les jours
suivants.

L'idée d'associer le gaïacol à l'iodoforme dans le traitement de la
tuberculose pulmonaire, de la pleurésie d'origine tuberculeuse et
des bronchites aiguës et chroniques appartient à M. le docteur Picot,
professeur de clinique à la Faculté de médecine de Bordeaux. (Académie de médecine, mars 1891, Congrès de la tuberculose, août 1891)

Dans plusieurs études remarquables, il en a précisé les indications,
formulé les doses et signalé les incontestables avantages.

S'inspirant des travaux de M. le docteur Picot, M. Sérafon, pharmacien à Bordeaux, a préparé une solution et des capsules qui,
expérimentées dans un grand nombre d'hôpitaux, ont donné les
résultats les plus satisfaisants.

BIEN SPÉCIFIER :

SOLUTIONS ET CAPSULES SÉRAFON

PRÉPARATION & VENTE EN GROS

Mon ADRIAN & Cie, 9 et 11, rue de la Perle, PARIS

www.ingramcontent.com/pod-product-compliance
Lightning Source LLC
LaVergne TN
LVHW021532170726
843501LV00004B/1037